W0400496

Schirin Bogner mit Eva Hartgenbusch
»Ich wollte hundert Jahre werden«

Schirin Bogner
mit Eva Hartgenbusch

»Ich wollte hundert Jahre werden«

Die Autobiografie
eines aidskranken Mädchens

Gustav Lübbe Verlag

Gustav Lübbe Verlag ist ein Imprint
der Verlagsgruppe Lübbe

Originalausgabe
Copyright © 2001 by Verlagsgruppe Lübbe
GmbH & Co. KG, Bergisch Gladbach
Textredaktion: Christiane Landgrebe, Berlin
Umschlaggestaltung: Guido Klütsch, Köln,
unter Verwendung eines Fotos von Schirin Bogner
Alle Fotos im Tafelteil stammen
aus dem Privatbesitz der Familie Bogner.
Satz: Dörlemann Satz, Lemförde
Gesetzt aus der Berkeley Oldstyle von Berthold
Druck und Einband: Friedrich Pustet, Regensburg

Alle Rechte, auch die der fotomechanischen und
elektronischen Wiedergabe, vorbehalten. Kein
Teil dieses Buches darf ohne ausdrückliche
Genehmigung des Verlages in irgendeiner Form
reproduziert oder übermittelt werden, weder
in mechanischer noch in elektronischer Form,
einschließlich Fotokopie.

Printed in Germany
ISBN 3-7857-2044-0

Sie finden die Verlagsgruppe Lübbe im Internet
unter http://www.luebbe.de

5 4 3 2 1

Inhalt

Vorwort

Dieses Jahr, am 16. Januar 2001, bin ich 16 Jahre alt geworden. Sie werden jetzt vielleicht denken: Was ist das schon Besonderes? Natürlich, Sie haben vollkommen Recht, täglich werden überall auf der Welt Kinder 16 Jahre alt. Aber leider erreichen auch viele niemals dieses Alter. Gründe dafür gibt es eine ganze Menge: Etwa weil es nichts oder zu wenig zu essen gibt – wie in den Ländern der Dritten Welt –, weil ein Kind einem Unfall oder einem Verbrechen zum Opfer fallen kann oder deshalb, weil einem der Tod gleich in die Wiege gelegt wurde. Und dann – darin werden Sie mir sicherlich zustimmen – ist es schon eine Erwähnung wert, wenn ein solches Kind es trotzdem geschafft hat, 16 Jahre alt zu werden.

Vermutlich ahnen Sie es schon: Ich bin ein Mädchen, das seit seiner Geburt von Krankheit bedroht ist, denn meine arme Mama hat mich, ohne es zu wissen, bereits in ihrem Leib mit dem Aids auslösenden Virus infiziert. Meine Eltern hat diese schreckliche Krankheit schon lange besiegt – meinen Vater, als ich sechs Jahre alt war, und ein Jahr später meine Mama.

Gäbe es nicht meine geliebte Oma, die sich von Anfang an um mich gekümmert hat, wäre ich meinen Eltern sicherlich bereits nachgefolgt. Denn die Ärzte haben nach meiner Geburt, als sie erkannten, dass ich HIV-positiv bin, vorausgesagt, ich würde nur wenige, vielleicht vier oder fünf Jahre leben.

Als sie dies prophezeiten, haben sie ihre Rechnung aber ohne meine Oma gemacht. Denn abgesehen von den lebenserhaltenden Bemühungen der Mediziner, die leider nicht immer ohne Nebenwirkungen sind, habe ich es nur dank ihrer Hilfe schaffen können, meinen Geburtstag zum 17. Mal zu erleben.

Und wenn mich manchmal der Mut verlässt, weil wieder einmal irgendeine Krankheit mit ihren unangenehmen Symptomen meinen immungeschwächten und mit Medikamenten voll gestopften Körper quält, wenn die zu meinem Alltag gehörenden Schmerzen unerträglich zu werden drohen, wenn mich irgendjemand bewusst oder unbewusst durch sein Reden oder seine Handlungen verletzt (was halt immer wieder geschieht), dann baut mich die Stärke meiner mutigen und kämpferischen Oma wieder auf. Nur so kann ich mit Zuversicht nach vorn blicken und versuchen, meinen mir selbst mit sieben Jahren gegebenen Schwur nicht zu brechen:

Ich werde hundert Jahre alt.

Auch wenn ich – zum Beispiel in der Kinder-Aids-Klinik in Düsseldorf – mit dem Tod konfrontiert werde, habe ich trotzdem keine Angst vor dem Sterben, solange ich Oma an meiner Seite weiß. Ihre Stärke überträgt sich auf mich und verleiht mir Kraft und Mut, und ich hoffe sehr, dass wir noch lange beisammen sind, damit sich mein größter Wunsch erfüllen kann, ihr wenigstens einen Teil von dem zurückzugeben, was sie für mich getan hat. Wenn sie älter wird und selbst Hilfe braucht, dann würde ich ihr gerne die Stütze sein, die sie jetzt für mich ist.

Weil ich so stolz auf meine Oma bin und weiß, dass es viele Menschen gibt, die sich aufrichtig für unser Schicksal interessieren, fand ich den Vorschlag des Gustav Lübbe Verlags toll, unser beider Lebensgeschichte niederzuschreiben und zu veröffentlichen. Natürlich kann ich mich an die Geschehnisse während meiner ersten Lebensjahre nur spärlich erinnern. Weil ich inzwischen aber alt genug bin, alles Gute sowie Böse in meinem Leben zu verstehen, und weil ich Oma immer wieder dazu befragt habe, hat sie mir ihre Tagebuchaufzeichnungen seit meiner Geburt geschenkt.

Nachdem ich sie gelesen habe, muss ich sagen: Es war ein sehr bewegtes Leben mit vielen Nackenschlägen, aber auch vielen Freuden; oftmals war der Kampf gegen Behördenwillkür, Unmenschlichkeit oder einfach nur Dummheit hart; er wurde aber immer wieder ausgeglichen durch verständnisvolle Zuwendung, ehrliches Mitgefühl und spontane Hilfe lieber Menschen.

Aus den Tagebüchern und Erzählungen meiner Oma (die in diesem Buch kursiv wiedergegeben sind), der Sammlung von Zeitungs- und Zeitschriftenartikeln sowie Videoaufzeichnungen und nicht zuletzt aus meinen eigenen Erinnerungen und Erfahrungen ist dieses Buch entstanden, von dem Oma und ich uns wünschen, dass es wenigstens einen kleinen Beitrag leisten kann zur Aufklärung über das HI-Virus, die bislang immer noch unheilbare Krankheit Aids und wie man mit ihr umgehen sollte.

Vor allem aber wäre es schön, wenn es uns gelänge, die Ignoranz und Rücksichtslosigkeit mancher Menschen zu brechen und Verständnis für die Probleme HIV-Infizierter zu wecken. Denn deren täglicher Kampf gegen das Virus und die Immunschwäche ist schon ohne die Auseinandersetzungen mit Vorurteilen, Schuldzuweisungen und oftmals gezielten Gemeinheiten schwer genug, die den Kranken und ihren Angehörigen – meist einfach nur aus Unkenntnis – leider immer noch entgegengebracht werden.

Vielleicht können diese Aufzeichnungen aber auch anderen Betroffenen Mut machen, sie davon überzeugen, dass man kämpfen muss und sich nicht unterkriegen lassen darf. Denn nur wer sich gegen diese Krankheit vehement auflehnt, hat eine Chance. Das weiß ich aus eigener Erfahrung.

Die beste Oma der Welt

Dass ich stolz auf meine Oma sein kann, weil sie eine außergewöhnliche Frau ist, braucht man mir nicht zu sagen. Ich weiß das besser als jeder andere, denn ich spüre und erlebe es überall, jeden Tag und jede Stunde – und ich bin mehr als stolz auf sie.

Zwar habe ich schon immer gewusst, dass sie wie eine Löwin für mich kämpft, ihre eigenen Interessen vergisst und nur für mich und meinen behinderten Onkel Thomas da ist. Wie schwer sie es in der Vergangenheit aber oftmals gehabt hat und welche Schmähungen sie manches Mal hat ertragen müssen, das weiß ich erst, seit ich ihr Tagebuch und die vielen von ihr gesammelten Zeitungsartikel gelesen habe.

Es ist für mich selbst gewiss nicht leicht, durch meine Krankheit ständig ausgegrenzt zu sein, nicht wie ein normales Mädchen aufzuwachsen, das mit anderen Kindern herumtoben, Streiche aushecken, die Schulbank drücken und unbeschwert Sport treiben darf. Aber für Oma ist es noch erheblich schwieriger, denn alle Verantwortung lastet auf ihren Schultern. Dabei schafft sie es immer noch, fröhlich und lebensbejahend zu sein und sich um mich zu kümmern, wenn es mir von dem Medikamenten-Cocktail, den ich täglich schlucken muss, wieder mal dreckig geht. Wenn mir wieder einmal Kopfschmerzen und bleierne Müdigkeit zu schaffen machen, wenn mich Durchfall, Fieber und Hustenattacken quälen oder das Essen partout nicht in mir drinbleiben möchte und ich ernsthaft daran zweifle, ob ich meinen Schwur, hundert Jahre alt werden zu wollen, wirklich einhalten kann – und vor allem: ob ich das überhaupt noch will! –, dann ist sie an meiner Seite.

Solange ich denken kann, ist das so. Wenn meine Oma mich tröstend in ihre Arme schließt und küsst, sind alle Albträume und Nöte sofort verschwunden.

Das Heimweh, das mich bei den oft tagelangen Klinikaufenthalten plagte, verflog sofort, wenn ich das Gesicht meiner Oma im Türrahmen erblickte. Und auch die fürchterliche Zeit, als Oma wegen ihrer Rückenbeschwerden und den Lähmungserscheinungen in ihren Beinen selbst ins Spital kam, war schnell vergessen, als sie wieder daheim war.

Erst heute begreife ich, wie sehr meine Oma damals ihre eigene Gesundheit aufs Spiel gesetzt hat, als sie auf eigene Verantwortung das Spital verließ, um schnell wieder nach Hause zu kommen.

Als ich klein war, war mein Leben unbeschwerter, trotz der häufiger werdenden Erkrankungen und der sich steigernden unangenehmen Nebenwirkungen der Medikamente.

»In meinem Blut sind Kugeln, die haben Stacheln und Zellen. Die Zellen sind jetzt verschlossen. Wenn sie aber aufplatzen, dann wird die Krankheit immer mehr und mehr und mehr – und dann sterbe ich!« So habe ich früher einmal mit kindlicher Unbekümmertheit meine Krankheit erklärt, aber was das tatsächlich bedeutet, habe ich mir nicht ausgemalt.

Natürlich habe ich mitbekommen, dass viele meiner Spielkameraden in der Aidsklinik nach und nach nicht mehr da waren. Ich habe miterlebt, wie schlecht es ihnen plötzlich ging, wie dünn sie wurden, dass sie nicht mehr ansprechbar waren – so wie ich das auch bei meinen Eltern erlebt habe. Warum dies so war – nämlich dass ihr immungeschwächter Körper den Kampf gegen das Virus verloren hatte –, wurde mir damals nicht so richtig bewusst. Und vor allem: Bis vor wenigen Jahren habe ich nie gedacht, dass auch ich vom Tod bedroht bin.

Heute weiß ich aus eigener schmerzlicher Erfahrung nur allzu gut, dass mit jeder Kinderkrankheit die Immunschwäche gewachsen ist, dass jede noch so läppische Erkältung meine Abwehrkräfte immer mehr schwächt und den Weg für neue, schlimmere Krankheiten bereitet, von denen eine die letzte sein kann.

Auch wusste ich damals noch nichts von der Gemeinheit, Feigheit und Borniertheit mancher Menschen, die auch wider besseres Wissen ihre Vorurteile gegen HIV-Träger und Aidskranke nicht aufgeben wollen. Dabei ist es doch so einfach, alles über diese Krankheit zu erfahren.

Es ist verständlich, dass viele Menschen zunächst mit Angst und Zurückhaltung auf die damals noch relativ unbekannte Immunschwächekrankheit reagierten. Man wusste noch nicht, dass die Erkrankung für die Betroffenen viel gefährlicher ist, als sie es für gesunde Menschen je sein kann, wenn sie umsichtig damit umgehen. Aber rechtfertigen Unkenntnis und Furcht die kleinlichen Anfeindungen, die teilweise wirklich üblen Beschimpfungen und gezielten Bosheiten mancher Mitmenschen, nachdem meine HIV-Infektion bekannt geworden war?

Meine Oma erzählt mir immer wieder, wie vertrauensvoll ich früher auf jedermann zugegangen sei, auch auf diejenigen, die mich allein wegen meiner Krankheit hinterrücks verurteilt und verteufelt hätten. Hätte ich eine Missbildung, Krebs oder irgendeine andere Krankheit gehabt, hätte man mich vermutlich nur bemitleidet.

Heute ist mir klar, dass nur die Vorurteile und die Unwissenheit vieler Menschen Oma und mich zu Außenseitern gemacht haben. Und weil es wehtut, ausgestoßen zu werden, kapsele ich mich lieber gleich freiwillig ab und beschränke mich auf den Umgang mit jenen Menschen, die mich unvoreingenommen so akzeptieren, wie ich nun einmal bin – und das sind erfreulicherweise doch recht viele.

Inzwischen fällt es mir und Oma nicht mehr so schwer, die Lebensumstände zu akzeptieren, die das Virus uns aufzwingt. Meine Oma, mein Onkel Thomas und ich halten zusammen und versuchen, dem Leben so viele schöne Stunden wie möglich abzutrotzen.

Blanker Hass – freundliche Zuwendung

Schon oft hat sich Oma den Vorwurf anhören müssen, es sei von meiner Mama unverantwortlich gewesen, mich überhaupt in die Welt zu setzen. Bemerkungen wie »Schirins Mutter hätte besser abtreiben sollen!«, »Drogenabhängige gehören zwangssterilisiert!« oder »Das Seuchen-Kind gehört weggesperrt!« wurden laut.

Einmal abgesehen davon, dass es allenfalls mir und Oma zustehen würde, einen derartigen Vorwurf gegen meine Mama zu erheben – schließlich tragen wir die Folgen und nicht diejenigen, die solche Dinge äußern –, wäre dieser Vorwurf nur dann berechtigt, wenn meine Mama um ihre Aidserkrankung gewusst hätte. Sie hat davon aber erst sieben Monate nach meiner Geburt erfahren. Also kann man ihr nicht vorwerfen, sie habe sich keine Gedanken über mein Schicksal gemacht.

Ich frage mich oft, ob Leuten, die so reden, bewusst ist, was sie da sagen. Können sie vor lauter Panik und Hysterie nicht mehr klar denken? Man muss sich fragen, ob mit den übertriebenen Ängsten jedes Gefühl dafür verloren gehen muss, wie sehr solche Bemerkungen den Betroffenen und ihren Angehörigen wehtun.

Meine Oma rät mir zwar, mich mit »diesem ganzen Schmutz« nicht zu befassen, ich weiß aber, dass es ihr selbst oft schwer fällt, diesen Rat zu beherzigen. In den vielen Jahren Spießrutenlaufen in unserem Heimatort hat sie ihre eigene Philosophie entwickelt, damit umzugehen.

Morgens, gegen acht Uhr, fährt sie in den Ort, um frische Brötchen zu kaufen. Dann geht's weiter aufs Postamt. Oma hat es sich angewöhnt, dort schon alle Briefe zu sichten. Ist einer ohne Absender dabei, noch dazu in unserem Umkreis aufgegeben, zerreißt sie ihn gleich, ohne ihn zu lesen. In den letzten Jahren ist es allerdings nur noch sehr selten vorgekommen, dass uns jemand Schmähbriefe schickt.

Ich muss ungefähr acht oder neun Jahre alt gewesen sein, als ich Oma einmal auf die Post begleitet habe. Auch an diesem Tag landete wieder ein Brief zerrissen im Papierkorb. Weil ich neugierig war und unbedingt wissen wollte, was darin stand, nahm ich die von Oma weggeworfenen Papierschnipsel heimlich an mich und fügte sie wieder zusammen. Nun konnte ich den Brief lesen – und habe begriffen, warum Oma uns das ersparen wollte. Es war ein übles Geschmiere, das meine tote Mama, Oma und mich aufs primitivste beleidigte. Natürlich war der Verfasser zu feige, seinen Namen unter den Brief zu setzen. So etwas gehört wirklich ungelesen in die Mülltonne.

Ich kann mich gut daran erinnern, wie sehr ich damals geweint habe. Weder meine tote Mama, meine Oma noch ich hatten dem Briefschreiber etwas getan. Warum also tat er oder sie uns das an?

Als Oma den Grund für meine Tränen wissen

wollte, habe ich ihr alles gebeichtet. Da hat sie mich ganz fest in den Arm genommen und gemeint: *Du Dummerl, was glaubst du, warum ich diesen Brief gleich auf den Mist expediert habe und warum ich das mit jedem anderen ohne Absender auch tue? Weil ich dir den Schmerz ersparen wollte, wegen dem du jetzt weinst. Ich war der Meinung, dass es besser ist, wenn du jetzt noch nichts darüber weißt, wie gemein und feige Menschen sein können. Aber nachdem du es jetzt doch erfahren hast, ist es vielleicht gut so. Denn wenn du darum weißt, bist du zukünftig gegen solche Anfeindungen besser gewappnet.*

Es gab aber auch immer wieder positive Begegnungen. Als Oma und ich wieder mal gemeinsam unterwegs waren, trafen wir eine freundliche Dame, die sich nach meinem Befinden erkundigte und meinte, ich käme »immer mehr auf meine hübsche Mama«. Und wenn ich auch ansonsten ihr nachschlagen würde, wäre ich wohl sicherlich eine so gute und intelligente Schülerin wie sie. Zum Abschied schenkte sie mir einen großen Strauß bunter Blumen und sagte, den solle ich »meiner lieben Mama aufs Grab stellen«.

Meine Oma war ganz gerührt über diese Geste, ihre Augen schimmerten feucht. Zu dieser Begegnung, an die ich mich wegen des Blumenstraußes noch gut erinnern kann, fand ich in Omas Tagebuch einen Eintrag: *Nach den schlimmen Erlebnissen der letzten Wochen war dieser Tag endlich einmal wieder ein schöner Tag … Von den guten Worten über meine arme Bianca und von der herzlichen Freundlichkeit gegenüber Schirin kann ich nun ein wenig zehren und hoffen, dass es auch einmal wieder besser wird. Gottlob versteht meine Schirin das alles noch nicht, und wenn sie fragt, dann gibt sie sich – noch – mit meinen Erklärungen zufrieden. Aber es wird sicherlich nicht mehr lange dauern, dann wird sie die wahren Zusammenhänge wissen wollen und meine Ausflüchte nicht mehr akzeptieren. Aber bis dahin wird hoffentlich noch einige Zeit ins Land gehen.*

Die Wogen der Erregung haben sich mit den Jahren gelegt. Ende der achtziger, Anfang der neunziger Jahre, als die Stimmung gegen uns in A. noch aufgeheizt war, gab es einige sehr nette Mitbürger, die sich nicht gegen uns wandten, sondern Oma in ihrem Kampf gegen die Gemeindeverwaltung unterstützten und spontan ihre Hilfe anboten.

Nachdem unsere Geschichte 1989 über Zeitungsartikel und Fernsehberichte an die breite Öffentlichkeit gelangt war, erreichten uns viele Briefe von Unbekannten, die meiner Oma ihre Hochachtung aussprachen, ihr Mut machten und sich über die »engstirnige« und »unverständliche« Handlungsweise des Bürgermeisters und der Gemeindeverwaltung von A. in der Kindergarten-Affäre, der ich ein Kapitel in diesem Buch gewidmet habe, entrüsteten. Auch trafen beinahe täglich Päckchen mit Spielsachen und Schleckereien für mich ein.

All den lieben Menschen, die Oma durch ihr Verständnis für unsere Situation und unsere Nöte damals den Rücken gestärkt und die uns geholfen und gespendet haben, möchte ich in unser beider Namen an dieser Stelle von ganzem Herzen danken.

Familienbande

Es gibt Familien, die sind einfach vom Glück verwöhnt. Sie haben genügend Geld, brauchen sich um nichts Wesentliches zu sorgen, müssen sich nicht mit Krankheiten herumschlagen. Kurzum, alles läuft bestens – oder zumindest hat es nach außen den Anschein.

In unserer Familie, die auch einmal normal, glücklich und unbeschwert miteinander lebte, änderte sich das vor ungefähr 20 Jahren. Vor allem waren es immer wieder Krankheiten, die Probleme bereiteten. Aber auch sonst musste sich Oma manches hart erkämpfen – nicht nur gegen Fremde, sondern teilweise sogar gegen die eigene Verwandtschaft. Vielleicht ist sie gerade deshalb eine so starke Frau, die sich von nichts und niemandem unterkriegen lässt.

Meine Mama und Onkel Thomas waren für Oma »Muttertagsgeschenke«, die sie sich gewünscht hatte. Beide kamen im Wonnemonat Mai zur Welt, meine Mama Bianca 1960 und mein Onkel Thomas ein Jahr später. Wie früher üblich fand die Geburt nicht im Spital, sondern zu Hause statt.

Die Freude über den Nachwuchs wurde dadurch überschattet, dass der Vater von Mama und Thomas nicht ständig bei Oma sein konnte. Er war ihre einzige große Liebe, aber er war noch verheiratet. Und obschon seine Ehe bereits seit vielen Jahren zerrüttet war, gab seine Frau ihn nicht frei.

Meine Oma hatte bei meinem Großvater gearbeitet, und aus der beruflichen Beziehung war ihre Liebe gewachsen. Natürlich hatten beide gehofft, durch die Geburt der Kinder würde die Scheidung problemlos über die Bühne gehen; leider war dem nicht so.

Mein Großvater war Bauingenieur und bekleidete eine führende Position. Für besondere Verdienste hatte ihm der Bundespräsident der Republik Österreich sogar einen Orden verliehen. Und weil er nicht unvermögend war, entbrannte um Geld und Besitz ein jahrelanger Ehekrieg, der immer noch wütete, als meine Mama und mein Onkel schon zur Schule gingen.

In dieser Zeit war Oma ganz auf sich gestellt. Sie bewohnte mit ihren beiden Kindern ein Zimmer im Haus ihrer Eltern, denn an eine gemeinsame Wohnung mit meinem Großvater war bis zu einem Scheidungsspruch nicht zu denken. Und da Großvater durch seine Arbeit häufig unterwegs war, besuchte er Oma meist nur für ein paar Stunden oder allenfalls zwei Tage. Oma fühlte sich mehr und mehr im Stich gelassen, alle Entscheidungen musste sie allein treffen – und irgendwann war es ihr nicht mehr wichtig, ob Großvater kam oder nicht.

Damals bin ich ganz schnell erwachsen geworden, zieht Oma über diese Phase ihres Lebens Bilanz. *Ich ging schon lange wieder arbeiten, hatte alles im Griff, und von der großen Liebe war nach sieben Jahren nichts mehr übrig geblieben – jedenfalls was mich anbelangte.*

Als die Ehe endlich doch geschieden wurde und sich herausstellte, dass die Ehefrau des Großvaters schon lange selbst ein Verhältnis mit einem Architekten unterhielt, das sie jedoch geheim gehalten hatte, weil sie wegen des Geldes nicht schuldig geschieden werden wollte, konnte Oma darüber sogar lachen.

Nachdem er endlich frei war, wollte dein Großvater mit mir noch einmal ganz von vorne anfangen, aber jetzt wollte ich nicht mehr. Meine Jungmädchenträume, einen geliebten Mann zu verwöhnen, waren zerplatzt wie bunt schillernde Seifenblasen. Die rosarote Brille der Verliebtheit war blind geworden, und plötzlich störte mich vieles an ihm. Als ich ihn am nötigsten gebraucht hätte, war er nicht da gewesen, und als deine Mama und Thomas aus dem Gröbsten heraus waren, wusste ich meine Freiheit höher zu schätzen als eine zu lange verpasste Ehe und ein Hausmütterchendasein.

Onkel Thomas erzählt mir oft, dass weder er noch seine Schwester ihren Vater wirklich vermisst hätten. Vor der Scheidung ließ er sich nur selten blicken, und bei seinen Besuchen nach der Scheidung spielte er plötzlich den gestrengen Herrn Papa. Immer wenn er seinen Besuch ankündigte, lautete der einmütige Kommentar: »Ach, kommt der schon wieder?!«

Von Männern hatte Oma jedenfalls die Nase voll. Und weil Mama und auch Thomas keinen Stiefvater haben wollten, war ein neuer Freund oder Lebenspartner ohnehin nicht angesagt. Oma zog es vor, mit ihren beiden Kindern allein zu bleiben. Sie unternahmen immer viel gemeinsam, und besonders groß war die Freude, wenn es wenigstens einmal im Jahr nach Italien in Urlaub ging.

Oma arbeitete viel, immer häufiger auch im Ausland. Das ging sehr gut, denn meine Urgroßeltern, besonders Urgroßvater, kümmerten sich gerne um Mama und Onkel Thomas. Sie waren auch damit einverstanden, dass Oma einen ortsansässigen Bauunternehmer mit einem Anbau ans Haus beauftragte, damit jeder sein eigenes Zimmer hatte und Oma eine eigene Küche bekam.

DER TOD ÜBERNIMMT ERSTMALS DIE REGIE Und dann klopfte 1974 erstmals der Tod an die Tür unseres Hauses. Mein Urgroßvater, der sich von den Strapazen seiner Inhaftierung in einem Konzentrationslager des Dritten Reichs nie ganz erholt hatte, musste operiert werden, weil er plötzlich heftige Schmerzen bekommen hatte. Eigentlich wäre dieser Eingriff nicht so tragisch gewesen, denn es handelte sich nur um einen eingeklemmten Bruch. Aber er hatte nach der Operation in halb wachem Zustand seinen Verband gelockert und in seine Wunde gegriffen. Ein Patient alarmierte die Bereitschaft, als er sah, dass Urgroßvater in seinem Blut lag. Auch eine nochmalige Operation konnte die Blutvergiftung nicht mehr verhindern. Mein Uropa erlangte nie mehr das Bewusstsein und starb in der Silvesternacht 1974.

Damals haben Oma, Mama und Onkel Thomas beschlossen, im Gedenken an Urgroßvater, den sie über alles geliebt haben, nie mehr Silvester zu feiern.

Aber der Tod ließ auch das bisher gut funktionierende Arrangement zwischen meiner Oma, ihren Kindern und deren Großeltern platzen, weil meine

Urgroßmutter Mama und Onkel Thomas nun nicht mehr versorgen wollte. Meine Oma musste ihre Stellung in München kündigen und sich notgedrungen arbeitslos melden.

Weil sie bisher gut verdient hatte, war mit dem Zubau schon im Herbst begonnen worden. Da die gute berufliche Einnahmequelle nun aber fehlte, wurden die Bauarbeiten nicht ganz abgeschlossen, und so richtete sie sich bescheiden in dem Provisorium ein. Nur die Kinderzimmer waren schon fertig.

Doch es kam noch schlimmer. Zwar hatte mein Urgroßvater immer wieder gesagt, dass »seine Erika das Haus bekommen« solle. Da er aber kein Testament hinterlassen hatte, kam es unter den Geschwistern zum Streit. Meine Urgroßmutter befolgte den Vorschlag meines Großonkels und übertrug ihm hinter dem Rücken von Oma per Schenkung das Haus. Sie hatte nur mehr ein Nutz- und Verfügungsrecht für sich selbst.

Nur weil der Antrag für die Grundstücksvermessung und der Bauauftrag für den Zubau, den Oma voll finanziert hatte, auch von den Urgroßeltern gemeinsam unterschrieben war, gelang es einem Anwalt, für Oma ein bezahltes Mietrecht mit Erbfolge für ihre Kinder und Enkelkinder bis zum Jahr 2075 zu erreichen.

Das Haus gehörte zwar durch die Schenkung immer noch Omas Bruder, aber er konnte sie und ihre Kinder nicht vor die Tür setzen. Das hätte allerdings die Bank tun können, in deren Besitz das Haus überging, nachdem mein Onkel einige Jahre später Konkurs anmelden musste.

Um das Haus für ihre Familie zu erhalten, wollte Mama es zurückkaufen. Nachdem sie wegen ihres Gesundheitszustands nicht mehr arbeiten konnte, übernahm Omas Schwester in Deutschland die Zahlungsverpflichtungen, damit es in der Verwandtschaft blieb.

Eigentlich haben mich alle meine Geschwister bis auf meine Schwester im Stich gelassen, ist das bittere Resümee, das Oma im Rückblick auf die damaligen Ereignisse zieht. *Aber wenigstens machten mir deine Mama und ihr Bruder viel Freude, sie fügten sich ohne Murren in unsere neuen Lebensumstände, waren fleißig in der Schule und halfen mir, wo sie nur konnten.*

Onkel Thomas war mit dem Hauptschulabschluss zufrieden und begann eine Lehre als Maschinenschlosser. Nur Mama hätte gern die Matura [das Abitur] gemacht, um später studieren zu können. Dafür hätte sie aber jeden Tag kurz nach fünf Uhr morgens aufstehen und nach Linz fahren müssen. Deshalb und weil meiner Oma die weite Entfernung zu gefährlich erschien, entschied sie sich anders und schloss stattdessen die Hauptschule als eine der Besten ab. Nachdem es mit ihrem Traumberuf Innenarchitektin nichts gegeben hatte, entschied sie sich, technische Zeichnerin zu werden, und bestand die Aufnahmeprüfung unter 28 weiteren Prüflingen mit Auszeichnung.

Nach einer längeren Zeit der Einschränkung tat sich für Oma endlich eine neue berufliche Perspektive auf. Eine ehemalige Arbeitskollegin holte sie zum Oktoberfest nach München.

Wir haben richtig geackert dort. Und als ich nach Hause kam, war ich hundemüde und hatte überall Blasen, erinnert sich Oma, *aber in den 16 Tagen habe ich ordentlich Geld verdient, mehr als früher in drei Monaten.*

Damit war ein neuer Anfang gemacht. Als Nächstes ging's nach Erlangen zur Mai-Dult und zu weiteren Messen und Veranstaltungen in anderen Städten in Deutschland und Frankreich. So war Oma wenigstens versichert und konnte besser verschmerzen, die übrige Zeit arbeitslos gemeldet zu sein.

Auch die Bauarbeiten konnten endlich weitergehen.

Weil Mama und Onkel Thomas beide in der Lehre waren – er hatte die Schlosserlehre abgebrochen und machte bei einem Onkel eine Ausbildung zum Innenraumausstatter – und schon ganz gut allein zurechtkamen, war es kein Problem, wenn Oma immer wieder mal für einige Tage nicht zu Hause war. Für den Haushalt hatte sie eine sehr verlässliche Frau gefunden, und in den Wintermonaten war sie ohnehin durchgehend daheim.

Onkel Thomas hatte schon mit 15 Jahren eine feste Freundin und übernachtete manchmal bei deren Eltern. Schon bald war sogar von Heiraten die Rede.

Mama dagegen interessierte sich weder für Jungs noch fürs Ausgehen und blieb meistens zu Hause, bis sie in ihrer Firma einen sehr netten Jungen kennen lernte. Er schwärmte für Motorräder und träumte mit ihr von fernen Ländern, die sie gemeinsam bereisen wollten.

Noch heute sagt Oma von ihm: *Er war ein echter Traumschwiegersohn. Deshalb hatte ich auch nichts da-*

gegen, als deine Mama mir an ihrem 18. Geburtstag eröffnete, sie wolle zu ihm nach Linz ziehen. Außerdem hatte sie mir versprochen, jedes Wochenende nach Hause zu kommen.

Oma, Mama, Onkel Thomas und Omas hinzugewonnene »Schwieger«-Kinder verstanden sich prächtig. So oft es ging, fuhren sie gemeinsam nach Italien zum Zelten.

Wir hatten jede Menge Spaß, alberten viel rum, und kein Unfug war uns zu dumm, erinnert sich Oma, die schon damals eine begeisterte Köchin war, immer bereit, etwas Neues auszuprobieren, was besonders Mamas Freund zu schätzen wusste – und was mir heute zugute kommt.

Es dauerte nicht lange, da feierten Thomas und seine Braut Hochzeit und suchten sich in A. eine eigene Wohnung. Mama und ihr Freund wollten sich mit einer festen Bindung noch Zeit lassen. Alle waren glücklich und zufrieden – aber dann schlug am 14. Februar 1982 das Schicksal ein weiteres Mal hart zu.

EIN HARMLOSER UNFALL UND SCHLIMME FOLGEN »Thomas ist schon zwei Tage nicht nach Hause gekommen«, schluchzte seine Frau am Telefon, als sie Oma, die auf der Hannover-Messe arbeitete, anrief. »Ich weiß nicht mehr, was ich noch tun soll. Ich habe schon überall herumtelefoniert, keiner weiß was. Er ist ganz normal zur Arbeit gefahren, aber auch in der Firma hat keiner eine Ahnung, wo er sein könnte.«

Schließlich stellte sich heraus, dass Onkel Thomas einen Unfall gehabt hatte. Seine Verletzungen waren nicht schlimm. Aber er hatte eine Gehirnerschütterung, weshalb man ihn nach seiner Einlieferung in eine Klinik am Unfallort zur Beobachtung dabehalten hatte. Nach zwei Tagen durfte er auf eigene Verantwortung wieder nach Hause.

Oma war inzwischen auch wieder zu Hause, und Thomas half ihr beim Ausbau der Mansarde. Vier Tage nach seiner Entlassung aus dem Spital brach er plötzlich zusammen, Oma brachte ihn zum Arzt, und der überwies ihn sofort ins Krankenhaus nach Linz.

Der Verdacht auf eine lebensgefährliche Gehirnblutung bestätigte sich rasch, denn Onkel Thomas fiel in tiefe Bewusstlosigkeit. Die Ärzte machten Oma, seiner Frau und meiner Mama nicht viel Hoffnung. Selbst wenn er wieder zu sich kommen sollte, was zweifelhaft war, werde er bleibende Schäden zurückbehalten.

Stundenlang habe ich an seinem Bett gesessen und mit ihm geredet und geredet. Ich wollte einfach nicht wahrhaben, dass mein Junge sterben könnte. Ich erzählte ihm, was mir gerade so einfiel. Worüber ich gesprochen habe, weiß ich nicht mehr. Aber ich werde niemals vergessen, wie ich ihn gefragt habe: »Hast du heute schon eine Zigarette geraucht?«, und er antwortete: »Nein!« Nach elf langen Tagen hatte das Leben ihn wieder!

Die Ursache der Gehirnblutung war eine angeborene Gewebsschwäche der Arterien, die erst durch den an sich harmlosen Unfall zutage trat. Große Partien des Gehirns waren so geschädigt, dass Onkel

Thomas Probleme mit dem Sprechen hatte und halbseitig gelähmt war.

Es war ein ständiges Auf und Ab zwischen Hoffen und Bangen. Und am schlimmsten war, dass man selbst nichts tun konnte, nur warten, warten und nochmals warten. Mein einziger Trost war, dass Thomas keine Schmerzen hatte und nichts davon mitbekam, wie schlecht es um ihn stand. Dafür war es für seine Frau [Tante Maria] und auch für deine Mama umso schlimmer. Von mir will ich gar nicht erst reden.

Der Chirurg, der später den lebensgefährlichen Eingriff vornahm, redete mir zu, wieder mit der Arbeit zu beginnen. Ich hatte einen Einsatz in Frankreich, und außerdem war ich pleite. Er versprach mir, dass ich ihn jeden Tag im OP anrufen dürfe, und so reiste ich schließlich ab. Ich arbeitete bis drei Uhr in der Früh, und um sechs rief ich im Spital an. Danach konnte ich mich ein paar Stunden schlafen legen.

Drei Monate vergingen, bis das Aneurysma in Onkel Thomas' Kopf endlich operiert werden konnte. Man hatte Oma den Termin genannt, und sie war natürlich sofort zur Stelle.

Wir saßen alle auf dem Gang. Es dauerte Stunden, bis einer der Chirurgen kam und erklärte, alles sei in Ordnung. Der Professor habe ein Wunder vollbracht, denn Thomas wäre während der Operation fünfmal klinisch tot gewesen, und immer wieder habe er ihn zurückholen können. »Jetzt muss sich Ihr Sohn den entsprechenden Reha-Maßnahmen unterwerfen und sich wieder erholen. Aber mit Ihnen, Frau Bogner, schaffen wir das schon.«

Onkel Thomas verbrachte mehrere Monate im Spital. Er hat sich zwar von den Folgen der Gehirnblutung und der schweren operativen Eingriffe erholt, aber er ist geistig nicht mehr hundertprozentig okay. Auch ist er nach wie vor rechtsseitig gelähmt. Er kann zwar gehen und braucht keinen Rollstuhl mehr, aber er zieht das Bein nach, das durch Muskelschwund geschwächt ist, und seinen Arm winkelt er zum Körper an, die Hand sowie die Finger sind steif, und er hat nicht einmal so viel Kraft, einen Gegenstand durch Niederdrücken festzuhalten. Er ist pflegebedürftig – und wird es immer bleiben.

REHABILITATION UND EIN NEUER ERDENBÜRGER Als Onkel Thomas aus der Klinik entlassen wurde, zog er mit seiner Frau zu Oma ins Haus, denn sie hatte alles rollstuhlgerecht umgebaut.

Er war 22 Jahre alt, aber sein geistiger Zustand entsprach dem eines Kindes, das noch nicht sprechen kann und gefüttert werden muss. Er musste ständig umsorgt werden und Windeln tragen, weil er seine Schließmuskeln nicht mehr beherrschte. Oma und Tante Maria, die ihre Arbeit aufgeben musste, wechselten sich in der Pflege ab. Es war für alle eine enorme Belastung, und es dauerte Monate, bis endlich ein Platz in einem Rehabilitationszentrum frei wurde. Bis dahin versuchten Oma und Tante Maria mit einem Übungsprogramm des Krankenhauses eine Besserung seines körperlichen und geistigen Zustands herbeizuführen.

Eines Tages hatte Tante Maria die Idee, alles wäre leichter für sie zu ertragen, wenn sie ein Kind von ihm hätte. Omas Bedenken, dass dadurch alles noch viel schwieriger würde, schlug sie in den Wind. Sie wurde tatsächlich schwanger und brachte einen gesunden Jungen zur Welt.

Plötzlich traten bei Onkel Thomas epileptische Anfälle auf. Seine Frau war so entsetzt, als sie ansehen musste, wie der Mann, den sie aus Liebe geheiratet hatte, sich mit Schaum vor dem Mund in wilden spastischen Zuckungen wand, dass sie einfach schreiend davonrannte und ihn sich selbst überließ.

Man hatte in der Klinik versäumt, darauf hinzuweisen, dass solche Anfälle nach Gehirnoperationen auftreten können. Trotzdem tat Oma instinktiv das Richtige. Sie schaffte Onkel Thomas wieder in die Klinik, wo er medikamentös neu eingestellt wurde.

Omas Bedenken, dass auch ein gemeinsames Kind nichts dazu beitragen werde, die Situation besser zu ertragen, erwiesen sich leider bald als richtig. Den kranken Mann und den Säugling zu versorgen, wuchs der jungen Mutter schnell über den Kopf, und immer öfter gingen ihr die Nerven durch.

Geldprobleme und Hochzeitspläne

Zu Onkel Thomas' Krankheit kamen noch finanzielle Probleme hinzu. Tante Maria konnte nicht mehr arbeiten, weil sie Mann und Kind versorgen musste; die beiden lebten von einer kleinen Rente, dem Hilflosenzuschuss und der Unterstützung durch beide Eltern. Oma erinnert sich:

Meine Arbeit in Deutschland und Frankreich brauchte ich mehr denn je, denn es fehlte an allen Ecken und Enden. Wieder mussten wir die Bauarbeiten am Haus verschieben, weil das verdiente Geld für andere lebensnotwendige Dinge draufging. Wenn ich nach einem Job zur Tür hereinkam, brauchte ich das Geld nur weiterzugeben, um die Schulden abzudecken, und zu hoffen, dass ich nicht allzu lange auf den nächsten Einsatz warten musste. Dieser Druck war schrecklich.

Mama und ihr Freund kamen zum Wochenende immer nach Hause, um zu helfen, sodass Oma wenigstens ein bisschen beruhigt zu den Messeterminen fahren konnte. Die beiden hatten ihre gemeinsame Wohnung inzwischen eingerichtet und wollten nun auch heiraten.

Alle waren froh, dass es endlich wieder ein angenehmes Ereignis zu feiern gab, und es wurde eine sehr schöne Hochzeit. Auch mein Großvater war zum Fest gekommen und hatte es sich nicht nehmen lassen, als Brautvater die Hochzeit zu bezahlen. Er war zutiefst erschüttert, seinen Sohn Thomas hilflos im Rollstuhl sitzend vorzufinden, und versprach, sich von nun an wieder häufiger zu melden.

Immer öfter hatte Thomas irgendwelche Verletzungen, wenn ich nach Hause kam: Mal waren es Hautabschürfungen, ein anderes Mal ein blaues Auge, dann wieder ein angeschlagener Ellbogen oder eine Wunde am Knie. Auf meine Fragen hieß es stets, er sei gefallen, erzählt Oma und merkt an, dass sie schon sehr früh einen Verdacht hegte, dass es eine andere Ursache für die Blessuren geben musste. Weil Onkel Thomas immer mehr verfiel, immer stiller und trauriger wurde und noch mehr als sonst stotterte, versuchte sie der Sache auf den Grund zu gehen.

Und weil sich auf Dauer nichts verbergen lässt, wurde Oma schon bald zugetragen, dass ihre Schwiegertochter immer wieder sehr früh am Morgen, wenn alle noch schliefen, bei der Kirche zu einem Mann ins Auto stieg und mit ihm wegfuhr.

Ich wollte es zunächst nicht glauben, weil ich ihr so etwas nicht zutraute, aber als ich den Mann nach einigen Wochen sogar im Nebengebäude in der Wohnung der beiden verschwinden sah, ging ich der Sache umgehend nach.

Bei der Aussprache brach Onkel Thomas' Frau in Tränen aus und gestand, schon länger einen Freund zu haben. Sie könne den Anblick und den Zustand von Thomas einfach nicht mehr ertragen; es stoße sie ab, dass er geistig und körperlich einfach kein Mann mehr sei. Zwar würde sie ihn nach wie vor lieben, aber sie wolle keine Rücksicht mehr nehmen; schließlich sei sie noch zu jung, um ein Leben lang an einen Krüppel gefesselt zu sein.

Aus Onkel Thomas bekam Oma schließlich heraus, dass er öfter geschlagen worden und wiederholt hingefallen sei, weil er sich allein nicht helfen konnte; daher seine Verletzungen.

Oma wies zunächst einmal den Freund aus dem Haus und bemühte sich danach, in Ruhe eine gute Lösung für alle zu finden.

Der Versuch, für Onkel Thomas einen Platz in einem Behindertenheim zu finden, scheiterte bereits bei den Vorgesprächen an den Skrupeln, die Tante

Maria bekam, als die Ordensschwestern, die die Heiminsassen betreuten, Unverständnis dafür zeigten, dass ein Mensch, der noch Angehörige hat, im Stich gelassen werden sollte. Deshalb änderte sich an der verfahrenen Situation zunächst nichts. Dabei wäre Onkel Thomas sogar damit einverstanden gewesen, in ein Heim zu gehen.

DROGEN, ENTZUG UND EINE NEUE LIEBE Meine Mama litt sehr darunter, ihren ehemals so lebenslustigen und gut aussehenden Bruder derart hilflos, körperlich und geistig zerstört zu sehen. Die seelische Belastung war so stark, dass sie anfing, sich durch Drogen ein »positives Feeling« zu verschaffen und den Denkprozess zu betäuben – zuerst nur ab und zu.

Sie hatte schon erste Erfahrungen mit Drogen gesammelt, als während ihrer Schulzeit in unserem Heimatort ein neues Lokal eröffnet wurde. Sehr schnell war es »der Treff« in der ganzen Umgegend, wo man einfach verkehren musste. Der Inhaber war ein fescher junger Mann, den alle sehr sympathisch fanden. Leider verbreitete er nicht nur moderne Unterhaltungsatmosphäre, sondern verkaufte auch Drogen. Unter den Jugendlichen war das natürlich schnell bekannt, und viele probierten das Teufelszeug aus Neugierde wenigstens ein Mal.

Bekanntlich muss man mit der Zeit immer mehr Drogen konsumieren, um »den Kick« zu erleben. So erging es auch Mama. Als sie schließlich merkte, wie abhängig sie schon war, versuchte sie zunächst alleine, von dem Zeug loszukommen. Als sie das Problem jedoch nicht in den Griff bekam, sprach sie mit ihrem Mann über eine Entziehungskur. Vor allem wollte sie ihren Job nicht aufs Spiel setzen. Um beruflich weiterzukommen und ein Diplom zu erlangen, hatte sie einen Abendkurs belegt.

Sie suchte eine mit Drogensucht vertraute Ärztin auf, die ihr umgehend einen Platz in einem Linzer Sanatorium vermittelte. Zur Therapie gehörte, dass man drei Monate lang keinen Kontakt nach draußen haben durfte, auch nicht zur Familie. Mama litt unter der langen Trennung sehr, zumal Weihnachten kurz bevorstand. Dieses Mal würde das Fest, zu dem sich immer die ganze Familie bei Oma einfand, ohne sie gefeiert werden.

Als Mama nach schier endlos erscheinenden zwölf Wochen endlich Besuch empfangen durfte, flehte sie meine Oma und ihren Mann an, ihr schnellstens aus dem Sanatorium herauszuhelfen.

Was wir da vorfanden, wirkte wie ein heilloses Durcheinander, erinnert sich Oma. *Personal und Betreuer waren selbst ehemalige Drogensüchtige. Therapeuten standen nur zu endlosen Gruppengesprächen zur Verfügung. Innerhalb der Gruppen gab es ständig Eifersüchteleien. Intrigen und Schikanen waren an der Tagesordnung, und wer Geld hatte, der »giftelte« mit Fleiß weiter. Dieser Therapieplatz, ein erster Versuch der Drogenberatung in Linz, war einfach noch unausgegoren.*

Um die Einsamkeit und das Heimweh auszuhalten und ein wenig Schutz gegen die Gemeinheiten der anderen Therapiemitglieder zu finden, hatte sich

Mama dem Frechsten aller Gruppenmitglieder angeschlossen – und die beiden hatten sich ineinander verliebt. Mamas einziger Wunsch war, dem Teufelskreis von Abhängigkeit, Entzug, Einsamkeit und Angst zu entrinnen, und sie dachte sich, wenn sie schwanger würde, werde man sie und meinen Vater aus der Therapie entlassen.

Mein Vater kam aus Kärnten. Seine Eltern betrieben dort eine gut gehende Frühstückspension. Er bekam alles, was man für Geld kaufen kann, egal, was er sich wünschte. Und wenn er mal wieder etwas angestellt hatte, half ihm die Brieftasche seines Vaters aus der Patsche. Nur eines hatte niemand für ihn: Zeit und liebevolle elterliche Zuwendung. Also merkte auch niemand, dass er mehr und mehr auf die schiefe Bahn geriet, Drogen nahm und sogar dealte. Aus dieser misslichen Lage konnte ihm kein Geld der Welt helfen.

EIN WUNSCHKIND FÜR EIN WUNSCHKIND Mamas Wunsch erfüllte sich, sie wurde schwanger, und die ungeliebte Therapie nahm ein Ende. Ihrem Ehemann schenkte sie reinen Wein ein und bat um die Scheidung. Meine Oma litt gemeinsam mit ihrem Schwiegersohn, denn sie fand meinen Vater wenig sympathisch und war deshalb über die Entwicklung nicht erfreut – nur die Tatsache, dass sie Oma wurde, gefiel ihr.

Ich bedauerte diesen schwerwiegenden Schritt wirklich, aber ich habe mich herausgehalten. Die Kinder mussten ihre Entscheidungen selbst treffen. Mein »Traumschwie-

gersohn« hat mich damals oft besucht; dann saßen wir traurig beisammen, und ich versuchte ihn zu trösten. Er war ein feiner Kerl, und er blieb deiner Mama stets ein guter Freund, auch nach der Scheidung.

Natürlich war Oma froh, dass Mama ihr Drogenproblem endlich im Griff hatte; und dass sie wegen der Schwangerschaft Verantwortung übernehmen musste, fand sie auch positiv. Das konnte nur gut sein, zumal auch aus ärztlicher Sicht gegen die Schwangerschaft keinerlei Bedenken bestanden.

Auch wenn dein Papa es mir nicht gerade leicht machte, ihn zu mögen, so habe ich ihn trotzdem akzeptiert. Verstehen und lieb haben mussten sich ja letztlich deine Eltern, und die besten Absichten hatten sie doch bewiesen. Und ich wollte nur eines: meine Bianca, deine liebe Mama, glücklich sehen.

Nachdem Mama die Scheidung eingereicht hatte, zogen meine Eltern nach Vorarlberg, wo mein Vater bei seiner ehemaligen Firma wieder eine Stelle antreten konnte.

Über meine Eltern, die ich so früh wegen Aids verloren habe, vor allem aber über meine Mama, musste mir Oma immer wieder erzählen.

Ich ließ einige Wochen verstreichen, bevor ich deine Eltern in Vorarlberg besuchte, denn ich wollte ihnen Zeit lassen, sich auf ihr gemeinsames Glück zu konzentrieren und sich einzurichten.

Deine Mama sah aus wie das blühende Leben, bildhübsch und gesund. Vor allem aber war sie überglücklich. Sie freute sich riesig auf deine Geburt und konnte es gar nicht erwarten, bis es endlich so weit war. Sie war absolut clean, nahm nicht einmal eine Tablette, trank keinen

Tropfen Alkohol, rauchte nicht und legte großen Wert auf gesunde und ausgewogene Ernährung.

Hast du schon einen Namen ausgesucht?, wollte ich wissen. Bianca strahlte mich an: »Wenn's ein Mädchen wird, dann heißt sie Schirin! Den Namen habe ich in einem Roman gelesen, er kommt aus dem Persischen und bedeutet zu Deutsch ›die Süße‹.« – Und wenn's ein Junge wird? – »Es wird ein Mädchen! Das weiß ich genau!«, triumphierte deine Mama. »Wenn's aber trotzdem ein Junge werden sollte, dann habe ich in dem Namenbuch einige angestrichen, die in die engere Wahl kämen. Aber es wird sowieso ein Mädchen.«

Natürlich wollte ich von Oma wissen, warum Mama nicht gemerkt hatte, dass sie diese schreckliche Krankheit in sich trug, die sie dann an mich weitergegeben hat. Hätte man das nicht vor meiner Geburt feststellen können und müssen?

Deine Mama hat alles getan, was bei einer Schwangerschaft zu tun ist. Sie besaß einen Mutter-Kind-Pass und ging regelmäßig zu allen gynäkologischen Untersuchungen. Sie fühlte sich auch nicht krank. Im Gegenteil, sie fühlte sich besser denn je.

Aber hätten nicht die Ärzte erkennen müssen, dass sie HIV-positiv war? Das konnte man doch auch schon damals durch Tests feststellen.

Es gab nicht einmal eine Andeutung von dieser elenden Krankheit, und bei den Untersuchungen stellte man nie etwas Ungewöhnliches fest. Und da nicht der geringste Verdacht auf eine Infektion bestand, fühlte sich vermutlich auch keiner der Ärzte veranlasst, dem nachzugehen. Und laut ärztlichem Bericht wart ihr beide rundum gesund und wohlauf; so stand es auch im Mutter-Kind-Pass.

Aber hätte man nicht Verdacht schöpfen müssen, weil Mama und Papa Drogen genommen hatten? Man weiß doch, dass Drogenabhängige besonders HIV-gefährdet sind?

Heute weiß man das – aber damals? 1984 wusste man noch nicht viel über HIV und Aids. Die meisten Menschen wussten noch nicht einmal, dass es dieses Virus überhaupt gab. Schon gar nicht in Österreich. Du warst ja das erste Kind in unserem Land, von dem überhaupt öffentlich bekannt wurde, dass es HIV-Träger ist. Erst nach und nach stellte sich heraus, dass es in Österreich noch etwa 40 weitere HIV-positive Kinder gab, und wenn man die Dunkelziffer hinzunahm, kam man vielleicht auf 50 oder 60 Kinder.

Wenn Mama gewusst hätte, dass sie positiv war, und wenn sie gewusst hätte, was es bedeutet, infiziert zu sein und an Aids zu erkranken, glaubst du, sie hätte versucht zu verhindern, dass ich geboren werde?

Ach, Schirin, wie soll ich dir diese Frage beantworten? Deine arme Mama hat doch gar nichts von der Infizierung gewusst. Also konnte sie gar nicht verhindern, dass du mit dem Virus angesteckt wurdest.

Ja gut, das ist aber nicht die Antwort auf meine Frage.

Deine Mama hat sehr darunter gelitten, zu wissen, dass sie dir eine solche Hypothek in die Wiege gelegt hat.

Hat sie denn nie mit dir darüber gesprochen, was sie getan hätte, wenn sie vor meiner Geburt gewusst hätte, dass sie HIV-positiv war?

Doch, wir haben viele Gespräche geführt …

… auch darüber?

Ich denke schon. Aber was ändert es, wenn du's weißt?

An meiner Krankheit ändert es ganz sicher nichts. Aber ich muss es wissen, und ich finde, ich habe ein Recht darauf, es zu wissen. Denn ich möchte meine Mama verstehen. Ich möchte begreifen, warum alles so gekommen ist.

Sie hat einmal zu mir gesagt: »Mutti, glaube mir, wenn ich gewusst hätte, dass ich diese Krankheit habe, ich hätte Schirin nicht auf die Welt gebracht. Ich hätte ihr und dir das niemals angetan und zugemutet, sosehr ich meine Schirin lieb habe … Und du weißt, wie sehr ich sie mir gewünscht habe. Aber dieses Elend, das ich seit sieben Jahren ertragen muss und dir, meiner armen Mutti, antue … Ich wünschte, ich könnte es wenigstens meiner süßen kleinen Schirin ersparen.« Das waren ihre Worte. Aber was sie am Ende wirklich getan hätte, woher soll ich das wissen? Aber eines weiß ich ganz sicher, Schirin, deine Mama hat dich mehr als alles auf der Welt geliebt.

Weil mein Vater wieder Kontakt zu seinen alten Freunden aus der Drogenszene aufgenommen hatte, wollte Mama wieder nach Hause. Da unser Haus für eine weitere junge Familie mit zu erwartendem Nachwuchs zu klein war, suchte der Vater meines Vaters persönlich in A. eine Wohnung, für die er auch die Miete zahlte. Mein Vater fand zwar immer wieder eine neue Arbeit, aber er hielt es bei keiner Firma lange aus.

Dass Oma meinen Vater, den ich kaum gekannt habe, nicht besonders mochte, weiß ich; sie meint aber, die wahren Gründe dafür müsse ich nicht unbedingt erfahren. Sie erzählt mir lieber von Mama:

Natürlich war ich sehr froh, dass ich deine Mama nun ganz in meiner Nähe wusste und ihr zur Seite stehen konnte. Wir sahen uns, so oft es nur ging, und wir malten uns aus, wie es sein würde, wenn du erst geboren wärst.

Und dann, am 15. Januar 1985, war es so weit, man brachte deine Mama mit der Rettung ins Krankenhaus nach Wels.

Nachdem mir dein Vater Bescheid gegeben hatte, habe ich mich ebenfalls sofort auf den Weg gemacht. Und obwohl ich so schnell wie möglich im Spital sein wollte, kam ich nur im Schritttempo voran, denn es tobte ein wahrer Schneesturm. Diese Fahrt werde ich nie vergessen.

Die ersten vier Jahre meines Lebens

Am darauf folgenden Tag, dem 16. Januar 1985, wurde ich geboren. Weil ich nur knapp dreieinhalb Kilo wog, legte man mich in einen Brutkasten und brachte mich in die Klinik nach Linz. Ich bekam Milch aus der Flasche, denn Mama durfte mich nicht stillen, da sie nach einer früheren Auslandsreise einmal eine Gelbsucht gehabt hatte.

Wie jede Großmutter habe ich mir große Sorgen gemacht, dass alles gut geht, denn du kamst in Steißlage zur Welt. Es ist jedoch alles bestens verlaufen. Deine Mama war erschöpft, aber glücklich, und du, Schirin, warst zwar sehr unruhig, aber ansonsten gut dabei. Ich hätte dich so gern auf den Arm genommen, aber leider durfte keine Oma in den Raum, wo die neugeborenen Babys untergebracht waren. Aber bevor du im Brutkasten nach Linz gebracht wurdest, durfte ich dich sehen – und ich war gleich sehr verliebt in dich.

In der Wohnung deiner Eltern war alles auf das Feinste und Schönste vorbereitet. Die Eltern und eine Tante deines Vaters hatten es sich nicht nehmen lassen, die gesamte Babyausstattung, vom Bettchen über Windeln, Wanne, Wickelkommode und Waschmaschine bis zum Kinderwagen, zu spendieren.

Du musstest noch einige Zeit in Linz im Brutkasten verbringen, aber deine Mama durfte schon bald nach Hause.

Bianca und ich, wir beide hatten immer ein ganz besonderes Verhältnis zueinander. Durch die vielen Trennungen der letzten Zeit war die Verbindung etwas lockerer geworden, aber nachdem du geboren warst, war die enge Vertrautheit zwischen uns wieder genau so wie in alten Zeiten. Wir sahen uns fast jeden Tag. Und als du endlich auch aus der Klinik entlassen wurdest, sind wir gemeinsam spazieren und einkaufen gegangen, und ich begleitete dich und deine Mama auch zur Mütterberatung.

Leider musste ich im April wieder für neun Tage nach Deutschland. Wir telefonierten jeden Tag, und nach meiner Rückkehr war der erste Weg zu meinen beiden Schönen, meiner Bianca und meinem kleinen Sonnenschein Schirin.

MEINE ELTERN HAB' ICH KAUM GEKANNT *Einige Tage später beichtete mir deine Mama, dass sie sich schon seit einiger Zeit nicht besonders wohlfühle. Sie vermutete, sich eine Erkältung eingefangen zu haben, und um dich nicht anzustecken und sich selbst besser erholen zu können, bat sie mich, dich für ein paar Tage zu mir zu nehmen. Natürlich tat ich nichts lieber als das, obwohl dein Vater es nicht gerne sah, denn er war sehr eifersüchtig auf mein gutes Verhältnis zu Bianca. Deshalb holte er dich schon nach wenigen Tagen wieder zurück.*

Anfänglich war es nur ein allgemeines Unwohlsein, und die Schmerzen, die Mama verspürte, ließen sich nicht genau lokalisieren. Aber ihre Hoffnung, dass es ihr mit der nötigen Ruhe und der Hilfe des

Arztes bald besser gehen würde, erfüllte sich nicht. Sie verlor an Gewicht, die Schmerzen wurden schlimmer und konzentrierten sich nun auf den Brustbereich.

Dem behandelnden Arzt, der in nächster Nachbarschaft seine Praxis hatte, gefiel diese Entwicklung überhaupt nicht, und er riet zu einer Einweisung ins Spital. Aber mein Vater wollte davon nichts wissen, denn er suchte einen anderen Arzt, der eine Erkältung durch Zugluft bei offenem Autofenster diagnostizierte und Mama Aspirin und Infrarotbestrahlungen verordnete.

Weil sie sich schon während der Schwangerschaft gelegentlich nicht wohlgefühlt hatte, taten mein Vater und dieser Arzt die Beschwerden als »normale« Schwangerschaftssymptome ab und führten das Unwohlsein auf Mamas Drogenabhängigkeit zurück.

Schließlich wurden die Schmerzen in der Brust jedoch so heftig, dass sie sich nur noch in gekrümmter Haltung einigermaßen wohlfühlte.

Ich weiß bis heute nicht, was sich dein Vater dabei gedacht hat, nichts zu unternehmen. Als der Arzt, der sie zuerst behandelt hatte, sich auf der Straße bei ihm erkundigte, ob sie endlich im Krankenhaus sei, wiegelte er ab, es gehe ihr schon viel besser.

Nachdem ich versucht hatte, deinen Vater zur Rede zu stellen, ließ er mich nicht mehr in eure Wohnung. Er behauptete, er solle mir von deiner Mama ausrichten, sie brauche Ruhe und würde schlafen und du auch.

Leider konnte ich nichts gegen deinen Vater ausrichten, und dann musste ich auch noch nach Deutschland, um einen Arbeitsvertrag zu erfüllen. Ich war erst wenige Tage in Wanne-Eickel, als man mich vom Krankenhaus aus auf meiner Arbeitsstelle anrief und mich dringend bat, umgehend zu kommen. Deine Mama liege auf der Intensivstation und es gehe ihr ziemlich schlecht. Ich habe mich sofort ins Auto gesetzt und bin die ganze Nacht durchgefahren, gleich ins Krankenhaus.

Soweit ich mich entsinnen kann, habe ich immer bei meiner Oma in ihrem schmucken Häuschen unmittelbar an der Donau gewohnt. An die wenigen, kurzen Zeiträume, in denen ich mit meinen Eltern in deren Wohnung in A. oder in Salzburg gelebt habe, fehlt mir so gut wie jede Erinnerung.

Dass Mama wenige Monate nach meiner Geburt ins Krankenhaus eingeliefert wurde und Oma darauf bestand, mich so lange zu sich zu nehmen, bis Mama sich wieder selbst um mich kümmern könne, weiß ich aus Omas Tagebuchaufzeichnungen. Auch dass mein Vater energisch dagegen protestierte, konnte ich dort lesen. Oma setzte sich jedoch durch, sagte ihren nächsten Job in Bonn ab, und so wohnte ich zum ersten Mal bei ihr.

Die Ärzte im Krankenhaus hatten Oma erklärt, man habe bei Mama am Brustkorb einen faustgroßen Abszess entdeckt. Dieser Eiterherd habe sich vermutlich durch die Bestrahlungen, die ihr wegen der angeblichen Erkältung verabreicht worden waren, nach innen bis zum Rippenfell hin ausgedehnt und die Lunge in Mitleidenschaft gezogen. Deshalb sei umgehend eine Operation erforderlich. Man hoffe, dass sie »mit Gottes Hilfe« gelingen werde. Der

Eingriff schien erfolgreich, denn nach einiger Zeit wurde Mama auf eine normale Station verlegt, und nach einigen Wochen durfte sie nach Hause.

Ich war so froh, dass alles einen guten Verlauf genommen zu haben schien, und holte sie zu uns, um euch beide verwöhnen zu können, wo es nur ging. Deine Mama war so glücklich. Niemals in meinem Leben werde ich den Anblick vergessen, wie friedlich und entspannt sie im Garten auf dem Liegestuhl ruhte und du in ihren Armen schliefst.

Es war gerade vier Tage her, dass Mama aus der Klinik entlassen worden war, da wurde sie unruhig und bekam Fieber. Plötzlich griff sie sich an die Brust und verlor das Bewusstsein. Oma alarmierte sofort einen Arzt und die Rettung.

Eine niederschmetternde Diagnose

Der ganze Brustkorb musste erneut geöffnet werden. Alles, was »mit Gottes Hilfe« hatte gelingen sollen, war vergeblich gewesen. Vermutlich erfuhr Oma erst zu diesem Zeitpunkt die tatsächliche Diagnose, die die Ärzte schon bei der ersten OP kannten; sie war niederschmetternd: Lungenkrebs. Oma vermerkte dazu: *Der Gesundheitszustand meiner armen Bianca ist sehr, sehr schlecht. Ich muss wohl mit dem Schlimmsten rechnen.*

Nachdem sie das vom Krebs befallene Lungengewebe entfernt hatten, war Mama so geschwächt, dass Oma nicht zu ihr ins Zimmer durfte. Um möglichst jede Infektionsgefahr auszuschließen, erlaubte man ihr nur Blickkontakt durch ein Fenster.

Meine arme, arme Bianca! Da liegst du nun, mein ar-

mes Hascherl, und ich kann nichts tun, dir zu helfen. Es ist zum Verzweifeln. Was haben wir nur getan, dass das Schicksal uns so übel mitspielt? Erst dein Bruder Thomas, und jetzt du! Wie haben sie dich bloß zugerichtet, mein Kind. Es sieht aus, als hätten sie dich rundherum aufgetrennt und wieder zusammengeflickt. Die Operationsnarbe verläuft vom rechten Schulterblatt quer über den Rücken unter den linken Lungenflügel und links unter die Brust. Wenn die Chirurgen noch ein bisschen weiter geschnitten hätten, wären sie wieder auf die Anfangsstelle getroffen.

Wieder einmal wurde Oma zu einem Gespräch mit der behandelnden Ärztin gebeten, die ihr erklärte, man hege den Verdacht, Mama könne Aids haben. Sie erbat die Erlaubnis für einen entsprechenden Test. Selbstverständlich willigte Oma ein; Mama sollte schließlich jede erdenkliche medizinische Hilfe bekommen.

Sicherheitshalber wiederholte man den Test viermal – und danach stand eindeutig fest, dass Mama infiziert war. Natürlich war diese Diagnose ein böser Schock, aber deren ganze Tragweite war Oma damals nicht bewusst. Sie hatte zwar über eine Arbeitskollegin in Deutschland von dieser Krankheit gehört und auch in deutschen Zeitungen etwas darüber gelesen. Doch wusste sie über die Erkrankung so gut wie nichts. Oma erinnert sich:

Und dann hat die Ärztin mit mir gesprochen und hat gesagt: »Es ist ein kleines Kind da, Frau Bogner, wären Sie auch damit einverstanden, dass man da den Test macht? Wir wollen zwar nicht das Schlimmste annehmen, aber es könnte ja sein …« Da habe ich allen Mut zusammengenommen und gesagt: Na, wenn schon, dann gehen wir alle, die ganze Familie. Wir hätten das zwar nicht gemusst, aber wer wusste damals schon etwas von einer Ansteckungsgefahr.

Nach einigen Tagen bat der Chefarzt Oma zu einem Gespräch, das ihr den nächsten Schock versetzte.

Er war wirklich sehr einfühlsam, als er mir mit Bedauern eröffnete, dass auch du dich im Mutterleib mit dem HI-Virus angesteckt hättest. Diese Nachricht machte mich so fassungslos, dass es mir beinahe egal war, dass wir anderen alle HIV-negativ waren.

Es ist schon komisch, dass man in der Medizin eine negative Beurteilung, nämlich die Tatsache, dass man krank oder infiziert ist, als positiv, aber eine erfreuliche Feststellung, nämlich dass man gesund ist, als negativ bezeichnet. Verkehrte Welt!

Natürlich wollte Oma genau wissen, was es bedeutete, infiziert zu sein, und vor allem, was man dagegen tun könne. Die Antwort des Mediziners war ausweichend, er mochte und konnte sich vermutlich nicht festlegen. Jedenfalls waren die Aussichten meiner Mama nicht die besten – sie hatte ja nicht nur Aids, sondern auch noch Lungenkrebs. Welche der beiden Krankheiten schneller sei, wisse man nicht, nur dass beide gleichermaßen im Verlauf scheußlich und letzten Endes tödlich seien. Vermutlich werde jedoch der Krebs das Rennen machen, denn die Bildung von Metastasen schreite rasch voran.

In meinem Fall mochte er sich noch weniger festlegen. Er klärte Oma darüber auf, dass ich ja zunächst nur Trägerin des HI-Virus sei, was bedeute, dass noch gar keine Erkrankung im eigentlichen Sinne vorliege. Man müsse jedoch damit rechnen, dass die Krankheit Aids in nächster Zeit ausbrechen werde, wann genau, das könne niemand sagen.

Ich war gerade mal acht Monate alt, und mehr als vier bis fünf Jahre Lebenserwartung mochte man mir nach dem damaligen Erkenntnisstand nicht zugestehen. Ein ziemlich niederschmetterndes Ergebnis.

Omas Empfindungen damals: *Mir ist, als hätte man mir ein zentnerschweres Gewicht auf die Schultern gelegt, das ich nicht tragen kann, das mich bei jeder Bewegung einschränkt, sogar beim Atmen. Wie in Trance verlasse ich das Krankenhaus. Die Tragetasche, in der mein süßer, kleiner Wonneproppen Schirin friedlich und ahnungslos schlummert, wird immer schwerer. Ich bin unfähig, einen klaren Gedanken oder Zusammenhänge zu erfassen, und habe nur den Wunsch, alleine zu sein.*

Irgendwie bin ich nach Hause gelangt. Warum trifft es nicht dich, hadere ich mit dem Schicksal, du hast doch wenigstens schon 45 Jahre gelebt, aber Bianca ist erst 24, und Schirin ist nicht einmal ein Jahr alt.

Meine Welt droht zusammenzubrechen, alles erscheint mir mit einem Mal so sinnlos. Aber dann meldet Schirin, die mittlerweile ihr Schläfchen beendet hat, lautstark und fordernd ihren Hunger an – und mit einem Mal ist mir klar: Meine beiden Mädchen, Bianca und Schirin, brauchen mich mehr denn je!

Der Kampf beginnt

Der Chefarzt hatte Oma mit dem Trost verabschiedet, in meinem Fall könne man schon einiges tun. Also ließ sie sich durch die Diagnose nicht entmutigen und beschloss, den Kampf gegen das Virus aufzunehmen.

Mein Vater, der seit Mamas Krankenhausaufenthalt allein in der Wohnung meiner Eltern lebte, hatte sich inzwischen ebenfalls testen lassen. Auch er war mit dem HI-Virus infiziert, und er war noch immer nicht clean. Nachdem man ihn auf der Station, auf der Mama lag, mit Drogen erwischt hatte, durfte er das Krankenhaus nicht mehr betreten.

Eines Tages erschien er bei Oma. Er hatte seinen Bruder und seinen Vater mitgebracht. Letzterer beschimpfte Oma lautstark, Mama habe meinen Vater mit dieser Krankheit angesteckt; ab heute seien sie getrennte Leute; die gemeinsame Wohnung werde sofort aufgelöst; die persönlichen Sachen von Mama und mir könne sie noch aus der Wohnung holen. Und als Oma darum bat, ihr wenigstens für ihr gemeinsames Enkelkind Schirin die Waschmaschine zu überlassen, erhielt sie die barsche Antwort: »*Wir* haben kein Enkelkind!«

Eigentlich spielt es keine Rolle mehr, wer wen mit dieser schrecklichen Krankheit angesteckt hat, mein Vater meine Mutter oder umgekehrt. Das ließ sich schon damals nicht mehr mit Sicherheit feststellen. Aber es hinderte die Familie meines Vaters nicht, meine Mama als die Alleinschuldige hinzustellen.

Aber gerade wegen dieser unbewiesenen Behauptung beschäftigen mich die zeitlichen und örtlichen Zusammenhänge von damals immer wieder, und ich komme stets zu dem Schluss, dass schon einiges dafür spricht, dass es Mama war, die infiziert wurde. Denn als ihr Ex-Mann von ihrer Aidserkrankung erfuhr, unterzog auch er sich sofort einem Test – und der fiel negativ aus. Er war von Mama also nicht angesteckt worden, folglich dürfte sie vor ihrer Entziehungskur mit ziemlicher Sicherheit nicht HIV-positiv gewesen sein.

Als sie den Therapieplatz in Linz erhielt, war mein Vater bereits seit sieben Monaten dort. Später, als herauskam, dass es im Sanatorium vier Fälle von Aids gab, wurde es geschlossen.

Wie auch immer, für mich ändert die Klärung dieser Frage im Grunde genommen nichts. Ich bin und bleibe infiziert und habe die Krankheit in jedem Fall von meinen Eltern, die beide – mein Vater kurz nach meiner Einschulung und meine Mama ein Jahr später – an Aids gestorben sind.

Nachdem die Wohnung in A. aufgelöst worden war, zog mein Vater nach Salzburg. Er wollte, dass Mama und ich nachkommen sollten, sobald er sich dort etabliert hätte. Dass Oma sich um mich kümmerte, passte ihm überhaupt nicht. Er konnte allerdings nichts dagegen ausrichten, weil ich, solange Mama nicht selbst für mich sorgen konnte, dem Jugendamt unterstand, und dieses war damit einverstanden, dass Oma Mutterstelle an mir vertrat und ich bei ihr wohnte.

Oma richtete für Mama deren ehemaliges Zimmer wieder her, damit sie dort mit mir wohnen könnte, wenn sie aus dem Krankenhaus entlassen würde. Onkel Thomas hatte nach dem Auszug seiner Frau und der einvernehmlichen Scheidung eine behindertengerechte Wohnung im Nebenhaus für sich allein, und oben im Haus lebte Omas zuckerkranke Mutter. Für uns alle sorgte Oma!

Als nur wenige Menschen in A. wussten, dass Mama Aids hatte und ich mit dem HI-Virus infiziert war, verlebte ich in dem kleinen Haus, das am Ende einer Straße, nur ein paar hundert Schritte vom malerischen Donauufer entfernt, direkt unter der riesigen Staumauer des Donaukraftwerks liegt, eine unbeschwerte Kindheit. Aus der gesamten Nachbarschaft kamen meine Spielkameraden zu uns, meine Oma war sehr beliebt und mit vielen Leuten befreundet, die uns alle zu den Geburtstagen, aber auch bei anderen Gelegenheiten besuchten.

Insofern unterschied sich mein Leben also nicht sehr von dem anderer, ganz normaler Kinder. Und die Immunschwächekrankheit machte sich noch nicht bemerkbar.

Du warst so richtig ein Wonneproppen mit blitzenden dunklen Augen, ein kleiner Wirbelwind, manchmal kaum zu bremsen in deinem Tatendrang, lacht Oma in Erinnerung an damals.

Und dennoch schlummerte das HI-Virus still in meinem Körper und wartete auf seine Zeit.

Leben kostet Geld. Und das musste Oma verdienen – schon allein wegen ihrer Krankenversicherung und der Altersvorsorge. Durch ihre Arbeit hatte sie bisher auch immer ein gutes Einkommen gehabt.

Seit Mama jedoch so krank war und Oma sich um mich kümmerte, hatte sie alle Messetermine absagen müssen. Und nun versiegten allmählich ihre Geldreserven. Bis vor kurzem hatten die Behörden nicht einmal ein Pflegegeld für mich bezahlt, und die finanzielle Unterstützung für ihre Mutterdienste war ebenfalls gleich null. Dass sie Anspruch auf eine Aufwandsentschädigung als Pflegemutter gehabt hätte, wusste sie nicht, und das Jugendamt hatte sie darüber auch nicht aufgeklärt. Mit meinem Vater war ebenfalls nicht zu rechnen, der lebte in Salzburg, war meist arbeitslos und wurde selbst von der Aidshilfe unterstützt.

An Arbeitsangeboten mangelte es Oma nicht. Weil Mama aber noch immer im Spital lag, musste jemand gefunden werden, der mich für die Dauer der Einsätze bei Messen in Deutschland und Frankreich versorgte – und das war nicht so einfach.

Nach langem Suchen fand sich endlich ein katholisches Kinderheim, das sich trotz meiner HIV-Infektion, die Oma nicht verschwiegen hatte, für 21 000 öS (3000 DM), die nicht das Jugendamt, sondern Oma aus eigener Tasche bezahlte, bereit erklärte, mich für zehn Tage aufzunehmen.

Als ich dich dort wieder abholte und daheim die Windeln wechselte, war dein Popo ganz wund. Die frommen Schwestern hatten dich kaum sauber gehalten, weil sich niemand so recht traute, dich anzufassen, und zu allem Überfluss warst du auch noch gefallen und hattest eine Verletzung an der Unterlippe. Für so viel Geld war das schon eine rechte Horrorpflege.

Nachdem Oma mit dem Problem vorstellig geworden war, wurden mit Billigung des Jugendamts, das nun auch die Kosten übernahm, private Pflegeeltern gesucht.

Es war sehr schwer, jemand Vernünftiges zu finden. In einem Fall erwies sich der Pflegevater als arbeitsloser Alkoholiker, der Frau und Kinder schlug und seine Räusche durch die Aufnahme von Pflegekindern finanzierte.

Die zweite Empfehlung kam nicht infrage, weil der Pflegevater in seiner relativ kleinen Wohnung einen riesigen Hund hielt; außerdem stank es dort bestialisch.

Schließlich fand ich doch noch eine nette Familie mit drei Kindern. Der Mann war Bankangestellter, und die Frau wirkte sehr sympathisch. Sie nahm fast nur Problempflegekinder auf. Nun konnte ich beruhigt wegfahren und meiner Arbeit nachgehen – wenn nur der Abschied nicht gewesen wäre.

ARBEIT ADE – NUR NOCH DIE FAMILIE ZÄHLT Dieses Hin und Her zwischen Pflegeeltern und Oma ging über einige Monate. Eines Tages meinte das Jugendamt, eine ganzjährige Versorgung sei weniger teuer als sporadisch eingesetzte Pflegeeltern. Deshalb schlug man Oma vor, mich rundum zu versorgen und ihren Beruf an den Nagel zu hängen. Trotz der finanziellen Einbußen hat sie mir zuliebe alles aufgegeben.

Solange sie noch Arbeitslosengeld bekam, ließ sich der Wegfall des guten Verdienstes noch auffangen. Aber in der Zwischenzeit wurde Oma in Rente geschickt, und jetzt fehlen ihr natürlich die fünf Jahre ohne Verdienst, in denen sie mich versorgt und nichts in die Rentenkasse eingezahlt hat.

Einem nichtschulpflichtigen Pflegekind stehen in Österreich monatlich zirka 4000 öS zu, die jährlich um 200 öS angehoben werden. Zweimal im Jahr gibt es ein Bekleidungsgeld in Höhe von 1500 öS, ein Betrag, der nicht einmal für einen Wintermantel und für Schuhe langt. Nach mehreren Ansuchen und unter enormem Verwaltungsaufwand wurden uns nach einiger Zeit Sonderausgaben zugesichert. Wo es dann immer noch fehlte, da konnte Oma mit ihrem Arbeitslosengeld zubessern.

Mit den uns zur Verfügung stehenden finanziellen Mitteln hätten wir recht bescheiden leben können, wäre nicht auch noch das ständige Hin und Her in die Krankenhäuser nach Linz und später nach Salzburg gewesen, was nicht nur Geld, sondern auch Zeit verschlang. An den geplanten Innenausbau des Hauses war natürlich überhaupt nicht mehr zu denken; es blieb ein Provisorium.

Die ständige Geldnot, drei kranke bzw. pflegebedürftige Erwachsene und ein kleines Kind, all das zehrte an Omas Kräften, wie sie ihrem Tagebuch anvertraute:

Manchmal weiß ich nicht mehr, wo mir der Kopf steht. Ich bräuchte eigentlich zehn Hände. Mein einziger Sonnenschein ist Schirin – wenn nur diese furchtbare Angst nicht wäre.

Die Angst um meine Familie beherrscht mich voll und ganz, ebenso wie die Angst, dass mir alles über den Kopf wächst: Neben dem täglichen Besuch in der Klinik und der Versorgung von Thomas unten im Haus auch noch mit dem Haushalt meiner Mutter ganz alleine dazustehen, ist schon eine rechte Schinderei. Würde mich wenigstens eines von meinen sechs Geschwistern bei der Versorgung unserer Mutter entlasten. Bei ihren Besuchen versprechen zwar alle, mir behilflich zu sein, aber wenn es darauf ankommt, haben sie gerade immer etwas Wichtiges zu tun und lassen mich im Stich.

Du bist nur angespannt und wartest förmlich auf das nächste Unglück, mit dem du dann auch noch fertig werden musst. Du kannst noch so viel schuften, ein Ende ist nicht in Sicht.

GETUSCHEL, GEBURTSTAGSFEIERN UND EINE TAUFE Nach Monaten im Spital durfte Mama endlich nach Hause. Sie brauchte sehr starke Medikamente gegen die Schmerzen und war außerdem im Methadon-Programm.

In unserem Ort war schon seit einiger Zeit hinter der Hand über unsere Familie, Mamas Krankheit und meine Infektion getuschelt worden. Einige der Krankenschwestern, die in Linz arbeiteten und alles mitbekommen hatten, wohnten in A. Sie hatten den Mund nicht halten können und herumerzählt, dass »Vater, Mutter und Kind die neue tödliche Seuche aus Amerika« hätten. Das war natürlich in einem so kleinen Ort eine große Sensation.

Oma hatte das Gerede zwar bemerkt, es aber nicht

weiter beachtet. Wurde sie auf Mama, mich oder die Krankheit angesprochen, redete sie offen darüber.

Mir hat das nichts ausgemacht, ich hatte andere Sorgen, als mich um irgendein Geschwätz zu kümmern, meint sie dazu. *Ich ging mit der ganzen Affäre offen um, habe kein Geheimnis draus gemacht und habe halt gemeint, wenn sie mich vorher gemocht haben, werden sie mich jetzt auch noch mögen.*

Oma war immer sehr gesellig gewesen, war Mitglied im Kirchenchor und bei der Liedertafel.

Weil ich stets lustig war und mit meinem Lachen alle mitriss, war ich ein gern gesehener Gast bei allen Veranstaltungen. Und es gab immer was zu feiern: die vielen Geburtstage, die Abschiede, wenn ich mal wieder ins Ausland auf die Arbeit fuhr, im Winter die Bälle, Kirchenfeiern und so weiter. Wenn's ums Feiern geht, bist' in so einem kleinen Ort nie allein, und jeder kennt jeden. Nur Probleme darfst du nicht haben, dann bist du mit einem Mal nicht mehr dieselbe, und keiner hat Zeit für dich.

Zu Omas Geburtstag war immer eine große Feier mit vielen Gästen fällig. Sie kocht für ihr Leben gern und vor allem auch sehr, sehr gut, und sie hat eine große Freude daran, immer etwas Neues auszuprobieren und für Überraschungen zu sorgen. So war es auch an ihrem 49. Geburtstag. Oma hatte ein kaltes Büfett hergerichtet, und obwohl einige der weiblichen Gäste gerade eine Diät machten, sagte nicht eine nein zu den angebotenen Leckerbissen. Es war ein sehr schönes und harmonisches Fest, und es wurde wie immer viel gelacht. – Aber es war Omas letzte Geburtstagsfeier, denn zu ihrem 50. Wiegenfest blieben alle Besucher aus.

Solange Oma noch Arbeitslosengeld bekam, musste sie sich einmal in der Woche beim Arbeitsamt melden, weil man dort kontrollieren wollte, dass sie zu Hause war und nicht heimlich arbeitete. Dabei hatte sie daheim so viel zu tun, dass sie gar keine Zeit dafür gehabt hätte. Außerdem war das Jugendamt auch gar nicht daran interessiert, dass sie vom Arbeitsamt eine Stelle zugewiesen bekam; für die Behörden war es nämlich billiger, wenn Oma mich als Pflegemama versorgte.

Wenn sie aufs Gemeindeamt musste, durfte ich Oma oft begleiten. Dadurch kannte die Gemeindesekretärin auch mich recht gut. Sie war sehr nett und verständnisvoll, und Oma konnte sich mit ihr auch über ihre Sorgen unterhalten. Eines Tages meinte sie, es wäre doch für Oma sicherlich eine große Entlastung, wenn sie mich in den Kindergarten gäbe.

Aber du weißt schon, welche Krankheit sie hat?, fragte Oma. Sie glaubte, meine HIV-Infektion könne vielleicht ein Hindernis bei der Aufnahme sein. Aber die Sekretärin winkte ab und meinte: »Da brauchst' dir gar keine Gedanken machen, ich schau, dass sie hineinkommt. Aber darf ich die Schirin taufen lassen?«

Da hatte ich natürlich überhaupt nichts dagegen. Ich hab' mich wahnsinnig über dieses Angebot gefreut. Du warst so ein hübsches, niedliches Pummelchen, sonnig und freundlich, und als die Gemeindesekretärin die Arme ausbreitete und fragte: »Soll ich deine Tante sein?«, da bist du lachend auf sie zugelaufen, und sie hat dich umarmt.

Auch ihr Ehemann hatte nichts gegen die Taufe und die Patenschaft einzuwenden und meinte nur, er habe »keine Angst vor dieser Krankheit«. Somit wurde beim Pfarrer alles ausgemacht, und Oma kaufte mir extra ein schönes Kleidchen.

Beinahe wäre es mit der Taufe doch nichts geworden, denn meine Patentante hatte sich kurz vor dem Termin einen Zeh gebrochen. Aber sie hat treu zu ihrem Versprechen gestanden und kam mit einem Gipsverband in die Kirche gehumpelt.

Als Oma und ich nach der Zeremonie nach Hause kamen, schob sie mich mit meinem schönen Taufkleidchen und der Taufkerze in der Hand durch die Tür und sagte: »So, nun ist die Schirin getauft.«

Meinen Eltern hatte Oma vorher nichts von der Taufe erzählt. Sie wollte meine arme Mama nicht in den Konflikt stürzen, davon zu wissen, aber nicht dabei sein zu können, weil es ihr viel zu schlecht ging. Und bei dem Theater, das mein Vater hinterher machte, hätte er vorher gewiss alles versucht, um die Taufe zu verhindern.

Jetzt war nichts mehr daran zu ändern, und Oma war sein Geschrei ziemlich egal. Er kümmerte sich eh um nichts, dann sollte er sich jetzt auch heraushalten. Ich sollte wie ein normales Kind im Gemeindekindergarten aufgenommen werden, und weil dieser katholisch war, musste ich getauft sein. Dann könne gar nichts schief gehen, hatte meine Patentante versichert, zumal sie sich für mich stark machte.

Und richtig: Kurz vor dem Aufnahmetermin flatterte uns tatsächlich die schriftliche Mitteilung ins Haus, dass ich im Gemeindekindergarten willkommen sei.

Omas Beine streiken Oma hatte schon seit längerem Schmerzen im Rücken und in den Beinen und gab der vielen Arbeit die Schuld daran. Weil ich wieder einmal Ohrenschmerzen hatte, fuhren wir zu unserem Hausarzt, und Oma nahm die Gelegenheit wahr, auch ihr eigenes Problem anzusprechen, das sie in ihrem Tagebuch niedergeschrieben hat. *Wenn ich aus dem Bett steigen will, falle ich hin, weil ich meine Beine nicht spüre. Dann setzt schlagartig dieser schlimme Schmerz ein. Auf die Toilette kann ich nur auf Verdacht gehen, weil ich auch das manchmal nicht spüre.*

Der Doktor untersuchte meine Beine, und ich merkte gar nicht, dass er mit Nadeln hineinstach. Daraufhin schickte er mich in ein Krankenhaus, wo ein EEG gemacht werden sollte.

Weil er unsere häusliche Situation kannte, verständigte er das Jugendamt, denn es musste jemand her, der sich wenigstens für ein paar Stunden täglich um meine Urgroßmutter, Onkel Thomas und mich kümmerte. Nach zwei Tagen kam auch tatsächlich eine Zugehfrau, und Oma konnte ins Spital gehen.

Im Krankenhaus versammelte sich eine Hand voll Ärzte, um mich an einen Apparat mit Nadeln, Druck und Strom anzuschließen. Mir rann schon das Blut an den Füßen heraus, aber ich spürte trotzdem nichts. Mit bedenklicher Miene erkundigte man sich, wie lange ich schon an dieser Gefühllosigkeit leide, ob sie ständig bestehe und so weiter. Schließlich eröffnete man mir, dass ich nicht mehr nach Hause dürfe, nicht einmal, um ein Nachthemd oder eine Zahnbürste zu holen. Ich müsse sofort stationär beobachtet und behandelt werden, mein Zustand sei sehr bedenklich.

Als ich trotzdem darauf bestand, nach Hause zu fahren, weil meine Situation dort ein längeres Fernbleiben einfach nicht zuließ, brachte eine Ärztin, die für Notsituationen zuständig war, zuwege, dass ich zunächst kurzfristig und auf eigene Verantwortung heimfahren konnte, bis eine Krankenpflegerin von der Caritas abgestellt sei, die meine Familie ganztags versorgen sollte.

So geschah es denn auch. Bedingung der Caritas war allerdings, nur meine Urgroßmutter, Onkel Thomas und ich würden versorgt. Mama müsse nach Salzburg zu meinem Vater. Als alles geregelt war, kam noch am Samstagabend die Rettung, um Oma in die Klinik zu bringen. Der Abschied war furchtbar. Wir haben beide geweint: Oma wäre am liebsten zu Hause geblieben, ich wäre am liebsten mit ihr in die Klinik gefahren.

Am nächsten Tag war Muttertag, doch die Ärzte mussten bei Oma eine Rückenmarkpunktion vornehmen. *Alle waren sehr freundlich und lieb, aber ihre bedenklichen Mienen konnten sie schwer verbergen. Auf meine Fragen bekam ich nur ausweichende Antworten.*

Mitte der nachfolgenden Woche wurde Oma sogar für einen Tag nach Passau gebracht, wo eine Tomographie ihrer Wirbelsäule gemacht wurde. *Auch danach behandelte man mich wie ein rohes Ei, hielt mit der Diagnose zurück und vertröstete mich, es seien noch nicht alle Untersuchungen abgeschlossen.*

Ich hatte so Sehnsucht nach Oma. Mama war auch nicht mehr da, und Onkel Thomas und meine Urgroßoma waren nicht der rechte Ersatz zum Trösten und Kuscheln – und die Frau von der Caritas schon gar nicht.

Jede Nacht weinte ich meine Kissen nass und konnte nur schwer wieder einschlafen. Und wenn ich endlich schlief, hatte ich schlimme Träume von irgendwelchen Monstern, die mich von Oma wegholen wollten, und ich wachte schweißgebadet auf.

Sonst war ja immer Oma da, um mich zu beruhigen, mich trockenzurubbeln, mir einen anderen Schlafanzug anzuziehen und mich dann wieder in den Schlaf zu wiegen. Jetzt musste ich in meinen durchgeschwitzten Sachen mit nassem Haar bis zum Morgen liegen und warten, bis die Familienhelferin kam.

Ich war immer überglücklich, wenn ich Oma im Spital besuchen durfte. Dann legte ich mich zu ihr ins Bett, kuschelte mich fest an sie und wollte sie am liebsten nicht mehr loslassen.

Wenn es ans Abschiednehmen ging, dann haben wir beide um die Wette geheult. Und jedes Mal hast du gebettelt: »Oma, komm doch nach Hause. Ich bin bestimmt ganz brav und esse auch ganz, ganz viel.« Wenn die Familienhelferin dich dann wegziehen wollte, weil ihr gehen musstet, war das immer ein Anklammern und ein Geschrei bis ins Mark. Und mir tat mein Herz mehr weh als mein Rücken oder meine Beine.

Oma hatte in der Klinik keine ruhige Minute mehr, vor allem seit sie wusste, was bei uns zu Hause ablief. Das geht aus ihren Aufzeichnungen von damals hervor: *Aus den Ärzten ist einfach nichts rauszukriegen. Alle sind nett und freundlich, die Schwestern verwöhnen mich, und es war für ein paar Tage mal ganz schön, sich nicht morgens mit Schmerzen aus dem Bett quälen zu müssen und anschließend den ganzen Tag zu rotieren.*

Aber ich mache mir große Sorgen um zu Hause. Ich wusste ja, dass es nur Ärger geben wird, wenn ich nicht da bin.

Beinahe für jeden Zeh bekomme ich eine Tablette, eine ganze Hand voll. Nur was ich wirklich habe, damit rücken sie nicht raus. Einmal ist von einem Bandscheibenvorfall die Rede, dann von einem eingeklemmten Nerv, auch wird der Verdacht geäußert, die Beschwerden könnten psychisch bedingt und durch den ständigen Stress und die viele Arbeit ausgelöst sein.

Bei der heutigen Visite erfuhr ich, dass man mich beim Spaziergang im Garten beobachtet hat. »Sie ziehen den linken Fuß nach, während Sie den rechten Fuß regelrecht aufklatschen lassen. Insgesamt gehen Sie sehr unsicher. Das sieht nicht gut aus, das müssen wir unbedingt im Auge behalten.« Das bedeutet wohl, dass sie mich noch länger in dieser Bettenburg festhalten wollen. Dabei erzähle ich denen schon seit Tagen, dass ich gar keine Schmerzen mehr habe, denn ich muss hier raus. Nun gut, wenn ihr meine Art zu gehen bedenklich findet, dann werde ich halt nicht mehr spazieren gehen. Vielleicht werden sie mich dann auf Revers entlassen.

Außerdem sammelte Oma die Medikamente im Nachtschrank, statt sie zu nehmen. Aber alle Finessen nützten Oma nichts. Die Ärzte ließen sich nicht erweichen, sie zu entlassen; auch sagten sie ihr nicht genau, was sie hatte.

Erst als ich den Ärzten sagte, es sei doch völlig wurscht, ob der eine Fuß aufklatscht und der andere aus Gefälligkeit mitgeht, und deshalb wolle ich entlassen werden, klärte man mich darüber auf, dass ich eine Rückenmarkentzündung hätte, die Gefahr einer Querschnittläh-

mung nicht auszuschließen sei, und im Rollstuhl wolle ich doch wohl nicht sitzen, erzählt sie mir. *Daraufhin hielt ich noch zwei Wochen durch, aber nach sechs Wochen waren meine Geduld erschöpft und meine Sorge um euch daheim so groß, dass ich darauf bestand, auf eigene Verantwortung nach Hause zu gehen, vor allem weil Thomas mir freudestrahlend das Schreiben vom Gemeindeamt mitgebracht hatte, in dem stand, dass du in den Kindergarten aufgenommen würdest.*

Das war eine erfreuliche Nachricht, denn dass sie sich für einige Stunden nicht um mich kümmern musste, bedeutete für meine Oma Entlastung, ohne sich Vorwürfe zu machen, denn ich freute mich ja auf den Kindergarten. Auch hatte meine Großtante Oma im Spital besucht und ihr versprochen, sie wegen Urgroßoma zu entlasten. Sie war erschrocken, wie abgemagert und schlecht ihre Schwester aussah. Deshalb wollte sie sich mit den anderen Geschwistern beraten.

Das waren wirklich gute Aussichten, dachte ich damals, erinnert sich Oma. *Ich wog zwar noch gerade mal 52 Kilogramm, und meine Kleider schlotterten mir nur so um den Körper. Alles, was mein Krankenhausaufenthalt gebracht hatte, war, dass man mich mit Medikamenten voll gepumpt hatte. Aber die Hoffnung, dass ich endlich ein wenig entlastet würde, war ein helles Licht am grauen Horizont meines beschwerlichen Alltags – und ich fühlte mich gleich viel besser. Vermutlich waren die Beschwerden tatsächlich psychisch bedingt.*

»Erika, du schaffst das schon...«

Nun ließ ich mich nicht mehr aufhalten. Natürlich war es nach sechs Wochen Ruhe so, als ob ich noch nie hätte gehen können, aber ich biss die Zähne zusammen und kam trotzdem vorwärts. Alle Ärzte redeten auf mich ein, wie unvernünftig mein Weggehen sei und wie vorsichtig ich mich verhalten müsse. Auch brauche ich eine Reha usw. Aber wie hatte mein lieber Papa immer zu mir gesagt: »Erika, du schaffst das schon, niemand sonst, aber du!« Also ging ich auf eigene Verantwortung nach Hause.

Dort herrschte ein heilloses Durcheinander. Meine Urgroßmutter hatte Omas Abwesenheit genutzt und das Ruder an sich gerissen. Sie glaubte, allen Gehorsam abverlangen zu können, nörgelte an allem herum und nervte die Familienhelferin immer wieder mit der Bemerkung: »Ihr jungen Dinger müsst noch viel lernen.«

Urgroßmutter hatte Alterszucker und musste streng Diät halten. Das fiel ihr natürlich schwer und machte die Situation für die Familienhelferin nicht leichter. Urgroßmutters zweiter Lieblingsspruch war: »Im Krieg haben wir Hunger gelitten, weil es nichts gab, nun haben wir alles und dürfen nicht.« Natürlich naschte sie heimlich.

Was meine HIV-Infektion anging, war die Helferin offenbar völlig uninformiert, denn vor lauter Angst, sich anstecken zu können, schlief sie im Bett zusätzlich in einem Schlafsack. Sie fasste mich nur mit Gummihandschuhen an, was sich eklig anfühlte! »Wenn Oma nach Hause kommt, kannst du was erleben«, habe ich ihr immer wieder an den Kopf geworfen, gefolgt von einem trotzigen: »Und kochen kannst du auch nicht.«

Eine Woche nach Omas Rückkehr wurde die Familienhelferin abgezogen, obwohl Oma selbst noch dringend Hilfe benötigt hätte. Angeblich durfte sie uns nicht länger versorgen, und die diplomierte Krankenpflegerin war sicherlich froh darüber.

Ich saß herum wie ein Küken mit gebrochenen Flügeln, sagt Oma, und wir müssen beide über diesen Vergleich lachen, denn wie ein Küken sieht Oma nun wirklich nicht aus. *Aber wenn ich auch mehr fiel als ging, ich war wieder zu Hause. Und das war die Hauptsache.*

Das kann man wohl sagen. Wie haben wir es genossen, zu kuscheln, so lange wir wollten, wieder das vertraute Gefühl zu haben, dass man nicht allein ist. In der ersten Nacht, in der Oma wieder neben mir im Ehebett lag, haben wir beide seit Wochen zum ersten Mal ruhig und ohne Albträume durchgeschlafen. Es war einfach ein riesiges Gefühl, die Hand ausstrecken und spüren zu können: Oma ist da, mir kann gar nichts passieren. Und für Omas Gesundheitszustand, der in der Klinik eher schlechter geworden war, war es auch heilsam, wieder in der vertrauten Umgebung zu sein.

Als Oma die Rechnung für die Zeit bekam, in der die Familienhelferin uns mehr schlecht als recht betreut hatte, stellte sich heraus, dass die aufgewandten Beträge für Lebensmittel etc. wesentlich höher waren als bei Oma – allein der Verbrauch an Putzmitteln war um das Doppelte gestiegen –, und dennoch hatte keiner etwas Gescheites zu essen gehabt, und die Renten waren auch beinahe ganz draufgegangen.

Oma war gerade aus der Klinik entlassen, da bekam ich vom Finanzamt eine Kinderbeihilfen-Nachzahlung von 21 000 öS. Die kassierte sofort das Jugendamt mit der Begründung, davon müsse die Familienhelferin bezahlt werden.

Mit der Bezirkshauptmannschaft, die mit Paragraphen nur so jonglierte, lag Oma fast ständig im Streit. Von da war nicht viel Hilfe zu erwarten, vor allem keine schnelle und unbürokratische, die nötig gewesen wäre. *Die Beamten taten fast alle so, als müssten sie das Pflegegeld aus der eigenen Tasche bezahlen.* Oma ist noch heute böse auf die Paragraphenreiter. Das Jugendamt versprach immerhin, unsere Einkäufe zu organisieren.

Auch dem Familienrat meiner Großtanten und -onkel, an dem Oma seltsamerweise nicht teilnehmen durfte, fiel nichts Besseres ein, als meine Urgroßmutter in ein Altersheim verfrachten zu wollen. Bis ein Platz frei sei, sollte mein Großonkel für sie kochen. Aber es blieb nur beim Gerede – und weiter geschah nichts. Oma stand mit der vielen Arbeit wie eh und je alleine da und war von der Gleichgültigkeit ihrer Geschwister nicht nur enttäuscht, sondern auch entsetzt. Ihre Mutter tat ihr leid, aber sie musste auch endlich einmal an sich selbst denken und sich schonen, denn sonst würde sie tatsächlich noch im Rollstuhl landen.

Da hatte meine Mutter sieben Kinder großgezogen, aber als sie deren Hilfe gebraucht hätte, war keines für sie da, sinniert Oma. *Alle verschanzten sich hinter ihrem*

Beruf und hatten keine Zeit. Vier lebten im Ausland und kamen ohnehin nicht in Betracht. Und ich selbst war krank, völlig ausgepumpt und überfordert.

Schrittweise traute Oma sich immer ein bisschen mehr zu – gezwungenermaßen, weil ihr niemand zur Seite stand. Sie hatte immer wieder mit Rückschlägen und Lähmungserscheinungen in den Beinen zu kämpfen, aber sie sagte dem Arzt nichts davon, aus Furcht, wieder ins Spital zu müssen.

Weil wir alle froh waren, dass Oma wieder bei uns war, versuchten wir ihr zur Hand zu gehen, so gut es ging. Onkel Thomas half bei der Wäsche. Oma saß dabei auf einem Hocker neben ihm, um eingreifen zu können, wenn er nicht weiter wusste. Ich trug den Abfall nach draußen in die Mülltonne, half Oma beim Abtrocknen und stellte die Sachen weg, sofern die Schränke für mich erreichbar waren.

Das Jugendamt hielt sein Angebot, dass jemand für uns einkaufen ging, immer unzuverlässiger ein, obwohl Oma dazu nicht in der Lage war. Damit wir wenigstens regelmäßig ein Mittagessen auf den Tisch bekamen, holte Onkel Thomas trotz seiner Behinderung die Mahlzeiten in einem Stapelgeschirr aus dem Gasthof. Es ist der beste am Ort, und man kocht dort zu einem erschwinglichen Preis für eine Firma ein Mittagsmenü – und nach Absprache damals vorübergehend auch für uns drei.

Es war fast zirkusreif, wie Onkel Thomas, der aufgrund der halbseitigen Lähmung mit dem linken Bein stark hinkt, mit einer Hand unser altes Fahrrad schob, auf das er sich gleichzeitig stützte. Anfangs verschüttete er das meiste. Gelegentlich stolperte er auch ins Rad, ließ es los, um selbst nicht zu fallen, und das ganze Essen lag am Boden. Dann humpelte er noch einmal zum Gasthof zurück, um neues zu holen. Aber mit der Zeit ging es besser.

Nur langsam kam ich wieder zu Kräften, notierte Oma damals, *aber mein ohnehin starker Wille wuchs. Vor allem war wichtig, dass wir wieder beisammen waren. Ich spürte, wie glücklich und erleichtert meine beiden Lieben waren, dass ich mich wieder selbst um alles kümmerte. Und nun war es mein Thomas, der feststellte: »Die Mutti macht das schon!«*

Die schwierigen Umstände in unserem Haushalt waren in A. bekannt, aber seitens der Behörden half uns niemand. Die Gemeinde verfügte über keine sozialen Einrichtungen, die einer in Not geratenen Familie helfen konnten. Oma stellt bitter fest: *Nur wenn Wahlen bevorstanden, überschlugen sich alle mit Versprechungen und begrüßten einen mit laschem Handschlag. Es ist schon traurig: Solange man sich selber helfen kann, lustig und gut aufgelegt ist, hat ein jeder gern Zeit für dich. Hast du aber ein Problem, bist krank und brauchst Hilfe, dann hat niemand Zeit. Alle haben viel zu tun und selbst Probleme.*

Unser Hausarzt, der zweimal wöchentlich vorbeischaute, tröstete Oma, es werde gewiss eine spürbare Entlastung für sie sein, wenn ich im September in den Kindergarten käme. Das war sicherlich richtig. Trotzdem stellte der geplante Kindergarten-Besuch Oma vor ein neues Problem: Wie würde ich dort hinkommen? Vom Betriebsbus einer ortsansässigen Firma wurden zwar die Kinder aus dem Nachbarhaus mitgenommen, weil deren Väter – ebenso wie der Bürgermeister – dort beschäftigt waren, aber für mich mochte man keine Ausnahme machen.

Also blieb Oma keine andere Wahl, als mich zu fahren. Es funktionierte besser als das Gehen, und sie war wieder ein bisschen beweglicher und unabhängiger.

Vorfreude ist oft die einzige Freude

Allmählich schöpfte Oma neuen Mut, machte sich mit viel Energie ans Kochen. Aufgrund medizinischer Erkenntnisse, von denen Oma gehört hatte, stellte sie die Ernährung um und entwickelte eigene Rezepte, denn sie kannte sich gut aus. Jedes Essen garnierte sie mit den tollsten Figuren aus Obst, damit ich genügend Vitamine bekam. Sie machte sich die Mühe, für Salate und Toasts selbst Sprossen und Keime zu ziehen. Zum Abendessen gab es jede Art von Nudeln, aber keine ungekochten Speisen, um Gärungs- oder Fäulnisprozesse im Magen zu unterbinden. Gesund, ausgewogen und vollwertig, das war Omas Devise.

Im Gegensatz zu vielen Aidskranken, die durch die Tabletten Magen- und Darmbeschwerden haben, nichts mehr essen möchten und immer schwächer werden, schmeckte mir alles ganz ausgezeichnet. Wenn einer wissen wollte, was meine Leibspeise sei, dann hab' ich ihm geantwortet: »Am liebsten ess' ich alles.«

Oma schwärmt noch heute: *Du warst pumperlg'sund und mollig-rund, immer freundlich, lustig und sehr intelligent. Alle hast du mit deinem Charme um den Finger gewickelt, besonders mich.*

Im Krankenhaus Wels war man sehr zufrieden mit uns: Oma lobte man für ihre umsichtigen Kochkünste und mich, weil ich eine gute Esserin war. Dieser gesunde Appetit sollte mir allerdings einige Jahre später gründlich vergehen.

Aber im Augenblick freute ich mich sehr darauf, in den Kindergarten zu kommen und dort mit vielen anderen Kindern zu spielen. Vor allem war ich mächtig stolz auf die schöne Umhängetasche, die Oma mir eigens für den Kindergarten geschenkt hatte.

Besonders beschäftigt hat dich der Gedanke an die Jausen, die du in dein Täschchen packen würdest. Wochenlang hast du das regelrecht geprobt, hast sorgfältig Obst und Früchtebrot im Tascherl verstaut und es um den Hals gehängt. Und dann bist du damit im Haus herumgelaufen oder hast im Garten damit gespielt. Jedem, der dort vorbeigekommen ist, hast du voll Stolz dein schickes Tascherl gezeigt. Und alle paar Minuten hast du wissen wollen: »Darf ich jetzt schon was essen?«

Alles schien bestens zu laufen. Weder das Jugendamt noch unser Hausarzt, geschweige denn Oma oder ich wussten, was auf uns zukommen sollte.

Die Kindergarten-Affäre

Als die Zeit für den Kindergarten näher gekommen war, sprach Oma dort vor. Den vorgesehenen »Schnuppertag« hatten wir leider nicht wahrnehmen können, weil Oma an diesem Tag Probleme mit ihrem Rücken und den Beinen hatte.

Die Kindergärtnerin wusste durch den Hausarzt von meiner HIV-Infektion. Dieser war auch Gemeindearzt und vertrat die Ansicht, ich müsse unter allen Umständen integriert werden. Auch hatte er sie darüber aufgeklärt, dass für die anderen Kinder keine Ansteckungsgefahr bestünde, wenn man einige wenige Sicherheitsmaßnahmen beachtete. Deshalb hatte die Kindergärtnerin nichts dagegen, dass ich in den Hort aufgenommen wurde – aber einige Eltern dafür umso mehr.

In A. wurde hinter unserem Rücken heftig getuschelt. Vor allem jene Eltern, deren Kinder keinen Hortplatz bekommen hatten, weil sie sich zu spät angemeldet hatten, liefen zum Gemeindeamt und zum Bürgermeister, um sich zu beschweren. Nach und nach wurden immer mehr Leute gegen uns aufgehetzt, und so entwickelte sich meine geplante Aufnahme in den Kindergarten zu einer handfesten Affäre.

Irgendwie war das Fernsehen auf die Angelegenheit aufmerksam geworden und plante einen Bericht über HIV-infizierte Kinder – mit mir als »Aufhänger«.

Nach der Zustimmung durch das Jugendamt und den Bezirkshauptmann erklärte sich Oma zur Teilnahme an der Sendung bereit, jedoch nur unter der Bedingung, dass man uns nicht erkennen dürfe und dass weder unser Name noch der Wohnort erwähnt werde. Natürlich wurde alles zugesagt, und man vereinbarte einen Drehtermin.

Wir wollten gewiss kein großes Aufheben machen, schreibt Oma in ihrem Tagebuch, *aber ich war stolz, in den letzten zwei Jahren 13 Familien über Aids und das Virus aufgeklärt zu haben. Diese hielten zu mir – vielleicht mit einem winzigen Rest Unsicherheit und ein wenig »Bauchgrimmen«. Ich dachte, über das Fernsehen könnte ich vielleicht noch mehr Menschen erreichen und über das Virus, Aids und die daraus erwachsenden Probleme aufklären.*

In unserem Ort gibt es etwa 2300 Einwohner. Dreizehn Familien verkehrten trotz ihres Wissens um Mamas Krankheit und meine Infektion völlig normal mit uns, und ich durfte auch mit den Kindern spielen. Diese Familien haben Oma alle mit Rat und Tat zur Seite gestanden. So wie einer unserer Nachbarn, der alles, was er über Aids und HIV fand, zusammentrug, Fernsehsendungen auf Video aufzeichnete und Adressen von Aidshilfe-Organisationen und Fachärzten besorgte, sogar aus Amerika. Noch heute bin ich mit seinem Sohn, der genauso alt ist wie ich, befreundet.

An dem Tag, an dem das ORF-Team und die Leiterin vom Jugendamt zur Aufzeichnung der Sendung in unserem Haus waren, läutete pausenlos das Telefon. Wegen der Rückkoppelung musste Oma jedes Mal ihren Mikrofonclip abnehmen, bevor sie das Gespräch entgegennehmen konnte. Immer wieder wurde die gleiche Frage gestellt: »Was ist das für ein Vortrag heute in der Schule?«

Wie sich herausstellte, glaubte der Bürgermeister – offenbar aufgehetzt von einigen wenigen, allen voran einem Gemeindesekretär im Ruhestand – eine »demokratische« Abstimmung durchführen zu müssen, ob ich in den Kindergarten der Gemeinde aufgenommen werden sollte oder nicht. Durch diese Aktion wurde die bislang nur wenigen Freunden und Nachbarn bekannte und problemlos akzeptierte Tatsache, dass ich HIV-Trägerin bin, in aller Öffentlichkeit breitgetreten.

Eine Geschäftsfrau wollte von Oma wissen, warum nur die Eltern der Kindergarten-Kinder eingeladen seien? Sie wolle auch teilnehmen, schließlich käme sie beim Einkaufen auch mit mir in Kontakt.

Eine Mutter erläuterte, sie habe von der Gemeinde einen Zettel mit dem Hinweis erhalten, in der Schule fände am heutigen Tag ein Vortrag von Ärzten und der Aidshilfe statt. Auf dem Zettel seien zudem ein Ja- und ein Nein-Kästchen aufgezeichnet, wobei das Nein-Kästchen sofort ins Auge falle, weil es deutlich größer sei als das andere. Durch Ankreuzen sei über meine Aufnahme in den Kindergarten abzustimmen und der Zettel sei anonym an die Gemeinde zurückzuschicken. »Ich verstehe das alles nicht«, meinte sie, »die Kindergarten-Frage war doch längst geregelt. Und ich will dem armen Kind doch auf keinen Fall schaden.«

Hatte diese irritierte Mutter nicht Recht? Was sollte man von dieser dubiosen Geschichte halten? Zuerst erhielten wir die schriftliche Aufnahmezusage von der Gemeinde, und nun sollte plötzlich abgestimmt werden? – Und das Jugendamt, als Vormund, wusste von alledem nichts.

Oma erinnert sich: *Als ich schließlich versuchte, den Bürgermeister, mit dem ich die Schulbank gedrückt habe, bei seiner Arbeitsstätte anzurufen, wurde er hinter schlecht zugehaltener Sprechmuschel gefragt: »Da ist die Erika dran, willst du mit ihr sprechen?« Er verneinte offenbar, jedenfalls erklärte man mir, er sei leider nicht da. Als ich daraufhin meinte: »Ach ja, und wen haben Sie soeben gefragt?«, wurde ich doch noch mit dem Bürgermeister verbunden.*

»Sag, was veranstaltest du da eigentlich in der Schule?«, stellte ich ihn zur Rede. »Und warum, bitte, bin ich nicht eingeladen, wo es doch um die Schirin geht?«

Er wolle die Eltern durch meine Anwesenheit nicht verunsichern und beeinflussen, erklärte er mir, es gehe nur um Informationen über diese Krankheit. Meine Frage, warum er dann den Eltern einen Abstimmungsbogen ins Haus geschickt habe, konterte er mit den Worten: »Das ist nur eine Befragung, ganz demokratisch.«

Als ich ihm eröffnete, der ORF sei bei mir im Haus, er müsse damit rechnen, dass die Fernsehleute nun bei der Schule hereinschauen würden, meinte er, es handele sich um eine geschlossene Veranstaltung und er würde sie nicht hereinlassen.

Natürlich war diese Entwicklung für das Fernsehteam hochinteressant; also nichts wie hin und sehen, wie der Bürgermeister reagiert.

Die zunächst geplanten Aufnahmen in Omas Haus waren nun hinfällig, denn die aktuellen Fragen der Fernsehcrew, was man sich bei der Gemeindeverwaltung denke, was man mit diesem Abstimmungszettel wolle, was man zu tun gedenke, wie intelligent der Bürgermeister sei, konnte Oma nicht beantworten. Auch die Leiterin des Jugendamts war sprachlos.

Völlig überrascht von der Entwicklung, die sich plötzlich anbahnte, ging natürlich auch Oma, unabhängig vom Fernsehteam, zu der Veranstaltung des Bürgermeisters.

Nachdem sich die Nachricht, das Fernsehen sei vor Ort, wie ein Lauffeuer verbreitet hatte, musste die Zusammenkunft kurzfristig in einen Saal der Hauptschule verlegt werden, um nicht nur alle geladenen Eltern, sondern auch die große Schar von Neugierigen, die zusätzlich herbeigeströmt war, aufnehmen zu können. Besonders der Bürgermeister schien alle seine Parteigenossen mobilisiert zu haben, und letztlich waren nicht, wie vorgesehen, die 50 Eltern der Kindergarten-Aspiranten, sondern weit mehr als die doppelte Anzahl Bürger versammelt.

EINE REINE BEFRAGUNG, GANZ DEMOKRATISCH *Ich hatte mich ganz hinten in eine Ecke verdrückt, um nicht im Blickfeld der Ärzte und Berater der Aidshilfe zu sein und zu vermeiden, dass ich nach vorn geholt wurde. Die Besucher strömten an mir vorbei, manche mit mitleidigem Blick. Andere taten sich sichtlich schwer, mich überhaupt zu grüßen, und einige, denen ich das nie vergessen werde und auch nicht verzeihen kann, grinsten mir geringschätzig und süffisant ins Gesicht.*

Auch dieser Saal bot nicht genügend Sitzplätze für alle Anwesenden, weshalb zwei Drittel von ihnen stehen mussten. An Honoratioren waren gekommen: der Chef der Klinik, den Oma und ich stets wegen meiner Kinderkrankheiten konsultierten, der Gemeindearzt, ein Arzt von der Aidshilfe, der Bürgermeister und etliche Gemeindevertreter. Obwohl der Bürgermeister den Leuten vom Fernsehen den Zutritt hatte verwehren wollen, waren auch sie strategisch günstig postiert.

Als es im Saal endlich ein bisschen ruhiger wurde, wandte sich der Bürgermeister an das Auditorium mit den Worten: »Liebe Mitbürger, ich habe euch heute hierher gebeten, weil ein Kind in den Kindergarten aufgenommen werden soll, das die Krankheit Aids hat.«

Diese Aussage war in medizinischer Hinsicht falsch, zumindest jedoch ungenau, denn »das Kind« – also ich – war bislang nur Träger des HI-Virus; »die Krankheit Aids« war zu diesem Zeitpunkt noch gar nicht ausgebrochen, und niemand konnte sagen, wann und ob das überhaupt geschehen würde.

Dann erklärte der Bürgermeister, er selbst habe keine Ahnung von der geplanten Kindergarten-Aufnahme gehabt. Da aber viele Eltern bei ihm vorgesprochen und ihm ihre Ängste mitgeteilt hätten, habe er Ärzte eingeladen, die zu dieser Krankheit Stellung nehmen und Fragen beantworten würden.

Anstatt jedoch wie angekündigt die Mediziner zu Wort kommen zu lassen, sprach er selbst weiter: »Wie Sie alle wissen, bin auch ich Vater und Großvater. Meine Tochter ist Kindergärtnerin im hiesigen Kindergarten und somit unmittelbar betroffen. Und wenn Sie meine persönliche Meinung wissen wollen als Bürgermeister, Vater und Großvater, dann sage ich Ihnen: Wenn ein Mädchen wie Schirin in den Kindergarten kommt, dann nehme ich meine Kinder heraus.« Nach einer bedeutungsvollen Pause fuhr er fort, er als Bürgermeister trage allein die Verantwortung, und wenn er die Aufnahme in den Kindergarten befürworte, dann könne er nach Kanada oder Australien auswandern.

Mit dieser Aussage, die einen ohrenbetäubenden Lärm auslöste, denn die Leute im Saal begannen nun, alle laut durcheinander zu reden, war das Schicksal über meine Aufnahme in den Kindergarten besiegelt.

Oma war entsetzt. Diese Vorverurteilung durch einen medizinischen Laien, der es nicht für nötig befand, die Ärzte anzuhören, kam ihr wie ein Todesurteil vor.

Der Bürgermeister heimste für seine Rede stürmischen Beifall vor allem jener Parteigenossen ein, die keine Kinder im Kindergarten hatten. Aber nicht alle waren mit seinen Worten einverstanden, wie Oma in ihren Aufzeichnungen vermerkt hat.

Der Gemeindearzt wurde kreidebleich und schäumte vor Wut. Der Aidsberater und der Psychologe schüttelten fassungslos den Kopf, auch einige Leute im Publikum.

Der Chefarzt versuchte sich trotz des Lärms Gehör zu verschaffen und bedauerte, die Einladung angenommen zu haben. Der Bürgermeister habe mit seiner Empfehlung jegliche Aufklärung in den Wind geschlagen; das müsse die Eltern nur noch mehr verunsichern. Ginge es nicht um ein Kind – er sei schließlich Kinderarzt –, würde er den Raum ohne jedes weitere Wort verlassen. Er hoffe, dass auch anders denkende Menschen im Saal säßen, die bereit seien, ihm zuzuhören, denn es gebe noch viele solcher Kinder, und vor allem gebe es keinerlei Garantie dafür, dass nicht ihre eigenen Kinder, zum Beispiel durch Drogen, ebenfalls mit dem Virus in Berührung kommen könnten.

Sein Versuch, eindringlich und vernünftig mit den betroffenen Eltern zu sprechen, wurde durch Zwischenrufe unmöglich gemacht. »Wenn die Großmutter einen Charakter hätte, würde sie mit diesem Kind zu Hause bleiben«, schrie einer. Sein betrunkener Vater fragte, ob auch der Chefarzt seine Enkelkinder mit dem »Aidskind« in den Kindergarten gehen lassen würde.

Am lautesten taten sich diejenigen hervor, die gut daran getan hätten, vor der eigenen Tür zu kehren; aber auch jene, die im Namen der Menschlichkeit sonntags mit dem Klingelbeutel herumlaufen oder von Haus zu Haus »für arme, kranke Negerkinder« sammeln gehen. Die sind weit genug weg, da kann man sich ruhig ein wenig engagieren. Aber in der eigenen Gemeinde mag man kein krankes Kind dulden.

Nur wenige im Saal versuchten, ernsthaft zu diskutieren. Wer sich gar traute, etwas Positives zu äußern, dem wurde mit gehässigen Bemerkungen das Wort abgeschnitten.

Eine unserer Nachbarinnen beschimpfte mich lauthals als »verantwortungslose Großmutter«, woraufhin der Chefarzt mich seiner Hochachtung versicherte und meinte, sie sei »eine gehässige und boshafte Frau«.

Jeder der Ärzte versuchte geduldig an die Anwesenden zu appellieren, ein bisschen Menschlichkeit walten zu lassen. Ein Großvater forderte »hundertprozentige Sicherheit«, woraufhin einer der Ärzte meinte, die habe er doch auch nicht, wenn er das Haus verlasse, ob zu Fuß oder mit dem Auto, nie könne er mit Sicherheit behaupten, wieder gesund und unversehrt nach Hause zu kommen. Im Leben sei nichts hundertprozentig sicher.

Manche Zwischenrufe waren regelrecht ordinär. Es war sogar zu hören: »Halt dei Goschn, du depperte Großmutter!« – Dabei stand ich nur stumm in der hintersten Ecke und konnte kaum fassen, was da geschah.

Da war auch eine ganz junge Frau, die ein Baby auf dem Arm trug – sie kannte weder mich noch ich sie –, die mutig die Krakeeler aufforderte, sich zu schämen. Man müsse sich fragen, ob sie noch Menschen seien, derart über ein Kind herzufallen, das nichts für seine Erkrankung könne. Es sei eine Schande, derart über ein Kind abzustimmen … In diesem Augenblick wurde sie vom Bürgermeister unterbrochen, der wissen wollte, wer sie sei. »Es ist bezeichnend, dass sie mich nicht kennen, obwohl ich doch bereits seit einem Jahr Ihre Nachbarin bin und gleich neben der Gemeindeverwaltung wohne«, entgegnete sie und fuhr fort: »In Deutschland ist man nicht so rückständig und primitiv. Und wenn mein Kind schon in Schirins Alter wäre, würde ich die beiden zusammen spielen lassen.«

Weil sich gelegentlich einige Bekannte zu Oma umdrehten und sie mitleidig anschauten, wollte ein

Mann, der die ganze Zeit neben ihr stand, wissen, wer sie sei. »Na, die depperte Großmutter von der Schirin halt«, entgegnete Oma. Daraufhin stellte er sich als Journalist vor und fragte, ob er uns besuchen könne. Er habe durch einen Bekannten, der auf unserer Seite stehe, von der Abstimmung erfahren und könne diese Schweinerei nicht fassen.

Der Chefarzt entdeckte Oma in der Ecke und äußerte seinen Unmut über diese ungehobelten Menschen, mit denen zu reden müßig sei, so sehr seien sie vorher negativ beeinflusst worden. Er riet ihr, mit der ganzen Familie aus A. wegzuziehen, man wisse schließlich nicht, wozu solche Leute noch fähig seien.

Der Chefarzt sollte Recht behalten: Von diesem Abend an war Oma nicht mehr die Erika, die man gut leiden und mit der man Spaß haben konnte – und vor dieser Veranstaltung auch oft gehabt hatte. Jetzt war sie Erika, die Unperson, die man glaubte anpöbeln zu dürfen. Auch die guten Freunde, die stets zu ihr gestanden hatten, wurden auf der Straße belästigt.

Selbst Omas beste Freundin wurde von ihren Töchtern vor die Wahl gestellt: entweder die Erika oder wir. Eine Großmutter zog ihr Enkelkind auffällig zur Seite, wenn wir das Geschäft betraten, um ja nicht mit mir in Berührung zu kommen. Nachbarn, die früher stets zu einem Plausch stehen geblieben waren, wechselten jetzt eilends die Straßenseite, wenn man ihnen begegnete.

Es begann eine wahre Hetzjagd. Die Vertreter der Zeitungen drückten sich bei uns die Türklinke in die

Hand; das Fernsehen war fast täglich vor Ort. Ständig wurde die Gemeindeverwaltung von der Presse belagert, ob das Ergebnis der Abstimmung schon vorliege. Der Bürgermeister hatte leider vergessen, auf den Zetteln mit dem auffallend großen Nein-Kästchen zu vermerken, bis wann diese – natürlich anonym – bei der Gemeinde vorliegen sollten. Deshalb konnte er sich immer darauf herausreden, es seien noch nicht alle Zettel zurückgekommen, aber die Mehrheit bestimme, und an die habe er sich schließlich zu halten.

Eine Begründung dafür, warum das Nein-Kästchen auf dem Zettel wesentlich größer ausgefallen war als das Ja-Kästchen, gab es auch: Es handele sich um ein Versehen, das einer Gemeindemitarbeiterin unterlaufen sei, weil das Wort NEIN halt wesentlich länger sei als das Wort JA.

Plötzlich sind wir in aller Munde

Begierig stürzten sich die Medien auf das erste in Österreich bekannt gewordene Kind, das seit Geburt HIV-positiv war. Oma musste Interviews geben, und ich wurde immer wieder fotografiert. Allerdings muss man fairerweise sagen, dass fast alle Journalisten darum bemüht waren, objektiv zu berichten.

Auch Fernsehdiskussionen mit Experten verfolgten das Ziel, den Zuschauern die nachgewiesenen Fakten über das HI-Virus und die Krankheit Aids nahe zu bringen und sie darüber aufzuklären, wie gering die Ansteckungsgefahren sind. Wie die meisten Leserbriefreaktionen zeigten, waren sie dabei erfolgreich.

Bei einigen Menschen siegten dennoch Angst und Zweifel über das bessere Wissen. Und dann gab es natürlich noch die ewig Unbelehrbaren, die ihre mangelhaften Kenntnisse über Aids und das HI-Virus gegen alle Fakten verteidigten; die Gehässigen, die unsere Familiengeschichte und unsere finanziellen Verhältnisse genussvoll durchhechelten und eine Art Hexenverfolgung in Gang setzten. Die geheime Abstimmung über meine Aufnahme in den Gemeindekindergarten war eindeutig: 32 Stimmen der Ablehnung, 18 Stimmen dafür und 18 Stimmenthaltungen.

Einige Mitbürger wagten sich aus der Anonymität heraus und machten offen Front gegen uns, wie unser nächster Nachbar, der ehemalige Bürgermeister von A.

Wenige Tage nach der Abstimmung spielte ich vor unserem Haus auf der Straße. Das war ungefährlich, denn es handelt sich um eine Sackgasse, an deren Ende Omas Haus liegt. Ich spielte Indianer und zog mein Schaukelpferd auf Rädern hinter mir her, ich redete mit ihm, streichelte es und band es schließlich an einer wild wachsenden Königskerze an. Ich war ganz vertieft in mein Spiel und bemerkte nichts um mich her. Da drehte unser Nachbar in seinem Garten plötzlich den Wasserhahn zu seinem Bewässerungsschlauch auf. Er sprengte jedoch nicht seinen Rasen oder seine Blumen, sondern er richtete den scharfen Wasserstrahl genau auf mich, spritzte mich von oben bis unten nass, traf mich auch voll ins Gesicht und, was am schlimmsten war, in die Augen.

Vor Schreck ließ ich mein Pferdchen stehen und rannte weinend und schreiend zu unserer Haustür.

Sofort eilte Oma hinzu, zog mich von der Straße und beruhigte mich. Dann stellte sie den Täter zur Rede, der natürlich scheinheilig seine Unschuld beteuerte und meinte, er habe doch nur seinen Garten gegossen, mich habe er überhaupt nicht gesehen.

Vor der Kindergarten-Affäre hatte er sich oft mit mir unterhalten und beim Gartenbewässern niemals den Asphalt der Straße, geschweige denn mich gesprengt. Aber seit der Abstimmung fand er kein freundliches Wort mehr, und auch sein Enkel durfte nicht mehr mit mir spielen.

Die Ächtung traf auch Oma, die kein Aids und auch kein HI-Virus hat. Eine alte Frau, die ihr beim Einkauf begegnete, spuckte neben ihr aus. Dann schrie sie ihr ins Gesicht, sie solle sich schämen, diesen schönen Ort so in Schande gebracht zu haben. Ganz Österreich spräche jetzt über uns, und wir sollten gefälligst wegziehen, sonst würde es nie Ruhe geben.

Vom Ehemann einer Freundin wurde Oma im Vorbeigehen beschimpft: »Der Bürgermeister hat schon Recht. So eine Brut brauchen wir hier nicht.«

Der damalige Landeshauptmann stellte fest: »Sehr viele Kinder sind auch ohne Besuch des Kindergartens ordentliche Schüler und Menschen geworden.«

Und ein pensionierter Gemeindesekretär aus A. verglich mich mit einem defekten Atomreaktor und meinte: »In Tschernobyl hat man auch gesagt, das sei ungefährlich – und was ist dann passiert?« Es ist nicht zu verstehen, dass erwachsene Menschen einen solchen Aufstand gemacht haben, weil ein vierjähriges Mädchen ein Virus in sich trägt, mit dem man sich nachweislich nur durch den Austausch von Körpersäften anstecken kann, durch Blut oder Sperma also. Warum sollte es mit seinem Blut umherspritzen, um andere Menschen zu infizieren? Dies gelingt sowieso nur dann, wenn dieses Blut unmittelbar in die Blutbahn gerät.

VERZICHT Die Kindergarten-Affäre löste in ganz Österreich Diskussionen aus. Journalisten, Schriftsteller und Psychologen nahmen schriftlich wie mündlich Stellung »zu dieser Sauerei, die mit dem Kind gemacht wird«.

Im Wiener Fernsehstudio hatte der als kritisch bekannte *Club 2* unter dem Titel »Aidskinder im Getto« zu einer Diskussionsrunde geladen. Man wollte dem Bürgermeister von A. Gelegenheit geben, die Gründe für die von ihm angeregte Abstimmungskampagne darzulegen.

Auch hätte der ORF es gern gesehen, wenn bei dieser Gelegenheit das vom pensionierten Gemeindesekretär entwickelte »Modell« zur Sprache gekommen wäre. Er saß im Studio als Großvater und als Vertreter der Eltern, die gegen meine Aufnahme in den Gemeindekindergarten gestimmt hatten.

Sein Vorschlag: Es gäbe doch so viele rüstige, alte Frauen, die nichts mehr zu tun haben. Ihnen solle man unter ärztlicher Betreuung und in Isolation diese Seuchenkinder anvertrauen. Dann hätten diese Frauen, die ihr Leben ja schon hinter sich hätten, wieder eine Beschäftigung. Mit anderen Worten, bei denen wäre es egal, wenn sie sich ansteckten – was er als selbstverständlich und unabwendbar voraussetzte.

Leider war der Pensionär so damit beschäftigt, Rechtfertigungen, Anschuldigungen und Belehrungen vorzutragen, dass es dem Moderator, Dr. Nagiller, nicht gelang, ihm sein verwegenes Konzept zu entlocken.

Sosehr sich die Ärztin Dr. Judith Hutterer, Mitglied der Österreichischen Aidshilfe, der deutsche Diplompsychologe und Buchautor Helmut Kentler sowie die Gründerin und Vorstandsvorsitzende der Kinder-Aids-Hilfe Deutschland e. V., Lis Spans, die selbst ein aidskrankes Kind bis zu dessen Tod versorgt hatte, auch bemühten, geduldig und mit nahezu jedem einleuchtenden Argument Überzeugungsarbeit zu leisten – es nützte nichts! Der Bürgermeister und der Ex-Gemeindesekretär beharrten auf ihrem Standpunkt.

Schließlich erklärte meine Oma in dieser Sendung öffentlich: *Mein Enkelkind ist mir zu schade für dieses Kesseltreiben. Es kommt mir vor, als würde ich sie bei lebendigem Leib in einen Raubtierkäfig werfen. Ich verzichte auf den mir bereits schriftlich zugesagten Kindergarten-Platz und werde der Gemeinde eine entsprechende schriftliche Erklärung zukommen lassen.*

Unser Ort und meine Familie hatten traurige Berühmtheit erlangt. Die Resonanz auf die Sendung war enorm: Über 1300 Anrufe gingen beim Sender ein, mehr als 500 empörten sich über die beiden Gemeinde- und »Volks«-vertreter, und an die 800 erwiesen Oma und mir ihre Sympathie. Vor dem Hotel wurden der Bürgermeister und der pensionierte Gemeindesekretär von einer aufgebrachten Menschenmenge erwartet, die beinahe handgreiflich geworden wäre. Noch in derselben Stunde reisten beide ab.

Viele Menschen aus A., die gespannt vor dem Bildschirm gesessen hatten, schämten sich ob dieser öffentlichen Blamage. Wegen Morddrohungen wurde die Frau des Bürgermeisters vorübergehend unter Polizeischutz gestellt. Ein Namensvetter des Ex-Gemeindesekretärs, der nicht mit ihm verwandt ist, wurde am Telefon beschimpft und erhielt stapelweise Briefe mit Drohungen und Beleidigungen.

Oma machte ihre Ankündigung wahr: In einem offenen Brief an die Gemeinde, der auszugsweise in den Medien veröffentlicht wurde, erklärte sie offiziell den Verzicht auf den Kindergarten-Platz. Sie prangerte die mittelalterlichen Methoden an, die immer noch greifen, und wünschte auch weiterhin »eine so glückliche Hand für die Anliegen der Bürger von A.«.

Den fragwürdigen Kompromiss des Landeshauptmanns, im Kindergarten zwei Gruppen zu bilden, nämlich eine Anti- und eine Pro-Aids-Gruppe, und mich in die letztere, zusammengestellt aus den Kindern der Eltern, die mit Ja abgestimmt hatten, zu integrieren, lehnte Oma ebenfalls ab. Die Frage, wer sich hinter den 18 Ja-Stimmen verberge, ging ohnehin schon um, und Oma hielt es für unverantwortlich, diese mutige Minderheit aus der Anonymität der Abstimmung zu reißen und dadurch den Anfeindungen der Gegner auszusetzen.

So war es bereits der vom Jugendamt bezahlten Zugeherin ergangen, die Oma wegen ihrer Rücken- und Beinprobleme seit einiger Zeit einmal in der

Woche im Haushalt geholfen hatte. Eingeschüchtert durch das Gerede der Leute, sie würde »die Krankheit aus unserem Haus tragen und verbreiten«, kam sie nicht mehr.

Nach der Ausstrahlung der *Club*-2-Diskussion und des Interviews, das der ORF am Tag der Abstimmung aufgenommen hatte, wurde fast jeden Abend ein Ausschnitt im Fernsehen gezeigt. Natürlich behaupteten einige aus unserem Ort daraufhin boshaft, Oma gebe ständig Interviews und kassiere viel Geld dafür. Dabei war leicht zu erkennen, dass alle im Fernsehen gezeigten Ausschnitte von demselben Interview stammten.

Ich habe von dem Kesseltreiben damals nicht viel mitbekommen, und wenn, dann habe ich die Zusammenhänge noch nicht so recht begriffen. Ich kann mich nur gut daran erinnern, wie enttäuscht ich war, dass Oma mich immer wieder vertröstete, weil sich der herbeigesehnte Kindergarten-Besuch verschob. Nur an einem einzigen Tag durfte ich dort für wenige Stunden mit den anderen Kindern spielen, das hatte die *Neue Kronen Zeitung* für eine Reportage zu meinem fünften Geburtstag arrangiert. Da dämmerte mir, dass Omas Erklärungsversuche nur Ausreden waren, zumal alle anderen Kinder aus der Nachbarschaft, auch mein Freund Gerhard, hingehen durften. Als Oma meine Zweifel erkannte, entschied sie, mir nicht länger etwas vorzumachen.

Sie war überrascht, wie verständig ich ihre entschärfte und auf meine fünf Jahre abgestimmte Erklärung der wahren Gründe aufgenommen habe. Zwar habe ich genauso wenig wie sie verstehen können, dass man wie eine Aussätzige behandelt wird, und zuerst habe ich auch bitterlich geweint, aber dann habe ich plötzlich gesagt: »Macht nix, i hab' ja dich und du hast mich!« Und nach einer Pause: »Weißt' was: I heirat' kein', der Bürgamoasta is'!« Damit war das Thema Kindergarten für mich erst einmal abgehakt.

Die Kindergarten-Affäre spaltete die Menschen in A. in drei Parteien: in den harten Kern der Aidsverteufler, in diejenigen, die sich nicht entscheiden konnten, und in jene, die an Vernunft und Besonnenheit appellierten. Die Umfrage eines Fernsehsenders machte die verschiedenen Meinungen deutlich:

Der Friseur meinte, er werde sich heraushalten, denn er wolle keine Kunden verlieren.

Der Volksschuldirektor äußerte, er habe nichts dagegen, dass ein aidsinfiziertes Kind in den Kindergarten aufgenommen werde. Wenn die Zeit für die Einschulung da sei, würde sich dieselbe Frage wieder stellen. Es gebe ein Gesetz, das die Schulpflicht vorschreibe. Warum also sollten die Leute nicht schon jetzt lernen, mit dieser Krankheit umzugehen? Von seiner Seite werde es keine Schwierigkeiten geben.

Der Hauptschuldirektor erklärte hingegen, er habe drei Kinder, und keines davon gehe in den Kindergarten – man könne auch ohne leben. Bis zur Hauptschule werde sich die Frage ohnehin nicht mehr stellen, denn diese Kinder würden gar nicht erst das Schulalter erreichen!

Wenn wir ihm auf der Straße begegnen, sagt Oma immer: *Schau Schirin, der da wäre dein Schuldirektor, vor dem du Respekt haben solltest.* Dann muss ich lachen, denn meistens torkelt er daher, weil er mal wieder zu tief ins Glas geschaut hat. Wir sind ihm schon oft begegnet, dann schlägt er immer schnell die Augen nieder oder geht uns aus dem Weg. Heute regt Oma sich nicht mehr auf, er ist ihr gleichgültig geworden. Aber 1988 hätte sie ihm zu seiner Einstellung nur zu gern so manches sagen mögen.

Meine Oma hatte so sehr gehofft, dass die Speichellecker des Bürgermeisters, seine Parteifreunde und die anderen, die sich sonst noch für ihn stark gemacht hatten, endlich zur Besinnung kämen. Aber der Einfluss des Bürgermeisters war zu groß.

Sie hat mir erklärt, wieso es nicht schwer sei, sich in einem kleinen Ort wie A. eine Hausmacht zu halten. *Dafür muss man nicht mal besonders intelligent sein. Alle kennen sich schon vom Sandkasten her, später geht man in dieselbe Schule. Die Eltern melden ihre Kinder vorsorglich in dem politischen Verein an, in dem sie selbst Mitglied sind; dadurch gelangt man in den Vorzug, im ortsansässigen Betrieb unterzukommen, in dem auch der Bürgermeister schafft. Die Parteifreunde verheiraten sich wieder untereinander – ein ewiger Kreislauf. Hinzu kommt, dass kaum einer aus dem Ort jemals in seinem Leben weiter als in die nächstliegende größere Stadt Linz kommt. Sein Horizont kann sich also gar nicht erweitern, er kommt über den Sandkasten von A. nicht hinaus und lebt im Windschatten der Bürgermeister-Partei.*

In A. gibt es nicht nur Bürgermeister-Vasallen, sondern, wie Oma meint, *eine Menge hoch intelligenter und fähiger Menschen, die haben jedoch das falsche Parteibuch, arbeiten in einem anderen Betrieb als der*

Bürgermeister oder sind selbstständig. Gerade sie haben sich damals für den Bürgermeister geschämt und ihre gegenteilige Meinung offen in die Kamera gesagt.

Auch heute noch grüßen diese Mitbürger freundlich, wenn sie Oma und mich auf der Straße sehen, und fragen, wie es uns geht.

PIONIERARBEIT IN SACHEN AIDSAUFKLÄRUNG *Mitte bis Ende der neunziger Jahre war die Krankheit Aids noch so neu, dass die Bevölkerung damit nur schwer umgehen konnte. Die wenigen in A. oder in den Nachbargemeinden, die davon wussten, hatten es eher durch Zufall erfahren,* erinnert sich Oma.

Jeder in Österreich, der in einer ähnlichen Situation war wie wir, war nur darauf bedacht, anonym zu bleiben, sich bedeckt zu halten, selbst wenn er nicht auf dem Land, sondern in der Stadt wohnte. Man wollte einfach nicht »das gleiche Schicksal erleiden wie Schirin und Erika Bogner«.

Oma hat dadurch, dass sie den Mut hatte, an die Öffentlichkeit zu gehen, für die Aufklärung über HIV-Infektion und Aidserkrankung Pionierarbeit geleistet – nicht nur in unserer Gegend, sondern für viele Orte in ganz Österreich und im deutschsprachigen Raum.

Alle, die sich mit ihr für die vernünftige Auseinandersetzung mit dem Virus, die Aufklärung über seine Ursachen und seine Verbreitung eingesetzt haben, setzten ihre Hoffnungen auf die Zeit und den Fortschritt. Ärzte hielten Vorträge in den Schulen, die Zeitungen versuchten aufzuklären, berichteten ebenso wie Fernsehen und Rundfunk über die Kindergarten-Posse von A., und immer wieder gab es Diskussionsrunden zur Thematik, zu denen Oma häufig als Gast eingeladen wurde.

Das Gesundheitsamt verteilte in den Schulen Handtücher und Schutzhandschuhe mit der Begründung, es könne sich unter den Schülern vielleicht ein nicht bekanntes Aidskind befinden.

Dieser Aktionismus, der weniger für Aufklärung als für unnötige Panikmache sorgte, entsprach der Linie des Bürgermeisters von A., der meiner Oma erklärte, man könne nicht von allen anderen erwarten, sich jedes Mal zu waschen oder zu desinfizieren, nur weil sie mir die Hand gegeben hätten. Kinder verstünden dies nicht.

Dazu kann ich nur sagen: Sie würden sich wundern, Herr Bürgermeister, was Kinder alles verstehen, wenn man sich nur die Mühe macht, es ihnen vernünftig auseinander zu setzen.

Hätte er nicht genauso gut sagen können: Liebe Eltern, liebe Kinder, wir haben diese Krankheit im Ort, versuchen wir, damit umzugehen. Wir werden mit ihr fertig werden müssen, wie mit Krebs oder anderen Krankheiten. Wir wollen etwas für die Zukunft unserer Kinder tun, indem wir sie lehren, sich sinnvoll vor dem Virus zu schützen; indem wir sie aufklären über alle Möglichkeiten der Übertragung, indem wir ihnen falsche Ängste nehmen und den richtigen Umgang mit der Krankheit vermitteln.

Aufklärung tut Not – nicht totschweigen!

Verständnis und Hilfe tun Not – nicht beschuldigen, verurteilen oder wegschauen!

Meine arme Mama hatte keine Ahnung gehabt, dass und wodurch man sich mit dem HI-Virus infizieren konnte. Kann man sie deswegen schuldig sprechen? Kann man mich für mein Schicksal verantwortlich machen? Doch wohl kaum.

DEM HASS DER VOLKSSEELE AUSGELIEFERT Viele, die Oma für Freunde gehalten hatte, waren es mit einem Mal nicht mehr. Oma war für sie mit einem Mal eine andere Erika Bogner als vorher. Für einige schien sie einfach Luft geworden zu sein, oder sie hatten nur ein mitleidiges oder verschämtes Kopfnicken für sie übrig; von anderen wurde sie gar angepöbelt; nur ein kleiner Rest hatte den Mut, weiterhin zu ihr zu stehen.

Natürlich habe ich Oma gefragt, wie sie dieses Spießrutenlaufen ertragen konnte.

Gegen den offenen Hass, der dir entgegenschlägt, bist du absolut hilflos. Und jeder Aufklärungsversuch ist vertane Mühe, denn selbst wenn die Ewiggestrigen an der vom Bürgermeister und seinen Vasallen eingepeitschten Stimmungsmache wirklich zu zweifeln begonnen hätten, durften sie nicht aus der Reihe tanzen und dem Bürgermeister in den Rücken fallen. Ich hatte irgendwann nicht mehr die Kraft, aufzuklären und überzeugen zu wollen. Und dabei musste ich doch stark sein für die vielen Anforderungen, mit denen ich täglich konfrontiert wurde.

Weil Oma sich mit den Vorurteilen und Anfeindungen der Leute in A. nicht mehr herumschlagen mochte, vermied sie möglichst jedes Zusammentreffen, selbst mit denen, die ihr wohlgesinnt waren. Fast drei Jahre lang kaufte sie im Ort nichts mehr ein, ging nur noch gelegentlich zum Postamt.

Ich weiß noch sehr gut, dass sie zum Einkaufen immer nach Linz oder nach Passau fuhr. Dass Linz immerhin 30 Kilometer entfernt ist und bis Passau 52 Kilometer zurückzulegen sind, war ihr egal. Hauptsache, man kannte uns dort nicht.

Ich fand diese Ausflüge herrlich. Schon die Fahrt war ein toller Spaß – ich fuhr für mein Leben gern in der Weltgeschichte umher –, und die Stadt war aufregend: viele Menschen, viele Autos, bunte Schaufenster. Da war mehr los als in unserem Heimatort.

Vor allem aber hatte ich endlich wieder Gelegenheit, mit anderen Kindern zu spielen, denn in vielen großen Kaufhäusern gab es Spielecken oder sogar Kindergärten, wo Eltern oder Omas ihre Kleinen für zehn Schilling pro Stunde beaufsichtigen lassen konnten. Zu Hause in A. kam kaum mehr ein Spielkamerad zu mir, eigentlich nur noch mein Freund aus der Nachbarschaft. Ich musste mich immer allein beschäftigen, und das war sehr, sehr langweilig, trotz der vielen Spielsachen, die ich zugeschickt bekam, seit Oma sich an die Öffentlichkeit gewandt hatte. Aber was sind tote Gegenstände gegen einen lebendigen Freund, mit dem man spielen, sprechen, lachen und herumtoben kann?

Die Kaufhaus-Kinderhorte in Linz oder Passau waren toll. Natürlich gab es auch dort Unmengen an Spielzeug, und über eine Rutsche konnte man sich in eine riesige Kiste voll bunter Bälle plumpsen lassen und darin untertauchen. Die Kindergärtnerinnen waren sehr nett und veranstalteten lustige Spiele oder

Mal- und Bastelwettbewerbe. Das Wichtigste aber war, dass es immer jede Menge Spielgefährten gab.

Während ich glücklich mit den anderen Kindern beschäftigt war, konnte Oma in Ruhe alle Besorgungen machen.

Zu den Ausflügen in die Stadt gehörte auch, dass ich auf meinen zweiten Namen Tanja und nicht auf Schirin hören sollte. Damals hielt ich das für ein witziges Spiel; später erst begriff ich, dass dies zu meinem Schutz war. Oma wollte nicht, dass man mich erkannte als Schirin, das durch die Medien bekannt gewordene »Aidskind«.

Abschied nehmen und neu beginnen

Mama war, wie schon so oft, in Linz in der Klinik. Oma und ich verbrachten ebenfalls einige Tage dort, um Mama zu besuchen und ihr beizustehen. Weil es sehr heiß war, ging Oma jeden Nachmittag mit mir ins Schwimmbad. Dort gab es eine Wasserrutsche, die es mir besonders angetan hatte.

Es war einfach schön, dich, vor Vergnügen jauchzend und quietschend, ins Wasser plumpsen zu sehen – fröhlich und unbeschwert, wie die anderen Kinder auch. Kein Gedanke an die böse Krankheit, denkt Oma an jene Tage zurück. Danach mussten wir leider wieder nach Hause fahren.

Zurück in unserem abseits gelegenen Haus spürten wir wieder allzu deutlich, dass wir nicht nur räumlich außerhalb der Gemeinde lebten. Die meisten Leute weigerten sich nach wie vor, mit Oma und mir zu sprechen. Sobald wir in ein Geschäft kamen, schwiegen plötzlich alle – die einen betreten, die anderen eisig. Ich konnte damals nicht verstehen, warum, aber ich spürte, dass ich irgendwie nicht dazugehörte.

Für Oma, die früher sehr in die Gemeinschaft eingebunden gewesen war, war dieser Zustand der Ausgrenzung noch schwerer zu verkraften, wie sie ihrem Tagebuch anvertraute: *Es wollte mir einfach nicht ins Hirn, dass wir behandelt wurden, als seien wir andere Menschen als früher, bevor durch den Kindergarten-Eklat öffentlich geworden war, dass Schirin HIV-positiv ist. Dass man keine enge Beziehung zu jemandem pflegen möchte, der diese Krankheit hat, kann ich vielleicht noch verstehen; aber es ist unfassbar, wie hässlich einige Leute von einem Tag auf den anderen wurden. Dies mitzuerleben ist für mich so, als müsse Schirin mehrmals sterben – eines Tages den wirklichen Tod, zu Lebzeiten viele Tode durch Ächtung und gezielte Gemeinheiten.*

Damit die Nachbarn nichts merkten und das Munkeln in der Gemeinde nicht neue Nahrung erhielt, brachte Oma meine Mama heimlich, im Schutz der Dunkelheit, aus dem Spital nach Hause, um sie zu pflegen. Sie hatte nicht vergessen, dass ihr fast nur Verachtung entgegengeschlagen war, als sie die Krankheit nicht verheimlicht, sondern offen darüber gesprochen hatte. Die übelste Reaktion war ein anonymes Geschmiere, das sie im Briefkasten fand: »Wir bieten Ihnen die Möglichkeit, sich kostenlos in der Tierkörperverwertung in Regau zu Seife verarbeiten zu lassen. Die Verwaltung der Tierkörperverwertung.«

Wenn das so weitergeht, ziehe ich von hier weg in die Großstadt, notierte Oma in ihr Tagebuch. Und tatsächlich versuchte sie, diesen Gedanken wenig später in die Tat umzusetzen. Alles schien perfekt, sie hatte bereits einen Antrag auf eine Wohnung gestellt, als die Behörden plötzlich einen Rückzieher machten und ihn mit der Begründung »Sie sind zu bekannt!« ablehnten.

Mama musste leider immer öfter ins Krankenhaus.

Wenn sie bei uns war, ging es ihr meist zu schlecht, als dass sie sich mit mir hätte beschäftigen können. Sie spürte wohl, dass sie sehr, sehr krank war und nicht mehr viel Zeit hatte. Und sie war zu geschwächt, um sich gegen all die tödlichen Krankheiten zu wehren, gegen die es ohnehin kaum ein Mittel gab. Hauptsächlich waren es Medikamente gegen Schmerzen; doch die Schmerzen und Medikamente waren zuletzt so stark, dass Mama keinen klaren Gedanken mehr fassen konnte.

Anfangs war sie mit Oma und mir noch zur Mutter-Kind-Beratung gegangen, aber sie litt so sehr darunter, dass man uns auswich, dass sie am liebsten gar nicht mehr unter Leute kommen wollte. Nachdem man ihr und Oma bei der Mütterberatung schließlich nahe gelegt hatte, doch lieber ganz fernzubleiben, wagte sich Mama nur noch nachts vor die Tür.

Oma versuchte sie zwar noch zu bestärken: *Wir beide sind doch mutige Frauen, da stehen wir doch drüber. Tu dir nichts an, und lass dich einfach nicht dumm anreden.* Aber das nutzte nichts mehr. Mama klagte: »Mutti, ich halt's in A. nicht mehr aus. Ich seh' immer irgendwo in meinem Rücken die Blicke der Leute.« Fortan überließ sie alles Oma.

Meine Urgroßmutter war im Herbst zuvor in ein Altersheim in der Nähe gezogen, wo wir sie jeden Tag besuchen konnten. Oma hatte ihr versprochen, sie wieder zurückzuholen, sobald sie dazu in der Lage wäre. Weihnachten hatte sie zusammen mit uns gefeiert, Oma hatte sie über die Festtage nach

Hause geholt, und alles war sehr schön und harmonisch.

Oma glaubte, ihre Mutter habe von dem ganzen Ärger um die Kindergarten-Affäre nichts mitbekommen, denn sie hatte nie ein Wort darüber verloren. Am zweiten Weihnachtstag, kurz bevor Oma sie wieder ins Seniorenheim zurückbringen musste, hatte sie jedoch plötzlich gefragt: »Erika, wann nimmt denn das endlich ein Ende mit all dem Ärger? Du tust mir ja so leid mit deinen Kindern.«

Zunächst war Oma sprachlos, aber dann hatten die beiden ein langes Gespräch geführt. Abschließend hatte meine Urgroßmutter noch gesagt: »Der Bürgermeister soll sich nicht wagen, zu meinem Begräbnis zu kommen.«

Die Beerdigung ließ leider nicht lange auf sich warten: Meine Urgroßmutter starb mit 83 Jahren am Valentinstag 1989, vier Monate nachdem sie ins Altersheim gekommen war. Und obwohl Oma dem Bürgermeister den ausdrücklichen Wunsch ihrer Mutter, dem Begräbnis fernzubleiben, mitgeteilt hatte, erschien er doch.

Als Oma am Valentinstag ins Heim gekommen war, hatte eine der Schwestern gemeint: »Ihre Mutter fragt schon ganz ungeduldig nach Ihnen.« Und so war es auch. Sie hatte auf meine Oma gewartet, um ein letztes Mal Abschied von ihr zu nehmen, danach schlief sie friedlich in ihren Armen ein.

Meine burschikose Oma bekommt feuchte Augen, wenn sie sich daran erinnert: *Wir sind uns noch nie so nahe gekommen wie in diesen Monaten, denn meine Mutter und ich hatten es oft nicht leicht miteinander. Ich mache mir heute noch heftige Vorwürfe, trotz meiner Krankheit nicht durchgehalten und Mutter gepflegt zu haben. Und meinen Geschwistern nehme ich übel, dass sie keine andere Lösung zu finden bereit waren, als Mutter ins Heim zu geben.*

Nur kurze Zeit später hatte Oma einen weiteren Toten zu beklagen: Ihr um zwei Jahre älterer Bruder erlag mit nur 52 Jahren seinem Lungenkrebsleiden.

EIN BISSIG-BÖSES ERLEBNIS Damals brauchte ich noch keine Medikamente, und Oma lehnte alle Impfungen instinktiv ab. Sie hatte sich mittlerweile durch Lektüre und Gespräche mit Medizinern über den HI-Virus und die Immunschwächekrankheit so gut informiert, dass sie befürchtete, selbst die schwache Infizierung mit den Impfstoffen – zur Anregung der körpereigenen Abwehr und zur Bildung von Antikörpern gegen die verabreichten Krankheitskeime – könne genügen, um die Störung der zellulären Immunabwehr, kurz Aids, in meinem Körper in Gang zu setzen.

In einer Illustrierten hatte Oma einen Artikel über eine Frau aus Düsseldorf gelesen, die liebevoll das aidskranke Kind einer verstorbenen Bekannten betreute und ebenfalls den Mut gehabt hatte, an die Öffentlichkeit zu gehen. Diese unerschrockene, selbstbewusste Frau war Lis Spans, die 1987 die Kinder-Aids-Hilfe Deutschland e.V. gegründet hatte, nachdem sie festgestellt hatte, dass man in den Kliniken auf aidskranke Kinder nicht eingerichtet war. Finanziert mit zwei Millionen Mark aus privaten

Spenden, wurde im September 1989 an der Düsseldorfer Universitätsklinik eine eigene Kinder-Aids-Station in Betrieb genommen.

Oma sah eine gute Chance, sich endlich mit jemandem austauschen zu können, der in derselben Situation war wie sie und vermutlich mit den gleichen Problemen zu kämpfen hatte. Weil die Österreichische Kinder-Aids-Hilfe damals noch in den Kinderschuhen steckte, schrieb sie mit der Bitte um Information und Hilfe Lis Spans an und erhielt tatsächlich wenig später eine Einladung nach Düsseldorf. Frau Spans teilte Oma mit, sie kenne einen Super-Arzt, Professor Dr. Volker Wahn, und wir könnten jederzeit kommen. Oma war vor Freude über diesen Kontakt und die sich daraus ergebenden Möglichkeiten ganz euphorisch und machte eiligst einen Termin für uns aus.

Einen Tag bevor es im Flieger nach Düsseldorf gehen sollte, passierte dann etwas, das unsere Pläne erst einmal zunichte machte.

Wir wollten zum Friseur gehen, um uns für die Reise schick machen zu lassen. Als wir das Haus verließen – Oma sperrte noch die Haustür zu, ich war bereits auf den Gehsteig vor unserem Garten gelaufen –, hetzten zwei Hunde an mir vorbei, ein Schäferhund und ein Dackel. Ich war schon immer verrückt nach Tieren und bückte mich, um den Dackel zu streicheln. Der muss meine freundschaftliche Geste jedoch gründlich missverstanden haben, denn er sprang sofort hoch, biss mir ins Gesicht und riss ein tiefes Loch in meine Wange. Das Blut rann warm an meinem Kinn herab und versickerte in meinem türkisfarbenen Anorak. Im ersten Augenblick war ich so schockiert, dass ich nicht sofort zu schreien begann. Nachdem aber der erste Schreck verflogen war, brüllte ich umso heftiger.

Trotz der Aufregung blieb Oma besonnen. Sie sperrte die Tür schleunigst wieder auf, trug mich ins Haus, nahm ein frisch gewaschenes Handtuch aus dem Schrank, drückte es auf die Wunde und rief die Rettung. Mit Blaulicht wurden wir ins Kinderkrankenhaus nach Linz gebracht, wo die Wunde genäht werden musste. Die Ärzte meinten, bei allem Unglück hätte ich noch Glück gehabt, denn Gott sei Dank seien keine Nerven verletzt worden.

Während ich genäht wurde, lenkte mich einer der Ärzte mit einem Papagei ab, der alles nachsprechen konnte. Ich fand diesen bunten Vogel so toll, dass ich ihn am liebsten nicht mehr hergegeben hätte. Als wir das Spital nach einigen Stunden verlassen durften, ließ Oma die Taxe, die uns nach Hause bringen sollte, bei einem Spielwarengeschäft anhalten, um mir einen sprechenden Papagei zu kaufen – als kleines Trostpflaster für den dicken Verband, der mein Gesicht verunzierte.

Noch in derselben Nacht bekam ich Schmerzen und Fieber. Die verletzte Wange lief rot und blau an und war zum Platzen geschwollen. Auf schnellstem Weg ging es nochmals in die Klinik. Die Naht musste wieder aufgemacht und bis auf eine kleine Öffnung mit acht Stichen erneut genäht werden. Der Biss und die anschließenden Behandlungen waren sehr schmerzhaft. Aber viel schlimmer war, dass ich wegen der aufgetretenen Komplikationen ganze zehn

Tage zur Beobachtung im Spital bleiben musste. Ich hatte schlimmes Heimweh und weinte mich jede Nacht in den Schlaf. Ich fühlte mich so einsam ohne Oma, die zu Hause stets neben mir lag und beim geringsten Muckser von mir ihre Hand ausstreckte und mich beruhigend streichelte.

Aus der Düsseldorf-Reise wurde vorläufig nichts. Zum Glück war der Zwischenfall mit dem Hundebiss auf Omas Grundstück passiert. Omas Rechtsanwalt erledigte alle Formalitäten und Verhandlungen.

Weil er schon öfter Kinder gebissen hatte, war der Dackel versichert, und mir wurde ein Schmerzensgeld in Höhe von 60 000 öS zugesprochen, über das wir jedoch nicht verfügen durften. Mein Vormund, das Jugendamt, entschied vielmehr, der Betrag sei auf einem Sparbuch mündelsicher zu hinterlegen, weil der Gesetzgeber sagt, dass das Geld erst bei Volljährigkeit ausbezahlt werden darf.

Da von dem Dackelbiss eine deutlich sichtbare Narbe zurückgeblieben war, wurde ich einem Schönheitschirurgen vorgestellt. Der erstellte ein Gutachten, wie die Entstellung operativ behoben werden könnte. Wegen der Komplikationen mit der Bisswunde entschied Oma jedoch, mir diesen Eingriff zu ersparen. Inzwischen ist die Narbe zwar etwas verblasst, bei jedem Wetterumschwung tut sie jedoch weh und läuft rot an.

Im Nachhinein betrachtet war dieser Biss der Auslöser für die immer weiter fortschreitende Schwächung meiner Immunabwehr, was sich durch Infektionen bemerkbar macht, die in Schüben und immer häufiger auftreten und schwierig zu beherrschen sind.

In A. kursierte übrigens lange das Gerücht, der bissige Dackel habe sich bei mir mit Aids angesteckt und hätte deshalb eingeschläfert werden müssen – dabei gibt es eine Ansteckung mit dem humanen HI-Virus zwischen Mensch und Tier nachweislich nicht.

Ein fragwürdiges Geschenk Im Juni 1989, die Kindergarten-Affäre hatte sich gerade einigermaßen gelegt, flatterte uns ein Geschenk ins Haus, über das man sich normalerweise sicherlich sehr gefreut hätte. Wir – meine Oma, Onkel Thomas und ich – erhielten eine Flugreise nach Griechenland geschenkt, allerdings weniger, um uns eine Freude zu machen, als zu Werbezwecken unter dem Deckmantel der Hilfsbereitschaft.

Sicherlich wäre nichts dagegen zu sagen gewesen, dass die Großzügigkeit der Urheber dieses »Geschenks« in der Presse erwähnt wurde; aber die Art und Weise, wie man unsere Situation ausschlachten wollte, war skandalös.

Mit dem Aufreißer »Pressekonferenz – Aidskind erhält kostenlosen Urlaub in Griechenland« lockte ein Reisemagazin, das ein Wiener Reisebüro für die Realisierung des Urlaubs hatte gewinnen können, über einen Pressedienst Zeitungsredaktionen an, über die Veranstaltung zu berichten. Die Einladung zu dieser Pressekonferenz hatte folgenden Wortlaut:

»Im oberösterreichischen Ort A. lebt ein kleines Mädchen namens ›Shirin‹, welches bereits im Mutterleib mit dem Aidsvirus infiziert wurde.

Die Bevölkerung von A. weigert sich, dieses Mädchen für den örtlichen Kindergarten zuzulassen, obwohl laut internationalen Spezialisten keinerlei Ansteckungsgefahr besteht.

Das Kind wird von seiner Großmutter aufgezogen, welche außerdem noch einen zum Teil gelähmten Sohn zu betreuen hat.

Das Leben ist hart – die Mittel klein.

Die kleine ›Shirin‹ hat deshalb auch noch nie einen richtigen Urlaub erleben können.«

Im Folgenden wurden die »vielen fruchtlosen Vorsprachen bei Reiseveranstaltern, Reisebüros und Fluglinien« der findigen Redakteure herausgestellt, nicht ohne den in Klammern gesetzten diffamierenden Hinweis: »Wer will schon mit einem ›Aidskranken‹ zu tun haben?« Dann wurde der spendable Reiseveranstalter genannt, der »das nicht alltägliche« Wagnis einging, einen 14-tägigen Urlaub etc. »für Kind und Großmutter und darüber hinaus auch noch für den behinderten Sohn« zur Verfügung zu stellen, »obwohl er selbst zwei Kinder hat«.

Oma und ich fragen uns immer wieder, wie dieser »Obwohl«-Hinweis auf die eigenen zwei Kinder zu verstehen ist. Leider vergeblich. Vielleicht lesen wir aber auch zu viel in diese plumpe, um breite mediale Unterstützung heischende Werbekampagne hinein.

Die Einladung ging auch an den Geschäftsführer der Österreichischen Aids-Hilfe, Dr. Reinhardt Brandstätter. Mit Zustimmung des Gesundheitsministeriums sollte er als Sachverständiger »zur Aidsproblematik einerseits und über die Ungefährlichkeit des Kontakts mit infizierten Personen im Besonderen« Stellung nehmen.

Nachdem er die Presseerklärung gelesen hatte, zog Dr. Brandstätter es vor, an der Veranstaltung nicht teilzunehmen. Er gab dazu folgende Erklärung ab: »Wenn man Gutes tun will und dieser leidgeprüften Familie einen Urlaub ermöglicht, sollte dies still und leise geschehen. Man sollte nicht die Situation der Betroffenen vermarkten und Bedingungen für den kostenlosen Urlaub für die eigene Zeitung ausnutzen.«

Mit Erstaunen entnahm Oma der Pressenotiz, dass auch der Bürgermeister von A. »zur Abgabe einer Stellungnahme« zur Pressekonferenz eingeladen worden war. Offenbar setzten die Veranstalter auf eine neuerliche Schlammschlacht. Oder wie sonst soll man die Bemerkung des Chefredakteurs verstehen: »Einer von den beiden lügt, die Bogner oder der Bürgermeister. Wir werden sehen, wer.«

Daraufhin sagte auch Oma ihre Teilnahme an der Pressekonferenz ab und erklärte, sie verzichte auf den kostenlosen Urlaub, wenn die Bedingungen dafür die Konfrontation mit dem Bürgermeister und die Vorführung vor der Presse seien.

Offenbar hatte sie damit den Nagel auf den Kopf getroffen, denn das Reisemagazin ließ den Urlaub umgehend stornieren.

AUF NACH DÜSSELDORF Nachdem die Bisswunde verheilt und die unangenehmen Begleiterscheinungen abgeklungen waren, konnten wir endlich der Einladung von Frau Spans nach Düsseldorf folgen. Dort waren wir Gast der Kinder-Aids-Hilfe

Deutschland e.V. Erstmals traf ich auf andere Kinder, die entweder wie ich nur HIV-positiv waren oder bereits die Symptome von Aids zeigten.

Sie alle waren Patienten von Professor Wahn, der auch mich gründlich untersuchte und feststellte, dass es mir trotz der überstandenen Infektion nach dem Hundebiss gut ging. Von da an fuhren wir regelmäßig alle drei Monate zur Kontrolle in die Stadt am Rhein.

Die Kinder-Aids-Station in Düsseldorf unterschied sich von denen anderer Kliniken dadurch, dass die jungen Patienten nicht isoliert wurden, um den Kontakt zu den zwar kranken, aber nicht aidskranken Kindern zu unterbinden. Auch durfte die Familie außerhalb der Besuchszeiten kommen.

Dass dies möglich wurde, dafür sorgte Lis Spans. Die Düsseldorfer Antiquitätenhändlerin sammelte innerhalb von zwei Jahren zwei Millionen Mark und erreichte so, dass im Mai 1989 auf dem Gelände der Düsseldorfer Universität, nahe der Uniklinik, die erste Kinder-Aids-Station Europas entstand. Zur Einweihung waren Oma und ich als Ehrengäste geladen.

Schon rein äußerlich hatte der Bungalow keinerlei Ähnlichkeit mit den funktionell ausgestatteten, aseptisch wirkenden Räumen und Fluren anderer Krankenhäuser. Durch riesige Fenster schien die Sonne ungehindert in die Patientenzimmer, die mit modernen Möbeln ausgestattet waren. Auffällig auch die vielen bunten Spielsachen: Bauklötzchen, Brummkreisel, Feuerwehrauto, Dreirad und Schaukelpferd und eine Unmenge Püppchen und Kuscheltiere. Hier fand jedes Kind etwas, mit dem es gerne spielen mochte. Und vor allem gab es hier andere Kinder zum gemeinsamen Spielen!

Für die Eltern oder – wie in meinem Fall – Omis, die sich Tag und Nacht im Krankenhaus aufhalten, schlafen und mit den kleinen Patienten leben konnten, gab es eine Küche und eine Dusche.

Weil wir das von zu Hause so gewohnt waren, wurden für uns in Düsseldorf zwei Betten zusammengestellt, damit ich Oma immer »griffbereit« hatte.

Für die stationäre Behandlung gab es 18 Betten, aber meist waren es um die 70 HIV-infizierte oder aidskranke Kinder, die Professor Wahn mit seinem Team betreute.

Ich war immer sehr gern in Düsseldorf, denn ich war dort nie allein, hatte immer Gesellschaft zum Spielen, und es gab dort auch niemanden, der einen schief anguckte, einem auswich oder irgendwelche blöden Bemerkungen machte. Trotz unserer Krankheit konnten wir unbeschwert leben. Bei einem Drittel der Kinder, die ich 1989 erstmals in Düsseldorf traf, war die Krankheit ausgebrochen; sie wurden schon seit längerem mit Medikamenten und Infusionen behandelt. Einige hatten sich wie ich bei ihren Müttern angesteckt, andere waren durch Bluttransfusionen infiziert worden.

ERSTER ANLAUFPUNKT WELS Von Anfang an war ich wegen meiner HIV-Infektion im Krankenhaus Wels – und dort bin ich auch heute noch mindestens einmal im Monat zum Check-up.

Durch Zufall war Oma eine englische Zeitung in

die Hände gefallen, die beschrieb, mit welchen Mitteln HIV-positive Kinder behandelt werden können und sollen, damit die Krankheit Aids nicht ausbricht bzw. der Ausbruch verzögert wird. Einer der Ärzte im Welser Krankenhaus, der sich mit diesen Behandlungsmethoden beschäftigte, ging der Sache nach. Seitdem erhalte ich zur Stärkung meiner Abwehrkräfte jeden Monat Immunoglobuline. Weitere Medikamente brauchte und bekam ich damals noch nicht.

Maßgebend für die Dauer der lebensnotwendigen Infusion mit Immunoglobulinen ist mein Körpergewicht, das immer neu festgestellt werden muss, weil es ständig schwankt. In der Regel hänge ich dann für drei oder vier Stunden am Tropf.

Bis vor einigen Jahren konnten die Ärzte, Schwestern und auch ich noch nicht so recht einschätzen, wie mein Körper auf die Immunoglobuline reagiert; deshalb musste ich allein in einem Zimmer sitzen oder liegen. Aber nach einiger Zeit konnten wir alle besser damit umgehen, und seither durfte ich mich im so genannten Spielzimmer aufhalten und mit anderen Kindern, die ebenfalls dort behandelt wurden, spielen.

Inzwischen lese ich viel, spiele mit gleichaltrigen Jungen und Mädchen »Monopoly« oder »Mensch ärgere dich nicht«, oder wir tauschen einfach Gedanken aus. Damit wir in der Schule nicht so viel versäumen, gibt es auch zwei Lehrer, die uns Unterricht erteilen oder uns bei den Hausaufgaben helfen.

Omas Kampf für Österreichs Aids-kinder Im Herbst 1989, kurz bevor der 1. Welt-Aids-Tag ausgerufen wurde, kannte man in Oberösterreich bereits 17 Kinder, die mit Aidsviren im Blut geboren worden waren. Bundesweit ging man von etwa 100 infizierten Mädchen und Jungen aus. Aber europaweit geht man wegen der erheblichen Dunkelziffer mit genauen Zahlenangaben äußerst vorsichtig um. Weltweit – überwiegend in Afrika und Asien – sind es an die 1,1 Millionen Kinder, die HIV-infiziert oder schon an Aids erkrankt sind.

Weil Oma sich nicht gescheut hatte, offen mit dem Aidsproblem meiner Eltern und mit meiner HIV-Infizierung umzugehen, und weil sie durch die Medien in ganz Österreich und in Teilen von Deutschland und der Schweiz bekannt geworden war, wurde sie immer häufiger von betroffenen Familienangehörigen angerufen und um Rat und Hilfe gebeten.

Deshalb gründete sie im Oktober 1989 zusammen mit 20 freiwilligen Helfern – darunter eine Lehrerin, eine Steuerberaterin, Finanzbeamte und Mediziner – die erste Kinder-Aids-Hilfe Österreichs. Nur wenig später meldeten sich täglich durchschnittlich 20 Ratsuchende.

Die Aufgaben, die sich der Verein setzt, sind: bei der Betreuung der Kinder einzuspringen, sie ins Alltagsleben einzugliedern, in Rechts- und Behandlungsfragen zu beraten und Behördenwege abzunehmen.

»Wir alle sind verpflichtet, diesen unschuldigen Opfern zu helfen, statt sie zu verdammen und zu verstoßen. Ihnen soll ihr kurzes Leben so normal und schön wie möglich gestaltet werden«, sagte Oma damals und schwor, »ich werde nicht aufhören zu kämpfen, solange ich lebe!«

VERNAGELTE ANSICHT – VERMAUERTE AUSSICHT Oma hatte sich schon seit einigen Tagen gewundert, mit welchem Interesse unser nächster Nachbar uns von seinem Balkon aus beobachtete, wo er uns seit der Kindergarten-Affäre normalerweise doch keines Blickes mehr würdigte.

Der brütet bestimmt wieder irgendetwas gegen uns aus, dachte Oma, denn das waren wir ja bereits gewöhnt. Da man gegen geplante Übergriffe vorbeugend nichts ausrichten kann, denn man weiß ja nicht, was einen erwartet, ignorierte sie den Zaungast.

Dass ihr Verdacht nur allzu berechtigt war, zeigte sich, als wir am 1. Juli von einem fünftägigen Krankenhausaufenthalt zurückkamen und das Haus betraten: Trotz des hellen Tages war es in unserem Wohnzimmer ungewöhnlich finster. Bei genauerem Hinsehen stellte sich heraus, dass das einzige Fenster von außen zugemauert worden war. Die Blumen standen nicht mehr auf dem Fensterbrett, und die Scheiben sowie der Fensterrahmen waren mörtelverschmiert.

Bei diesem Anblick traf Oma fast der Schlag. Jetzt fiel es ihr wie Schuppen von den Augen: Unser Nachbar hatte offenbar ausspioniert, wann wir lange genug unterwegs sein würden; den hinterhältigen Angriff mit Kelle und Mörtel hatten zwei Maurer einer ortsansässigen Baufirma ausgeführt. Dadurch war der Lichteinfall in unser Wohnzimmer um 50 Prozent reduziert, da der 24 Quadratmeter große Raum sonst nur noch eine Balkontür besitzt. Selbst am Tag mussten wir nun die Lampen anmachen.

Oma war verzweifelt und voller Zorn. Sie war sicher, die Baufirma sei von der Gemeinde beauftragt worden, hinter allem stecke der nette Herr Nachbar.

Ein Baureferent aus A. erklärte der Presse: »Der Auftrag zum Zumauern muss von der Schwester der Frau Bogner gegeben worden sein, die das Haus vor Jahren gekauft hat.«

Gleichgültig, wer den Blitzauftrag zum Vermauern während unserer Abwesenheit erteilt hatte, ob Stadt oder Hauseigentümerin, niemand fand es der Mühe wert, Oma wenigstens vorab darüber zu informieren, dass und wann das Fenster zugemauert werden sollte. Dabei hat Oma an dem Haus ein grundbuchlich verbrieftes Bestandsrecht auf 99 Jahre.

Die Gemeinde, die sich zum Beispiel beim Kassieren der Gemeindesteuern und -gebühren stets direkt an Oma hielt, hatte sich diesmal an deren Schwester gewandt, die in Deutschland lebt. Die Großtante hatte Angst vor weiteren Repressalien durch die Gemeinde bekommen und deshalb »der Behebung der Bausünden« zugestimmt.

Die Baubewilligung für den Zubau am Haus, das seinerzeit noch meinen Urgroßeltern gehörte, wurde 1970 erteilt. Darin war das Fenster zwar nicht vorgesehen, aber es war mündlich mit dem Baumeister besprochen und durch Unterschrift genehmigt worden. Es gab nie ein Problem damit, weder beim Einbau noch in den darauf folgenden Jahren.

Beim Einsetzen des Fensters hatte unser Nachbar den Handwerkern zugeschaut und mit ihnen geplaudert. Damals war er noch Bürgermeister, man war per du, und, wie in einer kleinen Gemeinde üblich, alles wurde unbürokratisch abgesprochen und gehandhabt. Aber da gab es den »Fall Schirin« noch nicht.

»Wir haben zuerst nach der Devise, wo kein Kläger, da kein Richter, gehandelt. Als aber die schriftliche Eingabe eines Ortsbewohners erfolgte, waren wir in Zugzwang«, erklärte der Baureferent.

Und der amtierende Bürgermeister äußerte genervt, er wisse sehr wohl, dass er als zuständige baubehördliche Instanz für einen privaten Racheakt seines Amtsvorgängers herhalten müsse. Trotzdem fühle er sich dem Gesetz verpflichtet, und die Gemeinde müsse wegen des alten Bauverstoßes aktiv werden.

Damit wird deutlich, dass der Grund für das plötzliche Handeln der Gemeinde nicht in den behördlichen Akten zu finden ist. Der wahre Anlass lag vielmehr im Abwehrkampf, den meine Oma mithilfe der Medien gegen Vorurteile und Borniertheit ausfocht, seit bekannt geworden war, dass meine Eltern Aids hatten und ich mit dem HI-Virus infiziert war. Dabei hatte sie unseren Nachbarn als einen der Vorreiter bezeichnet.

Der freute sich gegenüber der Presse: »Jetzt hab' ich halt retourgeschossen.« Damit gestand er ein, die treibende Kraft hinter der Aktion »Zimmer ohne Aussicht« gewesen zu sein.

Ich war es so leid, ständig kämpfen zu müssen. Zwar

hatte ich in meiner Not die Presse informiert, aber nachdem mir ein Anwalt sagte, er könne nichts für mich tun, gegen die Baubewilligung sei vor 20 Jahren eindeutig verstoßen worden, da habe ich gedacht: Finde dich damit ab, Erika, erzählt mir Oma immer noch voll Bitternis. *Ausgegrenzt sind wir sowieso, dazu passt doch ein Leben hinter zugemauerten Fenstern. Vielleicht lassen sie uns jetzt in Ruhe.*

Aber dem war nicht so. Nach einiger Zeit kam ein Elektriker, der uns die Tapeten aufschnitt, um zu überprüfen, ob unsere Stromleitungen geerdet seien – waren sie natürlich.

Wenig später stand die Abteilung für Wasserrechte vor der Tür und wollte uns die Senkgrube sperren, weil das Überwasser in die Donau flösse. Da es in unserem Ort nicht überall Kanalisation gibt, ist das bei allen Häusern, die nicht daran angeschlossen sind, üblich. Auch unser »guter« Nachbar hat eine solche Senkgrube. Oma ließ unsere Sickergrube sanieren.

Daraufhin ließ der Nachbar nach seinem Gutdünken von einem Geometer, den er über einen Bekannten hatte kommen lassen, sein Grundstück vermessen. Am nächsten Tag sah Oma, dass er von seinem Schwiegersohn ein Stück von unserem Zaun abschneiden und auf unser Grundstück einen Betonpfeiler setzen ließ. Da Oma sich weder eine Landvermessung, einen Sachverständigen noch einen Rechtsanwalt leisten konnte, blieb unser Grundstück zunächst ein Stück kleiner. Später erfuhr Oma, dass sie sich gegen die Aktivitäten des Nachbarn wegen Besitzstörung hätte wehren können.

Die letzte Attacke war eine plötzlich anberaumte Baubegehung der Gemeinde, die von einem alten Freund des Nachbarn durchgeführt wurde, einem wahrhaft boshaften Bauingenieur von der Landesregierung.

Alle standen in meinem Wohnzimmer, weiß Oma noch wie heute, *der alte und der neue Bürgermeister, ein Schreiberling von der Gemeinde, meine Schwester, die extra aus Deutschland hatte kommen müssen, der Bauingenieur und ich.*

Man fragte um die Baubewilligung. Ich konnte nur auf die mündlichen Zusicherungen des Nachbarn verweisen und meinen Bauplan von 1970 vorlegen, den ein hiesiger Baumeister erstellt und bei der Gemeinde eingereicht hatte. Der Schreiberling gab an, es gäbe keine Baubewilligung, er hätte auf der Gemeinde keine gefunden …

Als Nächstes wurde festgestellt, der Zubau sei lediglich ein »Good-will-Bau«, für den es niemals eine Genehmigung gegeben hätte.

Zuletzt wurde auf einen seit neuestem bestehenden Verbauungsplan hingewiesen, der vorschreibe, dass ein Mindestabstand von drei Metern zur Grundgrenze eingehalten werden müsse. Obwohl ich darauf verwies, dass es damals für diese Gegend gar keinen Bebauungsplan gegeben habe, da unser Haus das erste gewesen sei, forderte die Gemeinde, ich müsse entweder einen Teil des Hauses abreißen und mit einem neuen Bauplan sowie einer Baubewilligung neu ansuchen oder den erforderlichen Grundstreifen vom Nachbarn erwerben. Der Nachbar grinste höhnisch. Ich riss die Tür auf und jagte alle aus meiner Wohnung hinaus mit dem Versprechen, um mein Recht zu kämpfen, wenn es sein muss bis zum Obersten Gerichtshof.

Im Garten rannte der Nachbar wie ein losgelassener Stier über meine Blumen im Steingarten und schrie: »Schau einmal, Bogner Erika, das ist mein Grund! Und den fordere ich nach 23 Jahren zurück.« Und dazu lachte er hämisch. Die Übrigen hatten das Schauspiel betreten beobachtet, und sang- und klanglos wurde die Begehung abgebrochen.

Oma schrieb dem Landeshauptmann, der Landesregierung und dem Volksanwalt. Ergebnis: Die Gemeindeverwaltung von A. wurde zur Landesregierung nach Linz zitiert, und Oma bekam auf der ganzen Linie Recht.

Auch in diesem Fall – wie bereits in der Kindergarten-Affäre – war die Gemeindeverwaltung einem boshaften Besserwisser aufgesessen, der seinen Kopf allerdings nicht hinhalten musste. Den Rüffel für die widerrechtliche Aktion musste die Gemeindeverwaltung einstecken.

Die Blamage war perfekt. Der alte Zustand musste wiederhergestellt werden, sprich: das Fenster wurde entmauert; die Baubewilligung galt nicht als erloschen; die alte Grenzmarkierung war wiederherzustellen und so weiter.

Im Nachhinein war natürlich alles nicht so gemeint gewesen, und mit den Worten »So hart samma eh net« versuchte der amtierende Bürgermeister den Aktivismus seiner Gemeindeverwaltung zu entschuldigen.

Einschulung und keine Probleme

Drei Jahre nach der Kindergarten-Affäre war es 1991 endlich so weit: Meine Einschulung stand bevor, und ich freute mich darauf. Meine Erwartungen schraubte ich trotz allem nicht zu hoch, denn ich musste auch diesmal mit einer ablehnenden Reaktion der Eltern rechnen, nach dem Motto: HIV-positiv = Schule negativ.

Aber es ist ja per Gesetz klar geregelt, dass jedes Kind in Österreich unterrichtet werden muss. Die Lehrer, allen voran die Schuldirektorin, die sich besonders für mich stark machte, hatten Oma bereits erklärt, dass es keine Probleme geben werde. Aber was wollte das schon heißen? Vom Kindergarten war ich auch ausgeschlossen worden. Dabei steht in einem Merkblatt, das Professor Dr. Christian Kunz, Vorstand des Instituts für Virologie der Universität Wien, herausgegeben hat: »Nach all dem, was man heute weiß, stellt das Zusammenleben mit HIV-infizierten Kindern in Kindergärten, Schulen oder Internaten keine Gefahr für die Kontaktpersonen dar.«

Oma hatte mich auf alle Eventualitäten vorbereitet. Vor allem hatte sie mich inzwischen darüber aufgeklärt, was es mit dem HI-Virus und der Immunschwächekrankheit Aids auf sich hat, warum meine Eltern daran erkrankt waren und warum die Leute davor so viel Angst haben.

Auch hatte sie nicht mit Ratschlägen gespart, wie ich mich in der Schule gegen Kinder zur Wehr setzen sollte, die sich mir gegenüber hässlich benahmen. Gleich am zweiten Tag bekam ich eine Kostprobe davon, was es heißt, HIV-infiziert zu sein und deswegen abgelehnt zu werden, als mein Banknachbar mich anherrschte: »Fass bloß mein Heft nicht an, sonst bekomme ich auch Aids.«

Ich war total geschockt, schaffte es aber, mir das Weinen zu verkneifen. Als ich nach Hause kam, erzählte ich Oma davon. Sie drückte mich ganz fest an sich und erklärte mir, warum das Kind so schreckliche Dinge sagte:

Denk immer daran, dass Kinder nur das wiedergeben, was sie zu Hause hören, und es nicht besser wissen. Und weil sie es nicht besser wissen, haben sie einfach Angst. Sind die Eltern unaufgeklärt, dann sind es die Kinder auch.

Anfangs hatte Oma zwar Bedenken gehabt, ob ich für das, was sie mir beibrachte, nicht doch noch zu klein war. Als sie aber merkte, dass ich es durchaus verstand und vor allem auch verkraftete, war sie stolz auf mich.

Nachdem die Medien über die Kindergarten-Affäre ausgiebig berichtet hatten, waren sie nun heiß darauf, auch über die Einschulung zu berichten. Der ORF wollte bei der Anmeldung dabei sein, weshalb man sich bereits an die Schuldirektorin gewandt hatte. Aber die war sich mit Oma darin einig, dass zu viel Aufsehen unbedingt vermieden werden sollte. Die beiden tricksten Fernsehen und Presse aus, indem sie für die Anmeldung einen Termin vereinbarten, von dem niemand etwas erfuhr. Außerdem verreisten Oma und ich für ein paar Tage.

Daraufhin befragte die Presse sämtliche Eltern, ob sie mit meiner Einschulung einverstanden seien. Die beinahe einhellige Reaktion: »Kein Kommentar!« Bei der Gemeindeverwaltung verwies man auf die Zuständigkeit der Schulbehörde. Auch für die Aufklärung der Eltern über eventuelle Ansteckungsgefahren fühlte man sich nicht zuständig, dafür lägen überall Broschüren aus.

Natürlich wollte man vom Bürgermeister wissen, ob er seine Meinung über mich geändert hätte. Daraufhin erklärte er, ich täte ihm leid, aber seine Angst sei nach wie vor dieselbe. Auch ein Bürgermeister könne nicht aus seiner Haut heraus. Befragt, was er tun würde, wenn sein Enkelkind mit mir in eine Klasse kommen sollte, meinte er, die Erstklässler würden in zwei Gruppen aufgeteilt, und er würde dafür sorgen, dass sein Enkel nicht mit mir zusammenkäme. Er hatte nichts dazugelernt.

Nach ein paar Tagen gingen Oma und ich zur Anmeldung. Die Direktorin erzählte mir, sie habe bereits meine Mama unterrichtet, und sie hoffe, dass ich ebenso gescheit wäre wie sie. Ich war stolz, dass sie sich noch so gut an Mama erinnerte, und ich versprach ihr, eine ebenso gute wie fleißige Schülerin zu werden.

Am ersten Schultag waren wir beide sehr aufgeregt: Ich, weil ich mich wahnsinnig auf die Schule und den Unterricht freute; Oma, weil sie unsicher war, wie die Eltern, die sie ein Leben lang kannte, reagieren würden.

Die Direktorin löste die Anspannung geschickt, indem sie überhaupt keine Unsicherheit aufkommen ließ und die Kinder in zwei Gruppen einteilte. Die Eltern fügten sich ohne Protest und ohne Fragen.

Wie Oma mir erzählte, wurde sie nach der Einschulung draußen von einigen Eltern sehr freundlich und höflich angesprochen. Die Prognose des uneinsichtigen Bürgermeisters, viele Eltern würden meinetwegen ihre Kinder in Schulen anderer Gemeinden unterbringen, trat nicht ein.

Die Schule war etwa eineinhalb Kilometer von unserem Haus entfernt. Für mich zu weit, um den Schulweg zu Fuß zurückzulegen. Deshalb brachte Oma mich jeden Tag mit dem Auto hin und holte mich auch wieder ab.

DER PREIS DER ANONYMITÄT Soweit ich mich erinnern kann, habe ich immer bei meiner Oma gewohnt, wohingegen Mama zuletzt, trotz ihres schlechten Gesundheitszustands, mit meinem Vater in Salzburg lebte. Dort war sie mit ihren Ängsten und Gedanken oft stundenlang sich selbst überlassen, denn mein Vater war inzwischen Dauerpatient im Krankenhaus.

Auch sonst schaute niemand vorbei, weder von der Aidshilfe noch eine Zugeherin. Deshalb musste Oma ständig zwischen A. und Salzburg hin und her pendeln, denn Mama war kaum noch in der Lage, sich zu versorgen.

Natürlich wäre es einfacher gewesen, hätte Mama bei uns gewohnt, aber sie wollte das auf keinen Fall.

Sie mochte die Vorzüge der Stadt, die wenigen Bekannten, die sie dort hatte, das Verständnis ihres Apothekers, das kleine bisschen Freiheit und vor allem ihre Anonymität nicht aufgeben.

Wäre sie in A. gewesen, hätte ein Krankenwagen sie immer wieder zur 30 Kilometer entfernten Klinik in Linz und zurück zu unserem Haus bringen müssen – und jeder im Ort hätte es mitbekommen, und alle hätten sich wieder die Mäuler zerrissen. Außerdem wollte sie nicht, dass ich sah, wie schlecht es ihr ging.

Meine streitbare Oma setzte sich wiederholt mit der Aidshilfe Salzburg auseinander. Da dies aber auch nicht viel brachte, organisierte und bezahlte sie für Mama wenigstens ein tägliches »Essen auf Rädern« und konnte durch den Lieferservice auch immer erfahren, wie es Mama ging. Denn obwohl wir jeden Tag mit ihr telefonierten, hat sie selbst nie zugegeben, wie schlecht sie in Wirklichkeit dran war. Außerdem fuhren wir zweimal die Woche zu ihr nach Salzburg.

Mama lag fast nur noch im Bett, einmal mit einer Gelbsucht, ein anderes Mal mit hohem Fieber und einer Lungenentzündung, immer jedoch mit argen Schmerzen – und niemand kümmerte sich darum.

Oma kommt jetzt noch die Galle hoch, wenn sie an die Zustände denkt, unter denen Mama dahinvegetierte. Den Kranken wurde nicht geholfen, sondern man überließ sie einfach ihrem Schicksal; sie wurden geprellt und von den jungen Helfern bestohlen, die in unregelmäßigen Abständen zum Einkaufen vorbeigeschickt wurden.

Wie man hörte, sollen Gelder, die diese Organisation bekam, in irgendwelche dunklen Kanäle geflossen sein; niemand kontrollierte die Verantwortlichen, und das ganze Chaos wurde bestens verschleiert. Noch heute wird Oma von Betroffenen um Hilfe gebeten; demnach hat sich dort nicht viel geändert.

EIN EINGRIFF, DER SICH DOCH NOCH LOHNT Die Abstände zwischen Mamas Krankenhausaufenthalten wurden immer kürzer, denn ihr Zustand verschlechterte sich rapide. Man konnte eigentlich nie so recht sagen, welche der beiden tödlichen Krankheiten, Krebs oder Aids, gerade wieder stärker war.

Dieses Mal war es wieder der Krebs, der sie ins Spital gezwungen hatte. In der Brust hatten sich erneut Metastasen gebildet.

Oma diskutierte mit den Ärzten, die der Meinung waren, es lohne sich nicht, die Knoten herauszuoperieren – und Oma, die darauf bestand, setzte sich durch. Als der Eingriff vorbei war, waren alle erleichtert. Wenigstens für einige Zeit war Mama nun von ihren schlimmsten Schmerzen befreit – schon dafür hatte sich die Operation gelohnt.

Dennoch konnte sie ihr Schicksal einfach nicht mehr ertragen, vor allem das Wissen um den Tod, der immer näher kam. Aus Verzweiflung begann sie zu trinken, zuerst nur harmlose Getränke, Wein und Liköre, später wurden es dann Säfte, kräftig aufgepeppt mit Wodka, Gin oder Whisky. Onkel Thomas besorgte ihr die Getränke heimlich. Oma fand es nicht richtig, dass Mama bei all den Tabletten, die sie nehmen musste, auch noch trank. Als sie mit dem Arzt darüber sprach, meinte der jedoch, man solle ihr dieses zusätzliche Betäubungsmittel ruhig lassen, vielleicht würde es ihr ja helfen, sich besser mit dem nahen Tod abzufinden.

Meinem Vater ging es noch schlechter. Er bestand nur noch aus Haut und Knochen. Im Mai durfte er noch einmal nach Hause. Meine Mama bat Oma daraufhin, uns zum Muttertag gemeinsam mit Papa in A. besuchen zu dürfen. Oma holte meine Eltern in Salzburg ab. Sie erinnert sich:

Ich konnte die Augen kaum vom Rückspiegel abwenden, so schlecht ging es deinem Vater. Noch nie hatte ich einen so abgemagerten Menschen gesehen. Ich hatte Angst, dass er die zwei Tage bei uns nicht durchhalten würde.

Dieses Wochenende hielt er durch, aber zwei Monate später schloss er für immer seine Augen. Zuerst sagte Oma mir nichts von Papas Tod. Als ich es dann erfuhr, soll ich gesagt haben: *»Es ist schon gut so, er war ja schon so krank. Er konnte ja nicht mal mehr einen Luftballon aufblasen. Und was Richtiges essen konnte er auch nicht.«*

Die Eltern meines Vaters wollten eine Beerdigung in ihrem Wohnort in Kärnten zunächst nicht zulassen. Aber seine Schwester setzte sich über allen Klatsch und die Angst ihrer Eltern hinweg und organisierte die Bestattung. Meiner Mama, meiner Oma und mir wurde das letzte Geleit untersagt; wir waren am Grab unerwünscht. Daraufhin hat Oma einen Kranz geschickt. Mama hätte sowieso nicht zur Beerdigung fahren können. Der Tod meines Vaters setzte ihr sehr zu, und sie lag schon wieder mit Gelbsucht in Salzburg im Krankenhaus.

AUSFLÜGE – UND PLÖTZLICH HAB' ICH VIELE FREUNDE Schon immer hat Oma dafür gesorgt, dass wir viel unternehmen. Da hatte ich in der Schule natürlich immer viel zu berichten.

Irgendwann hatte ich erzählt, dass wir sonntags zum Reiten fahren würden. Da erkundigte sich einer meiner Klassenkameraden, ob er vielleicht mitfahren dürfe – und plötzlich waren es fünf Kinder, die gern mitwollten. Nachdem deren Eltern nichts dagegen hatten, war auch Oma einverstanden. Wir hatten eine riesige Gaudi auf dem Reiterhof. Den ganzen Tag verbrachten wir auf der Koppel, wir lernten zuerst an der Longe zu gehen, und die Mutigeren unter uns durften es sogar im freien Trab und Galopp versuchen.

Am Anfang war mir zwar ein bisschen mulmig, weil man so hoch oben sitzt. Aber dann waren die Pferde so sanft und vorsichtig, als wüssten sie, dass sie auf mich Rücksicht nehmen müssen. Da war ich ganz stolz, verlor meine Angst und genoss das Reiten. Schön war das!

Danach mussten wir die Pferde selbst absatteln, trockenreiben und sorgfältig striegeln. Zum Schluss wurden sie in den Stall geführt, bekamen ihren wohlverdienten Futtersack mit Hafer umgehängt, und als besondere Belohnung durften wir den Pferden Möhren und Kraftfutterbröckerl reichen, die sie mit ihren sanften, weichen Mäulern ganz vorsichtig aufnahmen.

Nach diesem Tag auf dem Reiterhof bin ich noch oft zum Reiten gegangen, denn ich liebe Pferde sehr. Sie sind überaus intelligent und feinfühlig. Ich habe sogar eines kennen gelernt, das malen und Schach spielen kann. Anfangs habe ich es nicht glauben wollen, aber dann habe ich es mit eigenen Augen gesehen.

Dieses Pferd ist auch stets zu Scherzen aufgelegt: Will man aufsteigen, duckt es sich geschwind weg, kehrt man ihm den Rücken zu, schubst es einen ins Kreuz. Und wenn man mit ihm spricht wie mit einem Menschen, spielen seine Ohren hin und her, und es schaut einen an mit seinen großen braunen Augen, als verstünde es alles. Und wenn man etwas fragt, dann nickt es zustimmend oder schüttelt verneinend den Kopf mit der schönen, langen Mähne.

Seine Hufe sind nicht beschlagen, weshalb es nur ohne Sattel geritten werden darf. Und es lässt kaum Kinder an sich heran, weil seine Freundin, die es immer betreute, von einem betrunkenen Autofahrer totgefahren wurde. Sie war erst 13 Jahre alt.

Da ich das große Glück habe, dass das Pferd mich mag, erlaubt mir seine Besitzerin, es gelegentlich zu reiten und zu versorgen.

Überhaupt bin ich in Tiere vernarrt. Damals auf dem Reiterhof habe ich erstmals überlegt, einen Beruf zu ergreifen, der mit Tieren zu tun hat. Eine Zeit lang war Tierärztin mein Traumberuf, doch da müsste ich auch Tiere einschläfern, und das mag und kann ich nicht, weil ich so viel Mitleid habe, auch wenn sie verletzt sind und operiert werden müssen. Wenn meine eigenen Hunde oder Katzen eine Spritze bekommen, muss ich schon hinausgehen, denn einmal bin ich ohnmächtig geworden. Da musste Oma nicht nur den Katzenkäfig bis zum Auto schleppen, sondern auch noch mich.

Außerdem weiß ich heute, dass meine Schulbildung dafür niemals ausreichen würde. Also käme vielleicht Tierpflegerin in Betracht, da braucht man kein Diplom. Aber ich bin jung genug, um mir mit meiner Entscheidung, womit ich einmal meinen Lebensunterhalt verdiene, noch etwas Zeit zu lassen.

Unser Reitausflug endete mit der Einkehr in einem Gasthof. Alle Kinder hatten von den Eltern Geld mit bekommen, und nachdem mein Freund Gerhard die größte Barschaft hatte, hat die Oma aus Spaß gesagt, er müsse alles bezahlen: Wiener Schnitzel, Eis, Getränke und einen Kaffee. Alle machten bei dem Spaß mit, sogar der Wirt, der ihm mit ernster Miene die Rechnung vorlegte. Als der Gerhard schließlich merkte, dass das Ganze nur ein Scherz war und wir alle vor Lachen beinahe platzten, war er zutiefst beleidigt, setzte sich in den Biergarten und wollte die 80 Kilometer nach Hause zu Fuß gehen.

Natürlich ist er nicht zurückgelaufen, sondern hat brav auf der Rückbank unseres Autos gehockt. Auf den ersten Kilometern hat er noch geschmollt: »Dass du so gemein sein kannst, Oma, hätt' ich von dir nie gedacht …« Schließlich hat aber auch er lachen müssen, und noch heute reden wir davon.

Ein Dinosaurier aus Marzipan und eine Geisterwanderung Oma fiel immer wieder etwas Neues ein, was wir unternehmen konnten: ein Besuch im Tierpark oder im Zirkus, ein Ausflug ins Schwimmbad oder zu einem Badesee. Ein anderes Mal fuhren wir in einen Erlebnispark mit Grottenbahn und Karussell.

Nachdem mich eine Schulfreundin zum Geburtstag eingeladen hatte, konnte auch ich meinen siebten Geburtstag mit anderen Kindern feiern. Das letzte große Fest mit 13 Kindern und sechs Erwachsenen hatten wir gefeiert, als ich vier Jahre alt wurde. Zu den Geburtstagen danach war außer meinem Freund Gerhard keiner mehr gekommen, und meine Eltern waren zu krank.

Diesmal hatte Oma 16 Kinder eingeladen. Jedes brachte einen Luftballon mit, der in den Kirschbaum vor dem Haus gehängt wurde, damit alle sehen konnten, da ist was los!

Es gab Kakao, Limonade, von Oma gebackene Kuchen und Torten, Mohrenköpfe und andere Leckerbissen. Auf einer der Torten hockte ein Dinosaurier aus Marzipan. Für die Mütter gab es Sekt.

Es war wirklich ein toller Geburtstag, und zum Abschluss, als es dunkel wurde, haben wir noch eine aufregende Geisterwanderung rund ums Haus und runter an die Donau gemacht. Für jedes Kind hatte Oma einen Lampion und ein altes Leinentuch mit Löchern für die Augen vorbereitet, das übergezogen wurde, sodass wir im flackernden Schein unserer Laternen alle wie Gespenster aussahen. Noch heute denken wir an diesen herrlich gruseligen Spaß.

Auch der Unterricht in der Schule machte mir viel Freude, das Lernen fiel mir leicht, und mein erstes Zeugnis war sehr gut. Ich verdanke der Schuldirektorin drei schöne Jahre und das befreiende Gefühl, nicht anders als andere Kinder zu sein. Auch wenn ein Junge aus einer anderen Klasse mich einmal angebrüllt hat: »Geh weg! Du hast diese Krankheit! Dieses Aids!« Da habe ich ganz einfach zurückgeschrien: »Ja, ich habe Aids. Aber deine Krankheit, die Dummheit, will ich auch nicht haben. Gegen meine wird man vielleicht einmal ein Mittel finden, aber für deine nicht – du bleibst ein Leben lang so dumm.«

Dass meine Mitschüler und deren Eltern mich voll akzeptierten, lag vor allem an der Selbstverständlichkeit, mit der die Schuldirektorin mich in die Klasse integrierte. Die Enttäuschung wegen des verpfuschten Kindergarten-Besuchs war ebenso verdrängt wie die Anfeindungen, die Oma und ich noch bis vor kurzem von einigen Leuten erfahren hatten. Ich fand das Leben schön wie nie, und abgesehen von einigen kleineren gesundheitlichen Problemen ging es mir in diesem ersten Schuljahr wirklich gut.

Auch wenn ich viermal im Jahr in die Düsseldorfer Klinik musste, mochte ich nicht dauernd an meine Krankheit denken. Darüber reden wollte ich auch nicht. Nur manchmal machte ich eine Ausnahme.

Als mich jemand fragte, ob ich denn keine Angst davor hätte, aidskrank zu werden, habe ich ihm geantwortet: »Wenn mich die Krankheit beißt, macht das nichts. Dem Virus graut ganz sicher vor dem gesunden Vollwertessen, das die Oma kocht.«

Mama geht es schlecht Die Betreuung in Salzburg klappte überhaupt nicht mehr, und Mama sah ein, dass sie bei ihrem geschwächten Zustand nicht allein in der Stadt bleiben konnte. Also kam sie nun doch zu uns nach Hause. Der Hausarzt schaute täglich vorbei.

Oma hatte neben Mamas Bett einfach einen stabilen Haken in die Decke gedreht, um dort Schläuche und Flaschen für die Infusionen, die Mama beinahe Tag und Nacht bekommen musste, einhängen zu können. In Absprache mit dem Arzt, der die Medikamente verschrieb, wechselte Oma die Flaschen, so wie Mama es brauchte.

Lange Zeit merkte niemand, dass Mama bei uns war – nur die Apothekerin wusste Bescheid, weil Oma bei ihr die Medikamente besorgte.

Eigentlich war sie eine gute Bekannte aus der Zeit, als ich in unserem Ort noch gern gesehen war, erklärt Oma kopfschüttelnd. *Aber nachdem unsere Familie zur »Schande für A.« deklariert worden war, hatte auch sie plötzlich Probleme im Umgang mit mir. Ständig gab es irgendwelche Schwierigkeiten bei der Aushändigung der Medikamente, vor allem beim Methadon und bei den starken Opiaten,* sagt Oma bitter.

Dass es auch anders ging, erlebte Oma damals auch: Weder der Amtsarzt noch die Apotheken in Salzburg sahen ein Problem darin, meiner Oma alle Medikamente auszuhändigen oder sogar zuzuschicken. Selbst im nur sechs Kilometer entfernten Nachbarort gab es nie irgendwelche Schwierigkeiten.

Oma war kein Weg zu weit und kein Aufwand zu groß, sie tat alles, um Mama den winzigen Rest von

Leben, der noch in ihr steckte, zu erleichtern. Mama war so abgemagert und untergewichtig, dass Oma sie mühelos ins Bad tragen und in die Wanne legen konnte. Beim ersten Mal, am Tag ihrer Ankunft bei uns, sagte Mama: »Vor 32 Jahren hast du dasselbe gemacht, Mutti, nur war ich da ein Baby. Es tut so gut, denn in Salzburg hat mich niemand gebadet, und allein war ich viel zu schwach dazu.«

Wenn ich in der Schule war, nahm Oma sich die Zeit, mit Mama über alles Mögliche zu reden.

Auch über Aids?, wollte ich wissen.

Natürlich, auch über Aids.

Und hat Mama gewusst, dass sie, wenn sie Drogen nimmt, damit rechnen muss, diese schreckliche Krankheit zu bekommen?

Nein, das wusste sie nicht. Ich habe sie gefragt, wie das mit den Drogen angefangen hat, und sie sagte mir: »Nur aus Neugierde habe ich dieses elende Zeug genommen. Weil das alle taten. Und weil man sonst nicht dazugehörte. Die in meiner Berufsschulklasse machten sich immer über mich lustig, weil ich schon 17 war, aber immer noch Jungfrau. Andere Schulfreundinnen hatten bereits mit Jungen geschlafen, und eine hatte sogar schon ein Kind abtreiben lassen. Ich wollte doch nur dazugehören, deshalb die verdammten Drogen. Wenn ich gewusst hätte, was dieses Teufelszeug anrichtet, hätte ich es niemals angerührt. Aber wer konnte einem schon sagen, dass es eine solche Krankheit wie Aids überhaupt gab und wie man mit ihr angesteckt wurde.«

Wer dachte damals schon an Drogen? Über Schwangerschaftsverhütung hab' ich deine Mama aufgeklärt. Ich habe für sie die Pille in den Küchenschrank gelegt und ge-

sagt, sie könne jederzeit mit mir darüber reden, mich alles fragen, nur solle sie sich um Himmels willen nicht ihr Leben kaputtmachen, sondern die Pille nehmen.

Und sie verstand auch, dass dies kein Freibrief oder eine Aufforderung zu einem liederlichen Leben war, sondern nur Vertrauen und Verständnis, das ich ihr entgegenbrachte. In meiner Jugend hatten wir diese Möglichkeiten nicht. Also wollte ich, dass deine Mama es besser hat.

Und dann hat sie die Pille nicht einmal für sich selbst gebraucht; sie hat sie ihrer Freundin gegeben, weil die einen Freund hatte, von dem ihre Eltern nichts wissen durften. Vertrauen, Aufklärung und Verhütungsvorsorge gab es in der Familie nicht.

Aber an Drogen dachte damals wirklich niemand. Und selbst heute, wo man ständig darüber hört und liest, merken viele Eltern erst, dass ihre Kinder Drogen nehmen, wenn es schon fast zu spät ist. Und in den Schulen stehen die Lehrer daneben und merken nicht, wie ihre Schüler auf dem Pausenhof oder der Toilette angefixt werden.

Oma hat Recht. Erst neulich habe ich im Fernsehen einen Bericht über Kinder mit Drogenproblemen gesehen. Da fielen die Eltern aus allen Wolken, als sie erfuhren, dass ihre Töchter und Söhne schon monatelang, manche sogar schon über Jahre auf Drogen waren. Die Persönlichkeitsveränderungen, die der Drogenkonsum bei ihren Kindern ausgelöst hatte, waren den Eltern zwar aufgefallen, aber sie hatten sie auf die Pubertät zurückgeführt. Umso wichtiger ist deshalb Aufklärung. Nur wer um die Gefahren weiß, die auf ihn lauern, kann sich davor schützen.

Medikamente bestimmen das Leben

Seit ich in die Schule ging, war das Leben schöner und vor allem abwechslungsreicher geworden. Ich war froh, endlich mit gleichaltrigen Kindern den Schulalltag zu erleben, Sport zu treiben und Ausflüge zu machen. Sicherlich war ich auch deswegen eine gute Schülerin. Rechnen, Lesen, Schreiben: In allen Fächern hatte ich nur die besten Noten.

Dass die Schuldirektorin, die meine Klasse unterrichtete, in meiner Krankheit kein Problem sah, färbte auch auf andere Gemeindebewohner ab: Statt massiver Ablehnung, wie bei der Kindergarten-Affäre, soll es sogar Eltern gegeben haben, die wollten, dass ihr Kind mit mir in eine Klasse ging.

Deshalb schwärmte Oma von der Direktorin: *Sie sorgt für einen guten Geist an dieser Schule, denn ihr ist es zu verdanken, dass es endlich eine Mehrzahl von Eltern gibt, die einsehen, wie wichtig es ist, dass ihre Kinder das richtige Zusammenleben mit Menschen lernen, die krank, behindert oder HIV-positiv sind. Schließlich kann und darf man vor diesen Problemen nicht einfach die Augen verschließen.*

Auch ich mochte diese Lehrerin sehr, auch wenn sie mich manchmal zurückpfiff, weil ich wieder einmal zu viele Hummeln im Hintern hatte. »Stell dir einmal vor, was hier los wäre, Schirin, wenn

100 Kinder so herumtoben würden wie du«, wies sie mich einmal zurecht.

»Aber es sind ja nicht 100«, rechtfertigte ich mich und strahlte sie an, »das bin doch nur ich!« Schnell wandte sie sich ab, damit ich ihr Lächeln nicht sah. Aber ich hatte das verdächtige Zucken um ihre Mundwinkel schon bemerkt.

Sie hatte großes Verständnis dafür, dass ich manchmal dem Unterricht fernblieb, etwa wenn sich ein Grippevirus im Ort breit machte oder ein Klassenkamerad Mumps oder eine andere Kinderkrankheit hatte. Sie hatte sich mit meiner Infizierung und der drohenden Krankheit Aids eingehend befasst und erkannt, dass Ansteckung für mich ein großes Risiko bedeutete. Dies war der Preis, den ich für mein Zusammensein mit anderen Kindern und Erwachsenen zahlen musste.

Trotzdem blieb es nicht aus, dass ich mich gelegentlich ansteckte, weil eine beginnende Erkrankung zu spät erkannt worden war und die Inkubationszeit bereits begonnen hatte. Harmlose Schnupfenbazillen lösten bei mir heftige und langwierige Mittelohr- und Halsentzündungen mit hohem Fieber aus. Saß ein Kind in der Schule und hatte eine kleine Fieberblase am Mund, bekam ich sofort eine ausgewachsene Gürtelrose. Fast jedes Schulkind hatte kleinere Geschwister zu Hause, die Kinderkrankheiten wie Masern und Windpocken durchmachten. Auch das war eine Gefahrenquelle.

Aber es gab auch Mütter, die mitdachten und ein Gefühl der Verantwortung für die Mitmenschen hatten. Als in einer Familie Scharlach ausbrach, rief die

Mutter sofort meine Oma an, um sie zu warnen, dass sie alle unter Quarantäne stünden. So konnten wir gleich etwas unternehmen, um die Gefahr einer Ansteckung in Grenzen zu halten.

Dem Tod ins Auge schauen Mama quälte sich zum wiederholten Mal mit einer akuten Gelbsucht. Dann war auch noch eine schwere Lungenentzündung hinzugekommen. Unser Hausarzt kam zwar zweimal täglich vorbei, um nach dem Rechten zu sehen, aber schließlich hielt er es doch für besser, Mama in die Klinik nach Linz einzuweisen. Die Versorgung zu Hause war nicht mehr ausreichend und vor allem viel zu anstrengend für Oma.

Zwar wartete Mama schon seit Wochen sehnsüchtig darauf, endlich von allen quälenden Schmerzen erlöst zu werden, sie wollte nur nicht allein sein, wenn es so weit war. »Bitte, Mutti, lass mich bei euch bleiben«, bettelte sie, »es kann ja nicht mehr lange dauern. Vom Krankenhaus, das weiß ich, komme ich nicht mehr nach Hause zurück.« Aber unser Arzt riet dringend davon ab, und Oma überredete Mama schließlich schweren Herzens, doch in die Klinik zu gehen, vor allem weil sie mir den Schock ersparen wollte, den Tod aus nächster Nähe mitzuerleben.

Obwohl Mama total abgemagert war, hatte es zunächst den Anschein, als würde sie sich wieder recht gut erholen. Sie hatte keine Schmerzen mehr, dafür steckten jedoch fast überall in ihr eine Menge Schläuche, denn sie bekam Infusionen über Infusionen.

Oma hatte Mama versprochen, wir würden sie so oft wie möglich im Spital besuchen – und Oma hielt Wort. Ich fuhr zwar nicht immer mit, denn ich musste ja in die Schule, aber Oma verbrachte viel Zeit bei Mama in Linz; und als Osterferien waren, blieben wir manchmal sogar fast den ganzen Tag dort. Im Krankenzimmer hatte ich einige Spielsachen deponiert, denn Mama konnte sogar wieder mit mir spielen.

Aber dieser gute Zustand hielt leider nicht lange an. Ihr geschwächter Körper konnte die vielen Infusionen offenbar nicht mehr verarbeiten, sondern schwemmte mehr und mehr auf. Es begann zunächst noch eher harmlos an den Füßen. Doch dann stieg das Wasser höher und füllte allmählich auch ihren Bauch. Er wurde immer runder, als ob sie schwanger wäre. Um diesen lebensbedrohlichen Zustand in den Griff zu bekommen, bekam Mama nun Entwässerungsmittel, woraufhin ein Organ ums andere ausfiel. Ihr Gesundheitszustand verschlechterte sich dramatisch.

Die Osterferien waren zu Ende, und ich musste wieder in die Schule. Gleich morgens, nachdem Oma mich vor der Klasse abgesetzt hatte, fuhr sie wieder zu Mama. Die Direktorin wusste immer, wo sie zu erreichen war.

Wie belastend die Situation für Oma war, findet sich in ihren Tagebucheintragungen: *Ich komme überhaupt nicht mehr richtig zur Besinnung, so viel ereignet sich jeden Tag. Und vor allem lässt mich diese Angst nicht mehr los, zu spät zu kommen, wenn Bianca mich am nötigsten braucht.*

Als ich heute bei ihrem Bett saß, sagte sie plötzlich: »Mutti, schau doch mal nach, mich sticht mein Büstenhalter so in die linke Brust. Ich will ihn ausziehen, kannst du mir bitte helfen.« Dabei hatte sie gar keinen BH an. Seit diesem Moment weiß ich: Das ist der Anfang vom Ende. Das Wasser hat die Lunge erreicht. Jetzt wird dieser schreckliche Kampf bald vorbei sein. Was gäbe ich darum, dass Bianca weiterleben könnte.

Niemand konnte mit Bestimmtheit sagen, wie lange sich der Todeskampf hinziehen würde. Es konnte noch Tage dauern. So lange konnte Oma uns jedoch nicht allein lassen, und eine Haushaltshilfe war schwer zu bekommen.

Auch am 21. April 1992 hatte Oma wieder stundenlang an Mamas Bett gesessen, hatte ihre Hand gehalten, ihr den Schweiß vom Gesicht getupft und beruhigend auf sie eingeredet. *Obwohl deine Mama vor Schwäche immer wieder einschlief, mochte ich mich gar nicht trennen. Aber gegen Abend musste ich nach Hause, um dich ins Bett zu bringen und zur Nacht bei dir zu sein. Eine Schwester beruhigte mich, ich könne bedenkenlos fahren. Sobald auch nur die geringste Veränderung einträte, würde sie sofort anrufen.*

Am darauf folgenden Tag, ich hatte mir gerade meinen Ranzen umgehängt, weil wir zur Schule fahren wollten, läutete das Telefon. Während des Gesprächs wurde Oma ganz blass und ließ sich auf einen Stuhl fallen. Sie wurde auch immer einsilbiger, was ich gar nicht an ihr kannte, und schließlich legte sie wortlos den Hörer auf. Fragend schaute ich sie an und bemerkte, dass Tränen über ihr Gesicht rannen. Sofort lief ich zu ihr hin und schlang meine Arme um ihren Hals. »Aber Oma, warum weinst du denn?«, fragte ich erschrocken.

Ganz fest hat sie mich an sich gedrückt, und ich fühlte, wie das Schluchzen ihren Körper schüttelte. Ohne genau zu wissen warum, weinte ich mit, aber tief in mir ahnte ich, dass Omas Tränen mit Mama zusammenhingen. Sie hatte wohl schon ein paarmal angedeutet, dass meine Eltern beide dieselbe schlimme Krankheit hätten. Und dass Mama zuletzt ebenso dünn und schwach war wie mein Papa, kurz bevor er starb, war mir natürlich auch nicht entgangen. Aber davon, dass Mama auch sterben könnte, hatten wir nicht gesprochen.

Ich spürte deutlich Omas tiefen Schmerz, und so umklammerten wir uns eine ganze Weile, die mir endlos erschien. Endlich schaute Oma mich traurig an und sagte: *Meine arme kleine Schirin, du musst jetzt ganz tapfer sein, denn deine Mama hat uns heute Nacht verlassen. Sie hat ihre Augen für immer geschlossen.*

Ich drückte mich fest an sie, schloss die Augen, dachte an die Qualen, die Mama hatte aushalten müssen, und sagte, wie um Oma zu trösten: »Ich weiß, jetzt ist auch Mama tot und hat keine Schmerzen mehr.«

Nachdem Oma mich für die nächsten Tage in der Schule entschuldigt hatte, fuhr sie wieder nach Linz ins Krankenhaus. Natürlich wollte ich mit, aber Oma redete mir mein Vorhaben behutsam aus. Ich blieb zu Hause bei Onkel Thomas, der den Verlust seiner Schwester nur schwer verkraftete. Ihr hatte er alles anvertraut, was ihn beschäftigte und belastete.

Wir saßen den ganzen Nachmittag beisammen

und erzählten uns gegenseitig von Mama. Für uns war sie die Schönste, Liebste, Intelligenteste und Lustigste. Sie trug sehr gern Ohrringe, aber sie hatte auch jede Menge anderen modischen Schmuck, den sie in einer kleinen Lederkiste aufbewahrte, die heute mir gehört.

Zu dem Schmuck gehört auch ein Ohrstecker mit einem Delfin, den trage ich besonders gern, und wenn ich Lust habe, stecke ich noch einen zweiten mit einem Pferd hinzu, denn diese beiden Tierarten sind mir die liebsten.

Einige Tage später besuchte Oma mit Onkel Thomas und mir den Dorffriedhof. Seit Mamas Tod hatte sie mich auf diesen Gang vorbereitet. Bevor wir aufbrachen, hatte sie Onkel Thomas und mir erklärt, dass sie bereits am Vormittag Mama in aller Stille und ganz allein dorthin gebracht habe, wo sie nun für immer schlafen werde. Jetzt könne sie sich endlich von ihren Schmerzen erholen.

Wie endgültig dieser letzte Abschied von Mama war, wurde mir eigentlich erst bewusst, als wir vor ihrem Grab standen, das Oma mit einem schönen Blumengesteck und einem kleinen Kreuz geschmückt hatte.

Durch die vielen Trennungen von meinen Eltern war ich ja von klein an daran gewöhnt, sie oft wochenlang nicht zu sehen und immer bei Oma zu leben. Als mein Papa kurz nach meiner Einschulung starb, traf mich das nicht so arg. Er kam halt einfach nicht mehr. Dass er für immer unter einer Decke von Erde begraben lag, konnte ich mir nicht vorstellen, denn seine Beisetzung hatte ich ja nicht erlebt. Zum anderen hatte ich zu ihm auch keine so enge Beziehung wie zu Oma oder Mama, die bald darauf – und das war entschieden wichtiger für mich – zu uns gezogen war.

Aber diesmal war alles anders. Mir dämmerte, dass Mama für immer auf dem Friedhof bleiben, dass sie nie mehr nach Hause kommen würde. Als mir klar wurde, wie unerreichbar sie für mich geworden war, habe ich bitterlich geweint.

Weißt du, Schirin, immer wenn du mit deiner Mama reden und ihr was erzählen willst, dann kannst du hierher gehen und ihr ganz nah sein, versuchte Oma mich zu trösten.

Aber ich kann sie doch nicht mehr sehen.

Doch, Schirin, in deiner Erinnerung kannst du sie sehen. Und in deiner Erinnerung wird deine Mama immer jung, schön und fröhlich bleiben, genau so wie auf den vielen Bildern, die wir zu Hause im Album haben.

Aber schmusen kann ich nicht mehr mit ihr, und auch nicht spielen.

Doch, du musst nur ganz, ganz fest an deine Mama denken, dann ist sie ganz nah bei dir, und sie wird immer sehen, was du tust. Und wenn du spielst und dabei ganz fest an deine Mama denkst, kannst du auch mit ihr spielen und ihr alles erzählen, was du auf dem Herzen hast.

Aber wenn ich sie etwas fragen will, kann sie mir doch nicht antworten.

Doch, Schirin, wenn du ganz tief in dich hineinhorchst und an deine Mama denkst, wirst du auch ihre Antwort hören, tief in dir drin.

Als wir an diesem Nachmittag schließlich aufbrechen mussten, weil es bereits zu dämmern begann, habe ich zum Abschied meine Lieblingspuppe neben das Kreuz gesetzt, damit Mama nicht so allein auf dem Friedhof war. Auch später, wenn wir Mamas Grab besuchten, nahm ich immer ein Geschenk für sie mit: eine Kette aus Kastanien und Bucheckern, ein geflochtenes Armband, gebastelte Stoffpüppchen oder Tiere aus Knetmasse, bunt schillernde Murmeln, eine wunderschön geformte Muschel von den Malediven, in der man das Meer rauschen hören konnte, Papierblumen, Zeichnungen oder Bilder und vieles mehr. Alles, was mir selbst gefiel, brachte ich Mama. War es beim nächsten Besuch vom Grab verschwunden, dann war ich mir sicher, dass sie es sich in den Himmel geholt hatte.

Einmal brachte ich ihr einen großen, bunten Luftballon mit. Den wollte ich an einem Strauch anbinden. Aber bevor mir das gelang, wurde er von einer Windböe erfasst und davongetragen. »Schau, Oma, den Ballon hat sich jetzt die Mama geholt, sie will mit mir spielen!« Ich freute mich wie ein Schneekönig. Noch lange konnte ich beobachten, wie der Ballon immer höher in den blauen Himmel hinein schaukelte und tänzelte, bis er nur noch als winziger Punkt zu sehen war und schließlich ganz verschwand. Das erschien mir damals als ein untrügliches Zeichen dafür, dass Oma Recht hatte: Mama war dort oben, und es ging ihr gut. »Oma, jetzt weiß ich, dass Mama gar nicht traurig ist«, lachte ich, wie von einer unsichtbaren Last befreit, »und wir brauchen auch nicht mehr traurig zu sein, denn sie hat uns nicht vergessen.«

Nach diesem schönen Erlebnis habe ich per Luftballon-Post viele Briefe an Mama abgeschickt. Einmal hab' ich ihr unsere Telefonnummer aufgeschrieben und sie gebeten, uns anzurufen. Lange Zeit habe ich mich an den Gedanken geklammert, dass alle Anrufe, bei denen sich niemand meldete, von Mama kamen. *Aber woher willst du wissen, dass es wirklich Mama ist?*, fragte Oma zweifelnd. »I hab's g'spürt«, habe ich sie aufgeklärt, »weil, reden kann sie ja nimmer.«

Seit Mamas Tod habe ich oft mit ihr Zwiesprache gehalten. Als ich älter und erwachsener wurde, begann ich natürlich meine kindlichen Vorstellungen mit anderen Augen zu sehen. Heute weiß ich, dass ich nur von meinen Erinnerungen zehren kann. Aber trotzdem hilft es mir immer noch sehr, ihr meine Sorgen und Nöte zu erzählen, zuweilen in einem Frage- und Antwortspiel meine Gedanken zu entwickeln, Problemlösungen zu finden. Aber dafür muss ich nicht auf den Friedhof gehen, den wir alle drei nicht so gerne besuchen, weil uns das Grab zu traurig stimmt und ohnehin nur Mamas Asche dort liegt.

Außerdem stören uns die Leute auf dem Friedhof, die einen ständig ansprechen und bis ins kleinste Detail wissen wollen, wie es mir geht. Das mag ich überhaupt nicht, denn meistens fragen sie aus purer Neugierde und selten aus ehrlichem Interesse.

Für mich ist meine Mama überall, egal, wo ich bin. Trotzdem fehlt mir ihre körperliche Gegenwart oft sehr, denn sie wäre mir bestimmt eine ebenso gute Freundin und Beraterin, wie Oma dies früher für sie gewesen ist. Ich habe meine Oma wirklich sehr lieb, aber sie ist oft ein wenig hausbacken und übervorsichtig; auch körperlich kann sie einfach nicht mehr so mithalten. Deshalb geht mir meine Mama schon ab, denn sie wäre jung, sportlich, unternehmungslustig und modern. Und ich gäbe viel darum, mich voll Stolz mit ihr zu zeigen, denn sie war besonders hübsch.

Wenn Oma, Onkel Thomas und ich uns nach Mamas Tod an sie erinnerten, kamen immer nur die lustigen Dinge zur Sprache; daran hat sich bis heute nichts geändert. Saßen wir beim Essen, ermahnte Oma mich oft: *Denk dran, Schirin, dass Mama uns vom Himmel aus zusieht und sich freut, wenn du brav alles aufisst.* Und mochte ich überhaupt nicht essen, meinte sie: *Dass du wieder einmal alles stehen lässt, wird deine Mama bestimmt nicht begreifen. Wenn sie könnte, würde sie am liebsten mitessen.*

Schon immer ging Oma gegen acht Uhr abends gemeinsam mit mir zu Bett. Das war unsere Zeit fürs Schmusen, Reden und Kuscheln. Es war tröstlich und einfach ein gutes Gefühl, eng umschlungen nebeneinander zu liegen. Gesprächsstoff hatten wir reichlich: zum Beispiel, dass einerseits hinter vorgehaltener Hand über meine toten Eltern und darüber getuschelt wurde, dass ich jetzt eine Vollwaise sei. Andererseits waren die meisten Mitschüler sehr lieb und nett zu mir. Oma vermutete, dass die Schuldirektorin mit ihnen über den Tod meiner Eltern gesprochen hatte.

Bei einer dieser Gelegenheiten erzählte Oma mir auch, dass Mama, ihrem Wunsch entsprechend, verbrannt worden war und dass sie die Beisetzung der Urne deshalb so heimlich vorgenommen hatte, weil sie den Leuten im Ort kein Schauspiel und keinen neuerlichen Anlass zum Klatsch hatte bieten wollen. So ließ sie alle im Glauben, Mama sei in Salzburg beerdigt worden. Nur eine schlichte Marmortafel, versehen mit der Aufschrift BIANCA, weist darauf hin, dass Mama ihre letzte Ruhestätte im Familiengrab gefunden hat.

Ihren Tod zu verkraften war nicht einfach, und die Angst, was morgen sein wird, ist allgegenwärtig. Ich weiß genau, dass auch ich irgendwann an dieser Krankheit sterben muss. Aber ich habe gelernt, nicht über das Sterben nachzudenken, sonst werde ich noch verrückt.

KONTAKTSTÖRUNGEN Onkel Thomas war bei seiner Scheidung ein Besuchsrecht für seinen Sohn eingeräumt worden. Gemeinsam mit Oma durfte er ihn sehen, und anfangs klappte das auch. Aber die Ausreden seiner Ex-Frau, warum die Besuchstermine nicht eingehalten werden konnten, wurden immer häufiger und fadenscheiniger. Der Hauptgrund lag wohl in der Angst, er könne in der Schule Schwierigkeiten bekommen, wenn er zu uns Kontakt hätte, weil dann zu offensichtlich würde, dass er »der Cousin von Schirin, dem Aidskind« ist.

Wenn Schulferien anstanden, erzählten viele meiner Klassenkameraden, dass sie in den Ferien ihre Großeltern besuchen würden. Gerne wäre auch ich einmal nach Kärnten gefahren, um meine Großeltern zu besuchen und kennen zu lernen. Aber ich war nicht erwünscht.

Dass ihr Sohn mein Vater war, hatten sie noch erfolgreicher verbergen können als die Tatsache, dass er an Aids gestorben war. Deshalb wollten sie unter keinen Umständen mit mir in Verbindung gebracht werden, dem aus dem Fernsehen bekannten »Aidskind«.

Mein Großvater hatte meinen Papa sogar notariell enterbt, um zu verhindern, dass ich Anspruch auf das Erbe erheben könnte. Außerdem befreite es meinen Vater und seine Familie von der Verpflichtung, vom Jugend- oder vom Wohlfahrtsamt auf Unterhaltszahlung für mich herangezogen zu werden.

Ich fand es ziemlich gemein, so von den Eltern meines Vaters abgelehnt zu werden. Ich kann doch nichts dafür, dass Papa und Mama Aids hatten und dass ich HIV-infiziert bin.

Zwar hatten die Eltern meines Vaters jegliche Verbindung zu uns abgebrochen, doch mit einer Schwester von Papa standen wir viele Jahre in Briefkontakt. Sie war eine sehr liebe Tante und versuchte mich für das gemeine Verhalten meiner Großeltern so gut es ging zu entschädigen. Leider starb sie mit 52 Jahren an Lymphknotenkrebs. Dadurch brach auch die letzte Verbindung zur Familie meines Vaters ab.

Ein grosser Tag – leider ohne Mama

In der Schule waren wir von unserem Religionslehrer für den Tag der Erstkommunion unterrichtet worden. Wochenlang hatten wir Gebete und Lieder geübt, uns auf die Prozession, die heilige Messe und auf den Empfang der ersten Hostie vorbereitet. Alle freuten sich auf diesen Tag, auch ich.

Oma hatte mir ein wunderschönes langes weißes Kleid gekauft, ein richtiges Traumkleid mit Spitzen und Rüschen besetzt, dazu ein Paar weiße Handschuhe, ein Kränzchen aus weißen Stoffblüten fürs Haar und ein Spitzentüchlein für die Kommunionkerze, die wir von der Kirche erhielten.

Der große Tag war feierlich und aufregend zugleich. Bei der Prozession zur Kirche durfte ich mit meiner Schulfreundin in der ersten Reihe gehen. Weil ich eine saubere und klare Stimme hatte, laut und deutlich singen konnte, war ich sogar auserwählt worden, in der Kirche ein Gedicht aufzusagen und vor dem Chor ein Solo vorzutragen.

Bei aller Freude über diesen gelungenen Tag musste ich immer wieder daran denken, wie schön er hätte sein können, wenn Mama mich so gesehen hätte und an meiner Seite gewesen wäre. Sie wäre ganz bestimmt stolz auf ihr kleines Mädchen gewesen. Ich habe mich damit getröstet, dass sie mir trotzdem zuschauen würde, von irgendwoher. Und ich wette, dass sie mir, wo immer sie auch war, ganz fest die Daumen gedrückt hat.

Damals habe ich meiner Oma gesagt, sie müsse mein Kleid unbedingt aufheben, weil ich darin einmal vor den Traualtar treten wolle.

Abgesehen davon, dass mir dieses Kleid natürlich inzwischen gar nicht mehr passt, weiß ich heute auch, dass der Wunschtraum einer Heirat vermutlich immer nur eine schöne Illusion bleiben wird. Meine Hoffnungen auf ein normales Leben mit einem mich liebenden Mann und Kindern habe ich

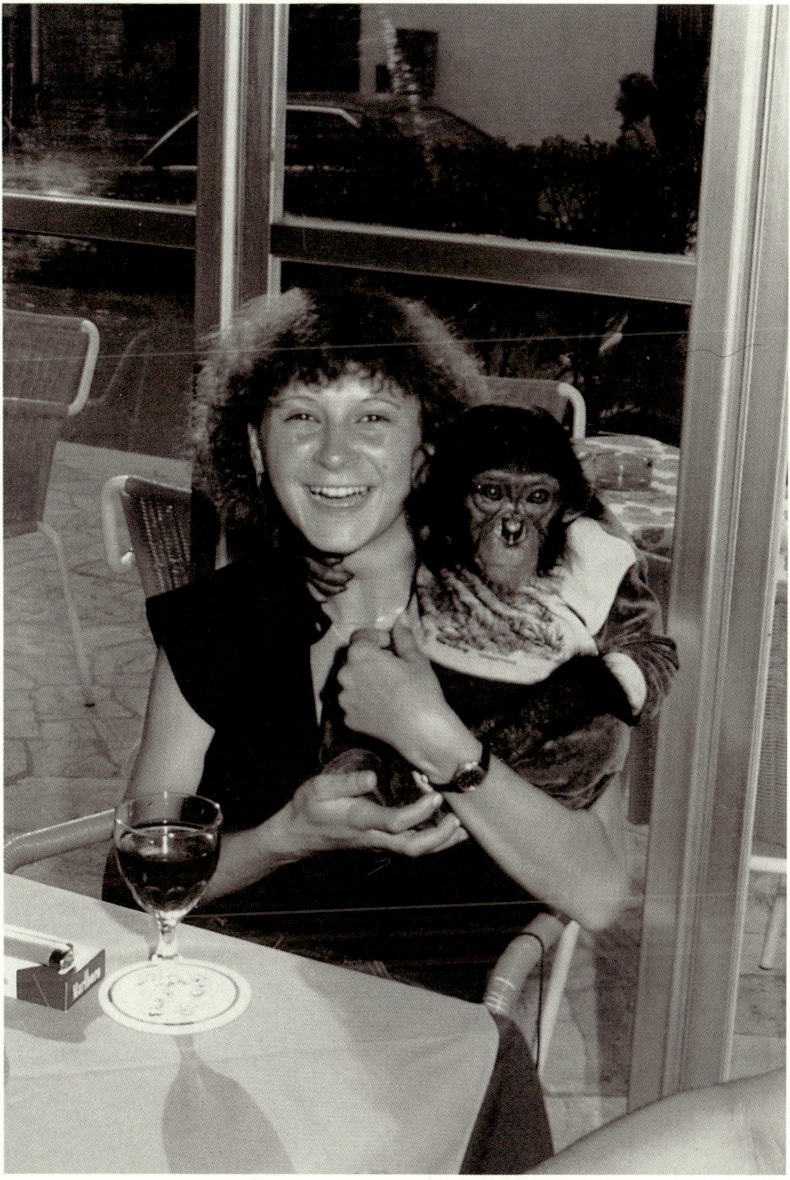

1 Meine Mama Bianca beim Italien-Urlaub.

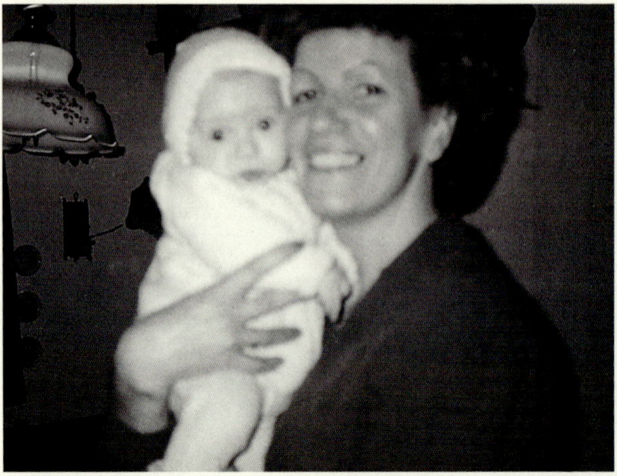

2 Geborgenheit auf Omas Arm.

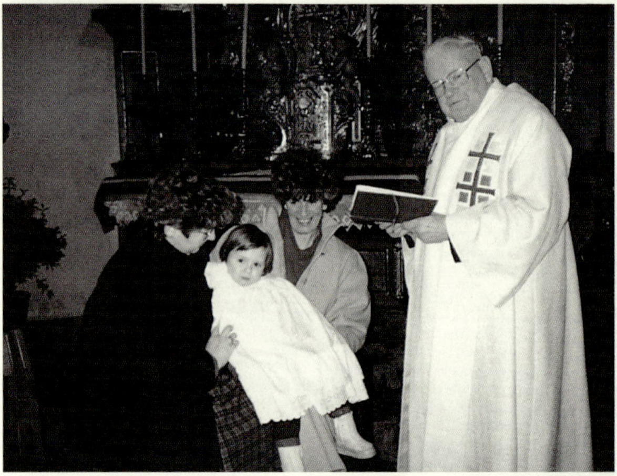

3 Mit zwei Jahren wurde ich getauft.

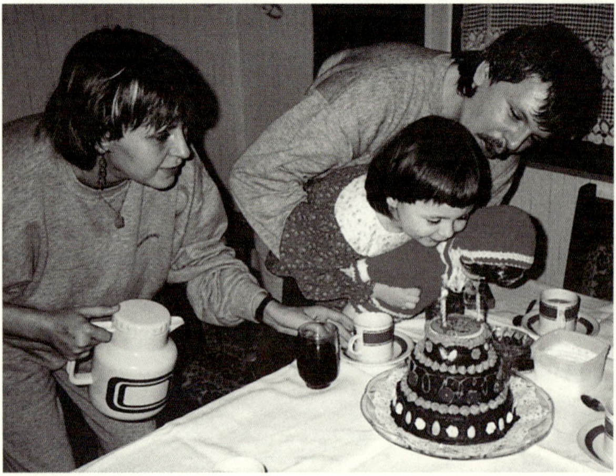

4 Mein dritter Geburtstag mit den Eltern.

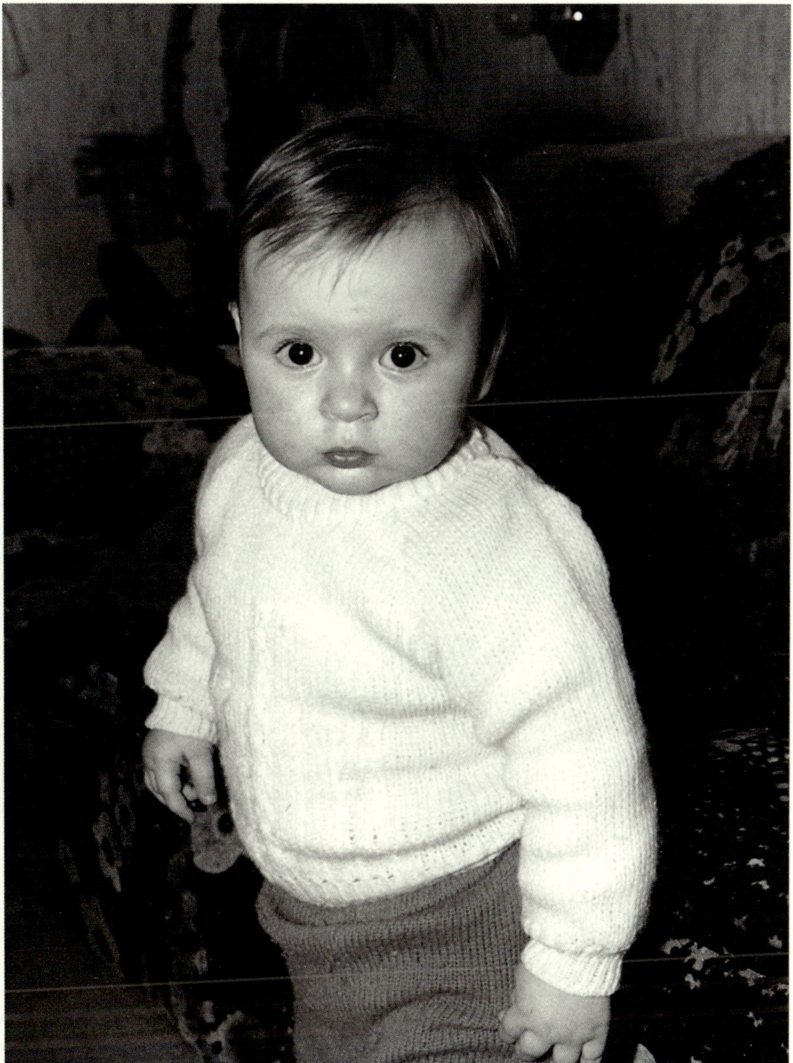

5 Was hat die Welt mir zu bieten?

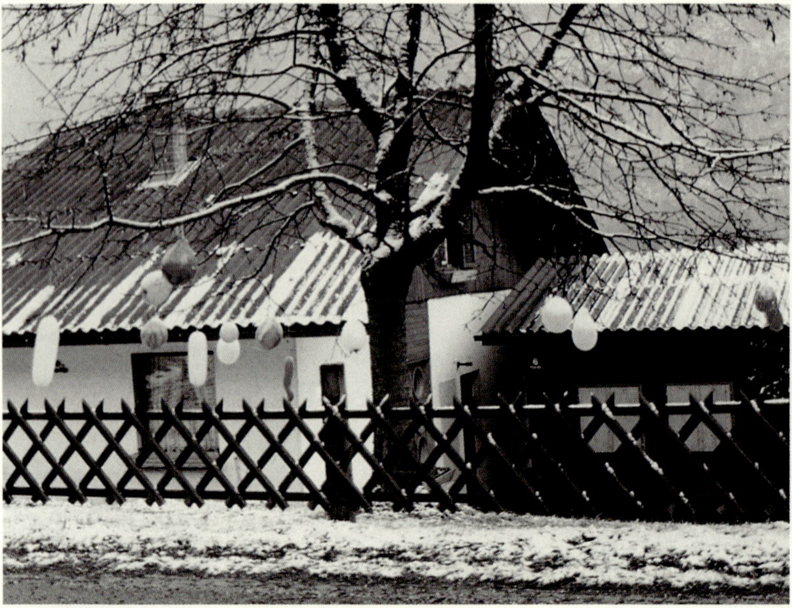

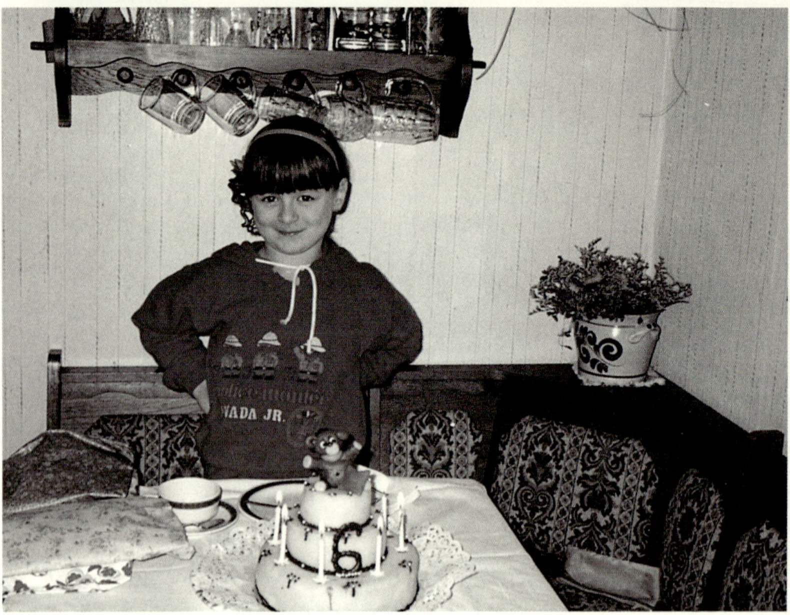

6 *(oben)* Bei uns zu Hause.
7 *(unten)* Zu meinem sechsten Geburtstag kamen keine Gäste.

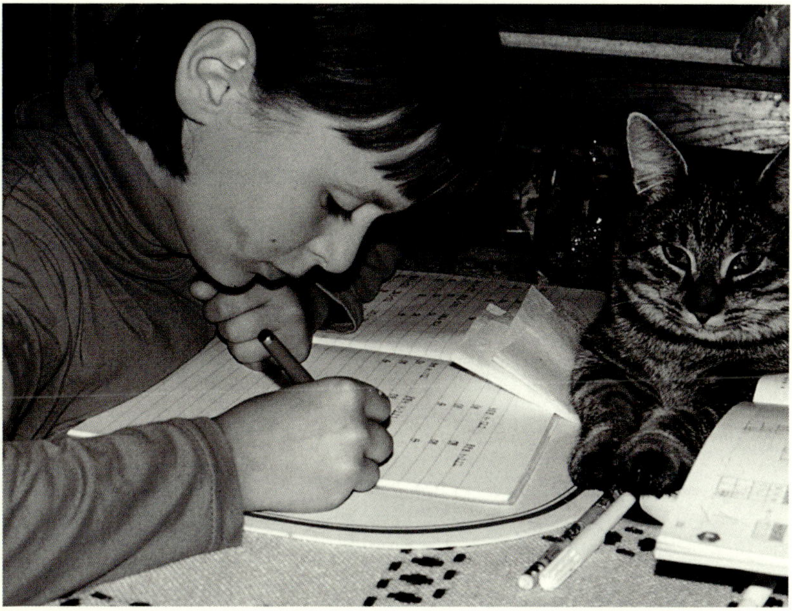

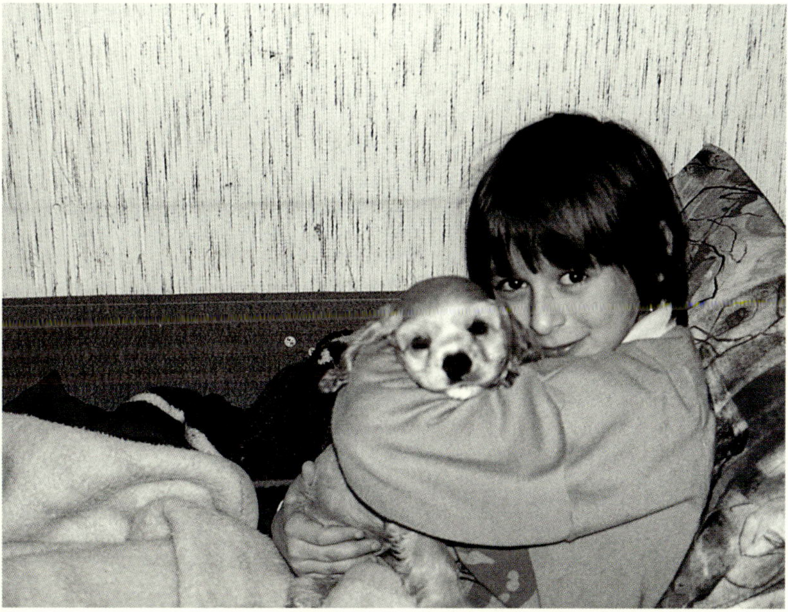

8–9 Hunde und Katzen waren mir immer schon liebevolle Gefährten: mit der Katze Tscheppi *(oben)* und der Cockerspanielwelpin Cindy *(unten)*.

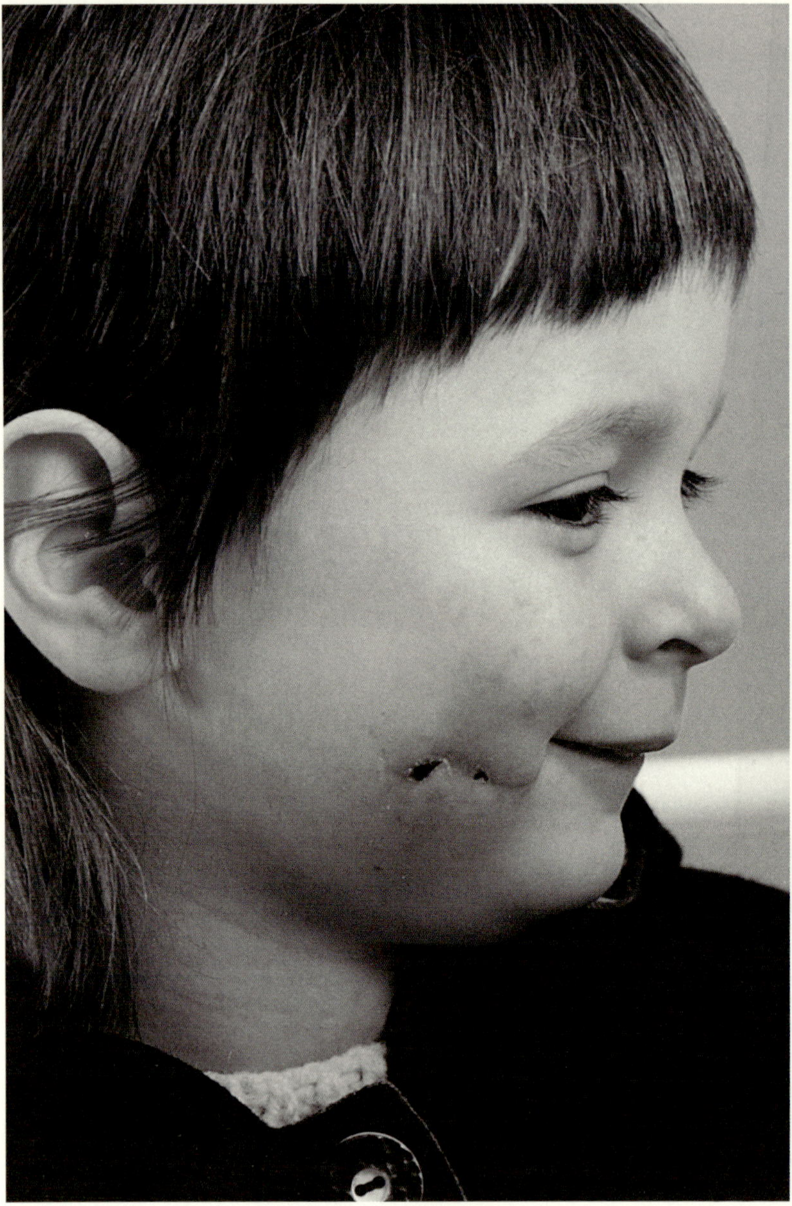

10 Der Dackelbiss bescherte mir eine tiefe, bleibende Narbe.

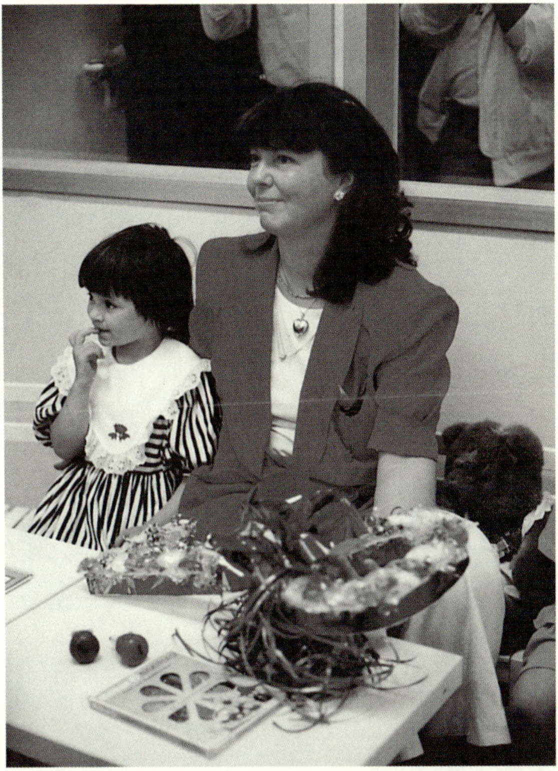

11 *(links)* Mit Lis Spans bei der Eröffnung der Kinder-Aids-Station an der Düsseldorfer Universitätsklinik im September 1989.

12 *(unten)* Professor Dr. Volker Wahn – mein langjähriger medizinischer Betreuer an der Uniklinik Düsseldorf.

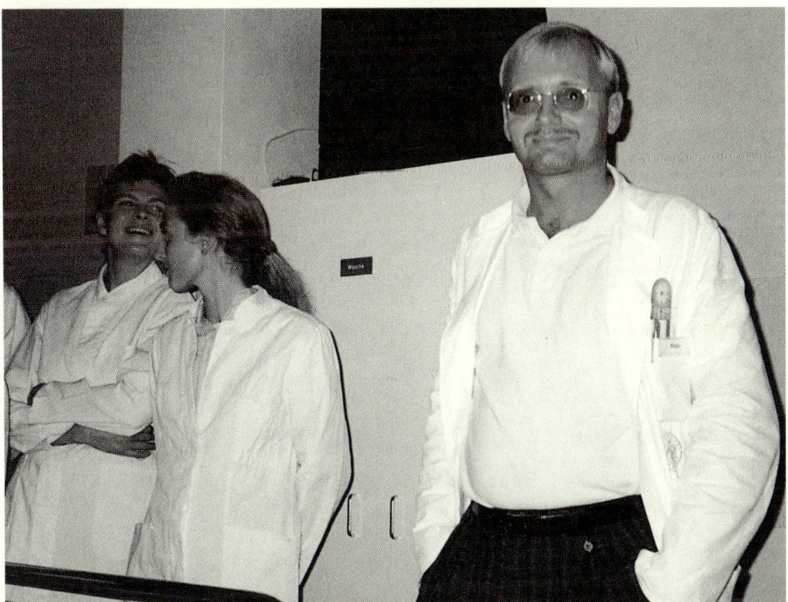

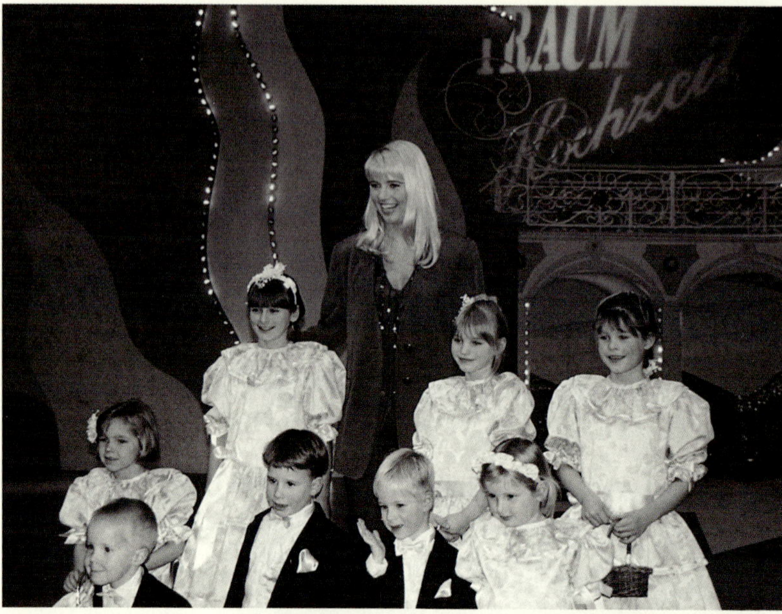
TRAUM

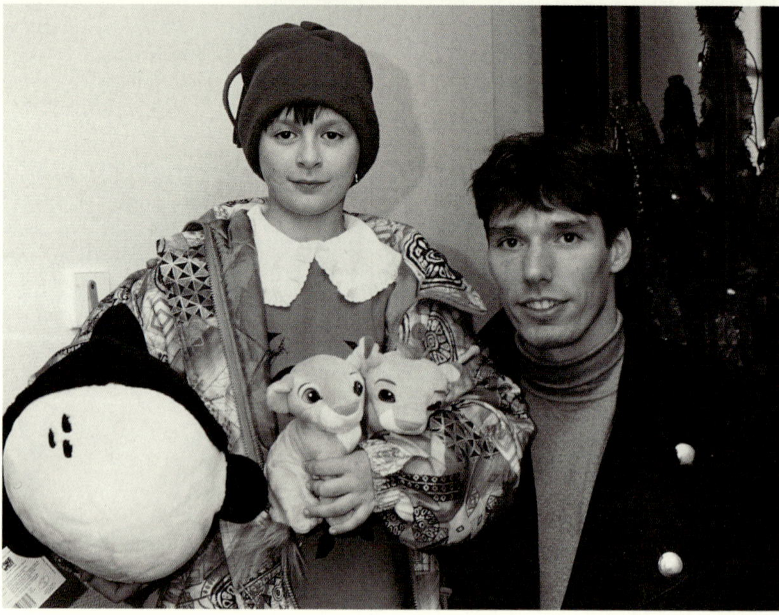

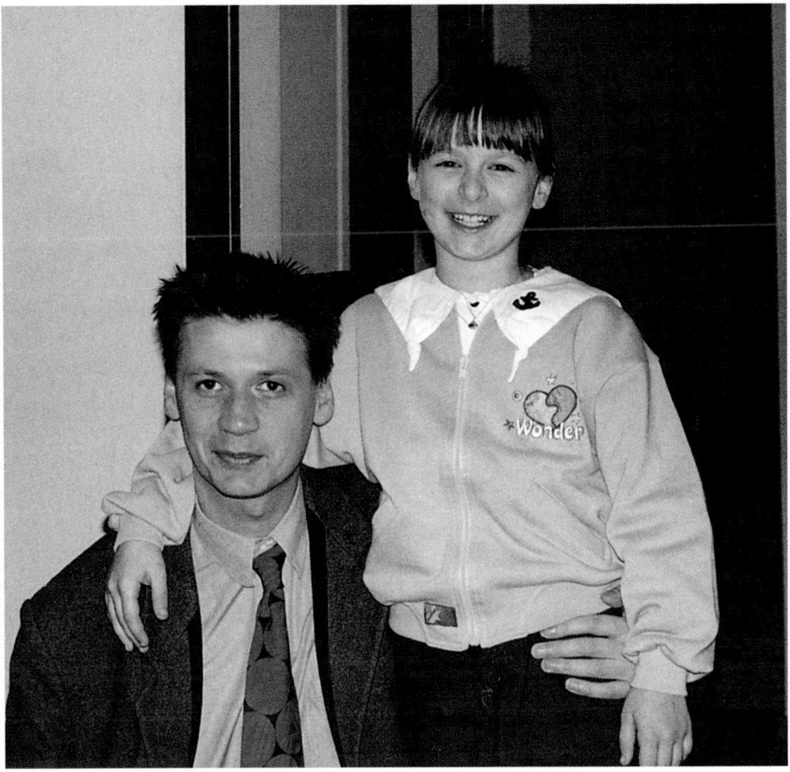

13–15 Meine prominentesten Freunde im Kampf gegen Aids: Linda de Mol *(links oben)*, Michael Stich *(links unten)* und Günther Jauch *(oben)*.

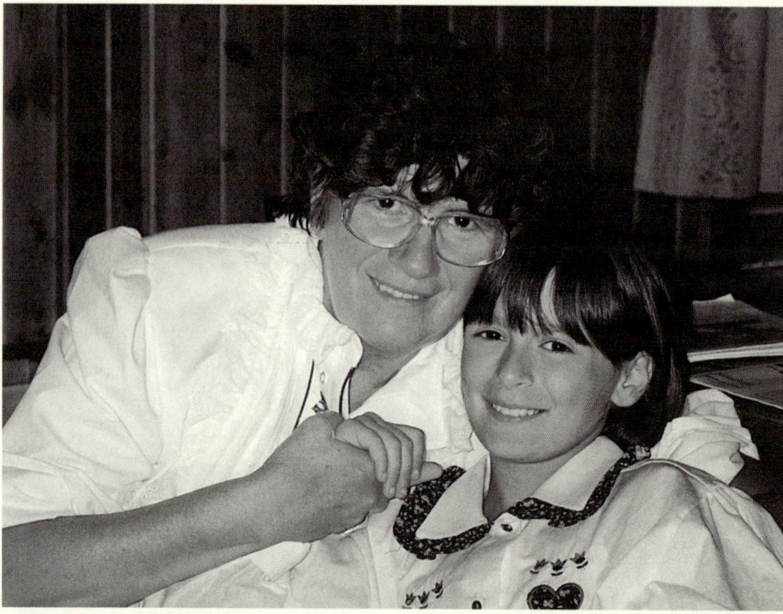

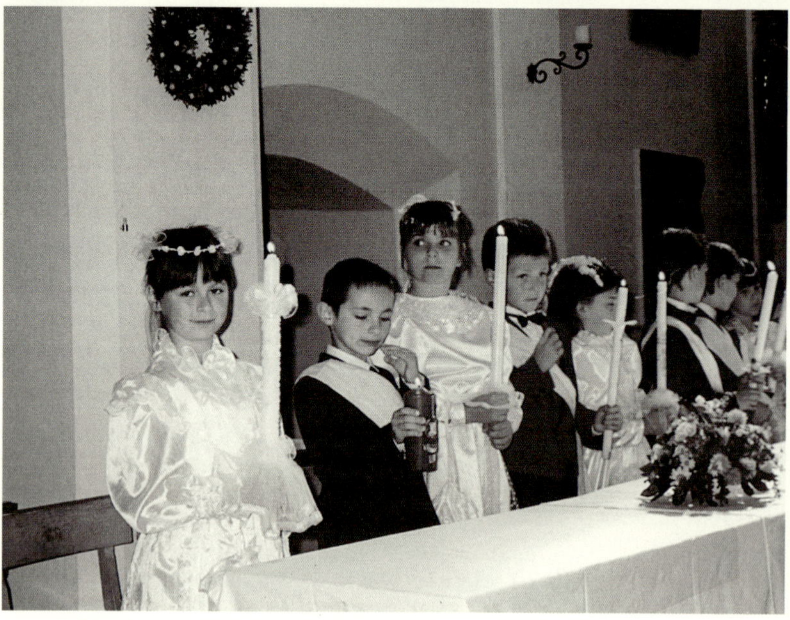

16 *(oben)* Meine Oma und ich sind ein tolles Team!
17 *(unten)* Der Tag meiner Erstkommunion war feierlich und aufregend zugleich.

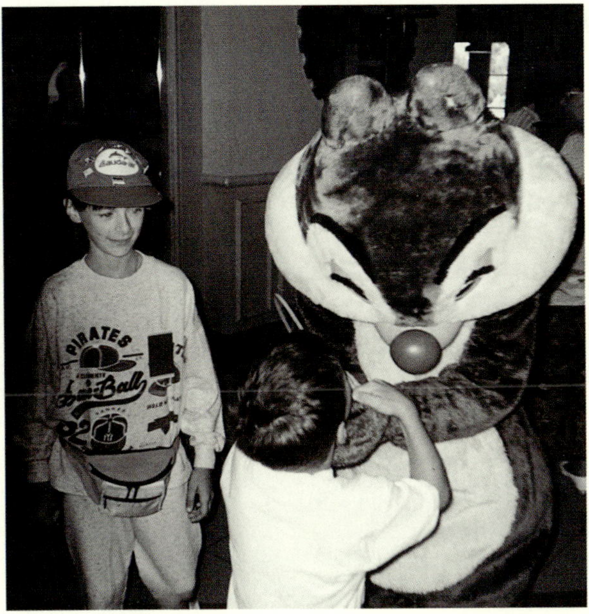

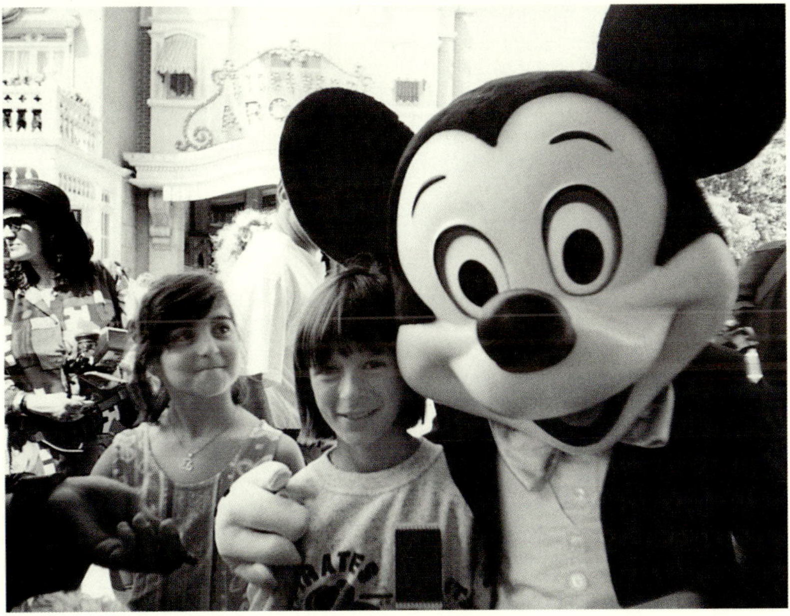

18–19 Spaß muss sein: zu Besuch in Disneyland bei Paris.

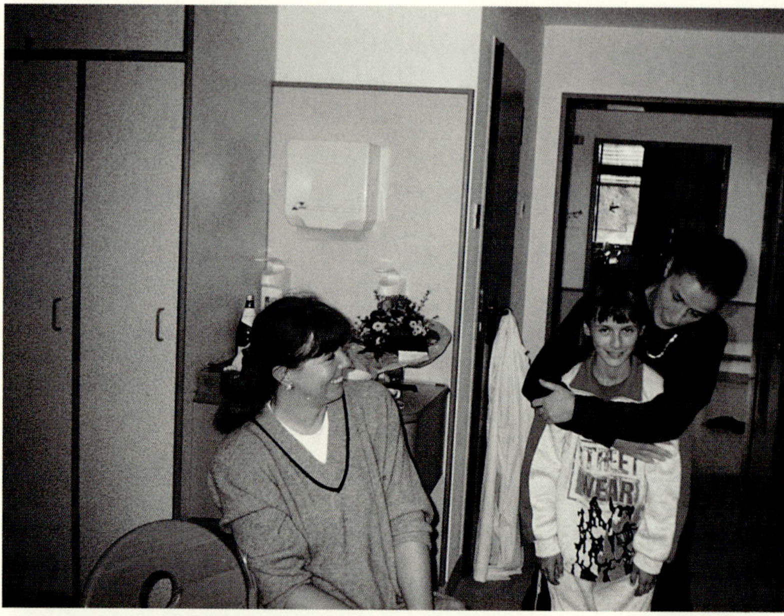

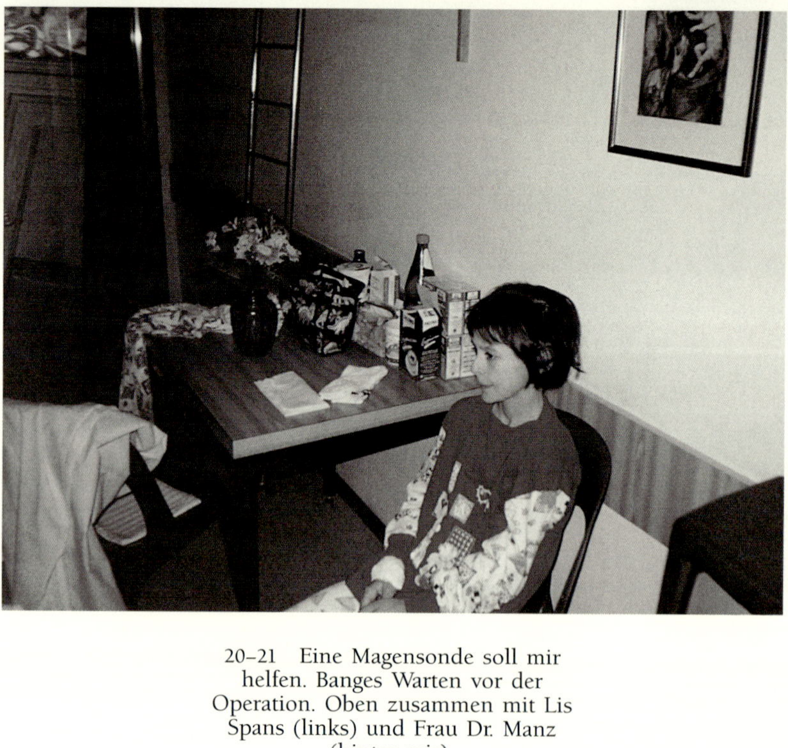

20–21 Eine Magensonde soll mir helfen. Banges Warten vor der Operation. Oben zusammen mit Lis Spans (links) und Frau Dr. Manz (hinter mir).

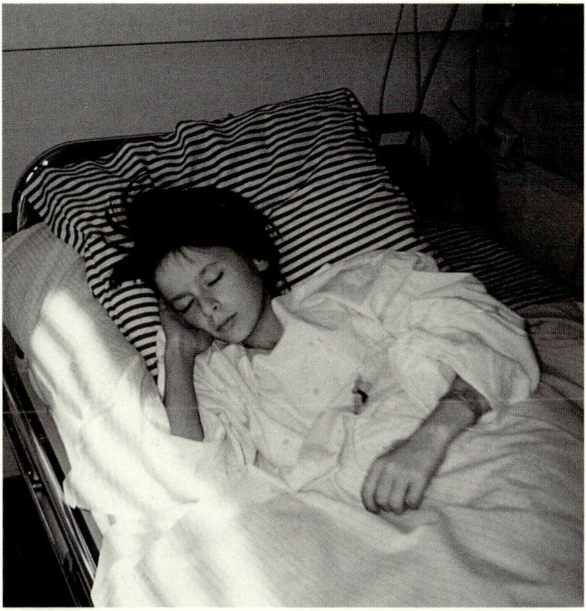

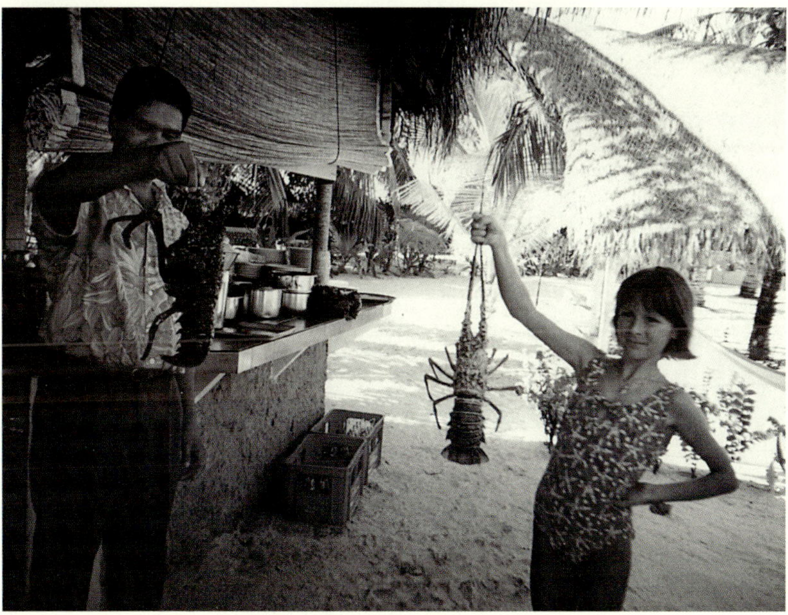

22 *(oben)* Schlafend erhole ich mich von der schmerzhaften Leberpunktion.
23 *(unten)* Das Leben hat wieder heitere Seiten: Badeurlaub auf den Malediven.

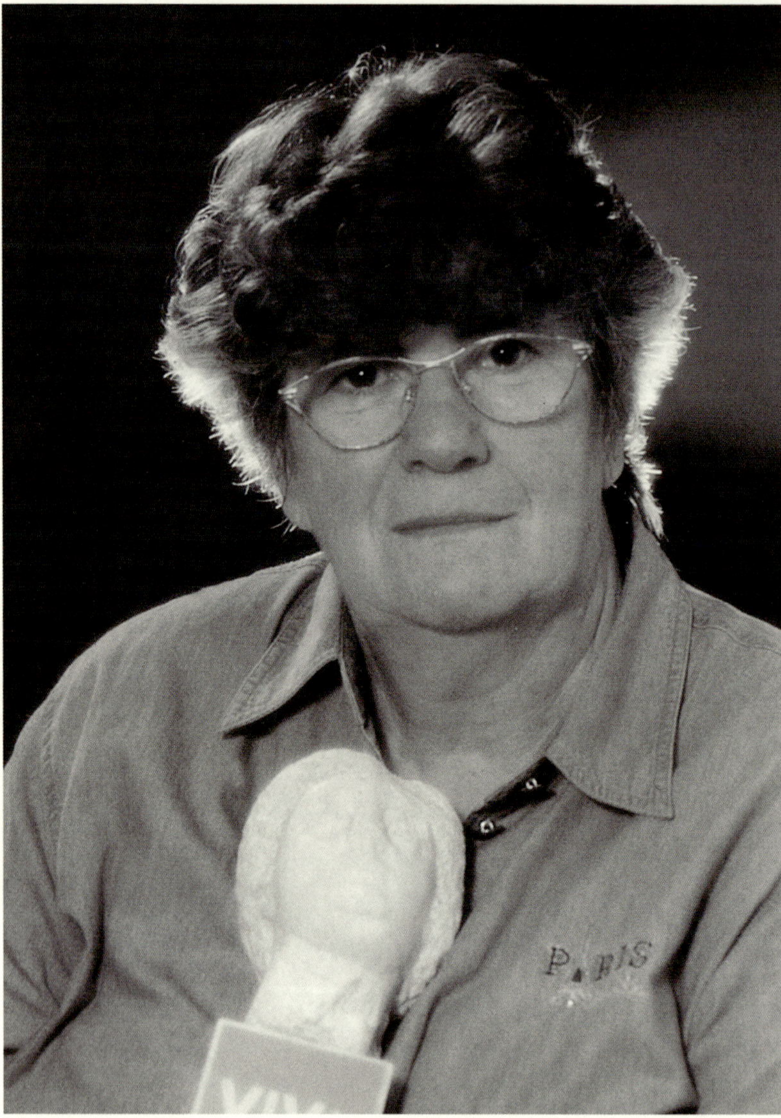

24 Meine Oma ist »Viva-Frau des Jahres 1995«.

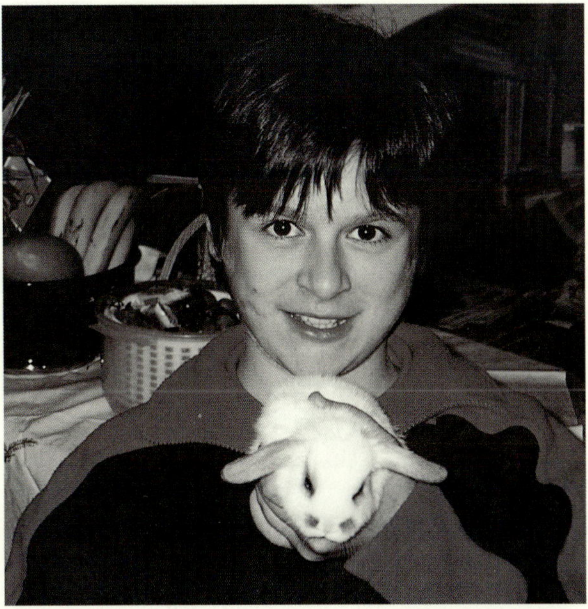

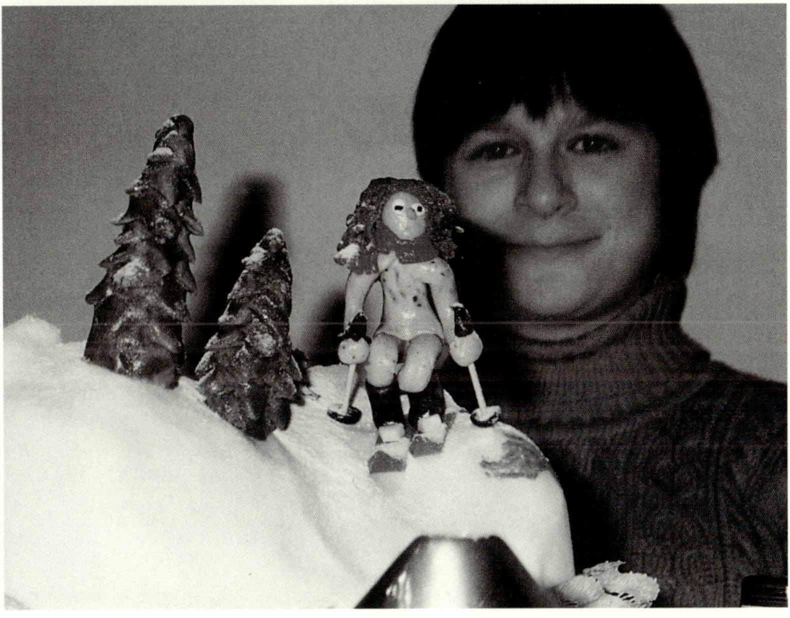

25 *(oben)* Ist er nicht süß, mein kleiner Schlappi? Er hat noch zehn Geschwister.
26 *(unten)* Als Geburtstagsüberraschung: Skiurlaub in Kitzbühel. Die Torte spendierte das Team von *stern TV*.

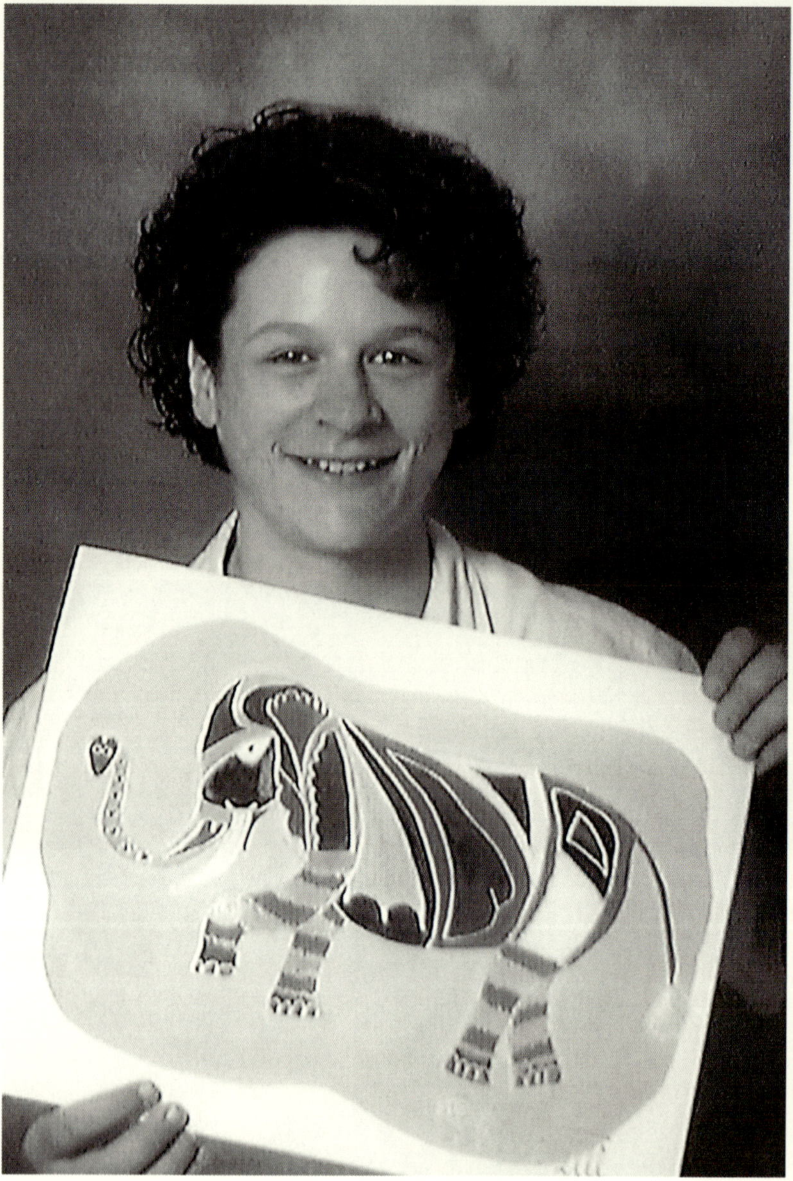

27 Eine meiner kreativen Leidenschaften: Malen mit Acrylfarben.

inzwischen längst begraben. Das werde ich bei dieser Krankheit wohl kaum erleben.

Revidiert habe ich mittlerweile auch meine mit zwölf Jahren einmal geäußerte Überlegung: »Mein Kind lass' ich mir einpflanzen, wozu brauch' ich denn einen Mann?«

Damals hatte ich über die erfolgreiche Einpflanzung von Embryonen in den Mutterleib gelesen und fand diese Möglichkeit faszinierend. Nachdem ich inzwischen auch viel über die Ansteckungsgefahren bei HIV-Infektionen und Aids wusste, war für mich vor allem die Überlegung maßgebend, dass die Ansteckungsgefahr für das Kind, die bei rund 25 Prozent liegt, so gut wie auszuschließen sei, wenn es operativ eingepflanzt und per Kaiserschnitt auf die Welt geholt würde. Mit den Medikamenten, die inzwischen gefunden worden waren – so schien die Wissenschaft damals noch hoffnungsvoll –, könnte der Fötus bereits im Mutterleib vorbeugend gegen Aids bzw. das HI-Virus behandelt werden, und die Mutter – also ich – wäre mit den gleichen Medikamenten bis dahin selber auch schon geheilt; so dachte ich damals.

Aber dieser von den Medien verbreitete Optimismus war wohl ein wenig voreilig. Das erlebe ich seit Jahren am eigenen Leib. Alle Medikamente, die ich bisher bekommen habe, reduzieren zwar die Zahl der Aidsviren im Blut, teilweise sogar erheblich, aber die endgültige Vernichtung des HI-Virus führen sie nicht herbei. Die Symptomenkomplexe der Aidserkrankung können jederzeit wieder ausbrechen, wenn nur eines der Medikamente nicht mehr anschlägt. Dann muss auf ein anderes Mittel umgestiegen, die Therapie angepasst werden, und die ganze Prozedur geht wieder von vorne los.

Aids ist nach wie vor nur behandel-, nicht heilbar! Die Erkrankung lässt sich zurückdrängen, aber endgültig besiegen lässt sie sich nicht. Deshalb lautet das Therapieziel der Ärzte derzeit vor allem, die Lebensqualität der Betroffenen zu erhalten – und die Hoffnung auf einen Impfstoff, der das Aidsvirus in den Griff bekommt, nicht aufzugeben.

Aufgrund meiner eigenen Erfahrungen halte ich es für egoistisch und unverantwortlich, wenn HIV-positive Eltern – wie dies gerade in letzter Zeit in Deutschland und in der Schweiz geschehen ist – sich ihren Kinderwunsch erfüllen, solange es keine Heilung gibt. Denn auch wenn der Säugling gesund zur Welt kommt, muss er bestenfalls mit dem Makel leben, dass seine Eltern Aids haben, schlimmstenfalls wird er auch noch zur Vollwaise. Dass ein solches Schicksal – ohne selbst infiziert zu sein – eine enorme Belastung darstellt, wird in meinem Buch, so hoffe ich, deutlich.

Darüber hinaus gibt es für HIV-positive Eltern keine Garantie dafür, dass gerade ihr Kind zu den 75 Prozent derer gehört, die im Mutterleib nicht infiziert werden. Eine solche Schwangerschaft ist auch heute noch immer ein Vabanquespiel, vor allem für das Kind, das sich gegen diese schlimme Hypothek nicht wehren kann.

Erwachsene, die wissen, dass sie HIV-positiv sind, können wegen fahrlässiger Tötung angeklagt und eingesperrt werden, wenn sie einen anderen Menschen, beispielsweise ihren Partner, durch ungeschützten Sex anstecken. Für aidskranke Eltern, die wissentlich Kinder zeugen und dem Risiko einer möglichen Infizierung oder dem frühen Verlust der leiblichen Eltern aussetzen, sollte meiner Meinung nach das Gleiche gelten.

FERIENSTRESS IN BELGIEN Drei Monate nach Mamas Tod hatte die Kinder-Aids-Hilfe Deutschland e.V. für ihre kleinen Patienten und deren Angehörige einen Urlaubsaufenthalt in Belgien arrangiert, und wir durften mitfahren. Ich fand das Ganze zunächst sehr toll und aufregend, aber leider entwickelte sich der Urlaub weniger erholsam als krankheitsfördernd und – besonders für Oma – stressig.

Das Feriendomizil war eine hübsche Wohnanlage mit mehreren gepflegten Einzelhäusern in der Nähe eines Erlebnisbades. Jeweils zwei Familien wurden in einem Haus untergebracht. Da wir nicht zu den Dauergästen der Kinder-Aids-Station gehörten, sondern nur alle drei Monate zum Check-up nach Düsseldorf kamen, kannten wir erst wenige Kinder und deren Eltern, die sich zu einer Gruppe zusammengeschlossen hatten.

Wir teilten unser Haus mit einer Afrikanerin und deren siebenjährigem Töchterchen. Das Mädchen hatte sein üppiges Haar in unzähligen Rastazöpfen gebändigt und war eine richtige Schönheit. Leider lief ihre Nase ständig sicht- und hörbar. Trotzdem waren die Betreuer so von diesem kecken und hübschen Mädchen angetan, dass sie den anderen Kindern schon bald regelrecht vorgezogen wurde, woraufhin sich viele, die kleiner und schwächer waren, zurückgesetzt fühlten.

Weil Oma daran gewöhnt war, um sechs Uhr aufzustehen, nutzte sie die Zeit, um ganz für sich allein einen Spaziergang zu machen. Wenn sie anschließend unser Frühstück zubereitete und wartete, bis ich aufwachte, zogen schon einige Kinder, deren Eltern noch schliefen, an den Häusern vorbei und guckten, wo geöffnete Vorhänge darauf hindeuteten, dass schon jemand wach war. Es dauerte nicht lange, und wir hatten mehrere junge Gäste zum Frühstück.

Nach einigen Tagen gab es Aufregung, weil das afrikanische Mädchen, das seit kurzem in die Schule ging, anderen Kindern Spielzeug weggenommen und hinter seinem Bett versteckt hatte. Die Mutter war damit völlig überfordert und weinte viel.

Für uns Kinder ließen sich die Gruppenbetreuer eine Menge einfallen: Gemeinsam machten wir lustige Spiele, unternahmen Besichtigungstouren und als besonderes Erlebnis einen Schiffsausflug.

Einige der Eltern waren froh, einmal von ihren Kindern entlastet zu sein, feierten und tranken bis in die tiefe Nacht hinein und mussten am nächsten Morgen entsprechend ausschlafen. Das war nichts für Oma, die weder raucht noch trinkt.

Jeden Tag war irgendein anderer Stress, der Oma diesen Urlaub, der eigentlich der Erholung dienen sollte, verhagelte.

Zum Beispiel nutzte die Mutter eines älteren Jungen, dem es gar nicht mehr gut ging, Omas Hilfsbereitschaft schamlos aus. Sie vertraute ihr »wirklich nur heute zum Mittagessen« ihren Sohn an, weil sie nach Brüssel fahren wollte, um einmal allein etwas zu unternehmen. Ihr Versprechen, am späten Nachmittag wieder zurück zu sein, hielt sie nicht, sondern sie blieb einfach die ganze Nacht weg – und Oma hatte Probleme, dies dem Jungen verständlich zu machen.

Ganz für sich hielt sich ein schwer kranker Junge, der im Rollstuhl saß und wohl nicht mehr lange zu leben hatte. Seine Mutter hatte sich bei Oma beklagt, mit der Situation nicht fertig zu werden. Das kranke Kind beeinträchtige ihr Leben so sehr, dass sie zu lebensverlängernden Maßnahmen nicht mehr ihre Einwilligung geben würde. Sein Vater war ebenso hilflos. Um seinen Sohn auf das Sterben vorzubereiten, hatte er ihm ein Skelett mitgebracht. Oma war entsetzt über diese sonderbare Methode, einem Kind beizubringen, dass es vor dem Sterben keine Angst zu haben brauchte – und sie sagte das auch deutlich. Daraufhin fragte man sie, ob ich dem Jungen behutsam die Wahrheit beibringen könne, »von Aidskind zu Aidskind«.

Ich passte einen geeigneten Moment ab und zog mich mit ihm in ein Gartenhäuschen zurück. Dort sagte ich ihm: »Schau mich an. Ich habe dieselbe Krankheit wie du! Aber ich werde hundert Jahre alt, weil ich gegen sie ankämpfe, alles esse, was gesund ist, und keine Pommes und so ein blödes Fast-Food-Zeug. Es ist doch kein Wunder, dass du so sterbenskrank bist, wenn du immer nur diesen vitamin- und gehaltlosen Dosenkram isst und dich nicht gegen das Aids wehrst.«

Als wir wieder zu seinen Eltern und zu Oma zurückkamen, erklärte der Junge ganz locker: »Ich zieh' zur Schirin nach Österreich, weil ich da vom Essen der Oma wieder gesund werde und keine Dosenkost mehr zu mir nehmen muss.« Und ich setzte noch eins drauf und erklärte: »Statt so ungesund zu leben mit euren Pommes mit Majo, Currywurst und ähnlichem Zeug, solltet ihr besser so gut kochen wie meine Oma, dann könntet ihr gegen diese Krankheit ankämpfen.« Natürlich ließ sich sein Wunsch, zu uns zu ziehen, nicht durchführen, und ein paar Monate später ist er gestorben. Der Junge hat mir echt leidgetan, als er noch lebte. Jetzt braucht er wenigstens nicht mehr darunter zu leiden, dass seine Mutter keine Lust zum Kochen hatte.

Dann gab es einen Jungen in meinem Alter, der mit seiner Mutter im Nachbarhaus untergebracht war. Beide waren HIV-positiv. Er hatte ein Gerät für künstliche Ernährung dabei, das nachts angeschlossen wurde. Es war das erste Mal, dass ich eine solche Apparatur sah, nicht ahnend, dass ich selbst einmal von so etwas abhängig sein würde. Die verzweifelte Mutter war froh, in meiner Oma einen Menschen gefunden zu haben, der Verständnis hatte und zuhören konnte. Stundenlang saß sie bei uns, weinte und redete sich ihre Angst von der Seele.

Bei Urlaubsbeginn war den Erwachsenen verboten worden, über das Virus und Aids zu reden, weil manche Kinder um ihre Krankheit nicht wussten und damit auch nicht belastet werden sollten. Dieses

Verbot einzuhalten war sehr schwer, wenn die jungen Mütter nachts zu uns ins Haus schlichen und reden und weinen wollten.

Mit zwei Müttern, die wir mit ihren Jungen immer in der Uniklinik trafen, hatte Oma Freundschaft geschlossen. Sie tauschten Erfahrungen über den Verlauf der Krankheit aus, bis die beiden Jungen starben.

Eine andere Mutter musste wegen starker Blutungen mit der Ambulanz ins Krankenhaus gebracht werden. Es zeigte sich, dass ihre beiden kleinen Kinder, die daraufhin abwechselnd bei anderen Familien untergebracht wurden, den ganzen Popo voller Pusteln hatten. Nun wusste man, woher einige andere Kinder, die gemeinsam mit den armen Kleinen im Planschbecken gewesen waren, ihren Ausschlag hatten.

In der Nähe der Ferienanlage befand sich das Tropikhaus, eine tolle Badeanlage mit Wasserrutschen, verschiedenen Becken, Whirlpools und riesigen tropischen Pflanzen und einem entsprechend feuchtwarmen Klima. Der Preis für eine Tageskarte war ziemlich hoch. Nach einem einmaligen Badevergnügen, an dem sich fast alle beteiligt hatten, klagten anschließend alle über Heiserkeit, Hals- und Ohrenschmerzen. Da ich ohnehin schon immer Probleme mit den Ohren hatte, durfte ich mich bis zum Ende des Ferienaufenthalts mit 40 Grad Fieber und einer schweren Mittelohrentzündung ins Bett legen.

Zu allem Überfluss hatten einige Eltern, die sich vor der Abreise noch ein bisschen in Brüssel amüsieren wollten, mit dem Bus, den die Kinder-Aids-Hilfe zur Verfügung gestellt hatte, einen Unfall gebaut.

Nach diesen »Erlebnis«-Ferien haben Oma und ich uns geschworen, nie mehr mit einer Gruppe Urlaub zu machen. Diesen Stress hält schon ein gesunder Mensch nicht aus, geschweige denn ein Kranker, der sich dann noch alle möglichen Infektionen einhandelt. Luftveränderung ja, aber nicht mit Kranken unter Kranken.

DÜSSELDORF KONTRA LINZ Viermal im Jahr ging's nach Düsseldorf zur Kinder-Aids-Station an der Uniklinik. Darauf habe ich mich jedes Mal riesig gefreut. Den Grund der Reise, die Untersuchung im Düsseldorfer Krankenhaus, mochte ich allerdings weniger. Aber ich wusste natürlich, wie lebenswichtig dieser Check-up war, also habe ich ihn immer tapfer ertragen. Außerdem liefen die Untersuchungen am Düsseldorfer Klinikum erheblich zügiger ab als in Linz. Dort musste ich oft stundenlang auf der Station liegen, ehe irgendwer irgendwas mit mir machte, sodass mir praktisch ein ganzer Tag »gestohlen« wurde. Und ich fand meine Zeit zu kostbar, um sie mit sinnlosem, langweiligem Herumliegen zu vertun.

Der Linzer Chefarzt war vom »Unternehmen Düsseldorf« gar nicht angetan, unter anderem auch wegen der Kosten. Da geriet er bei Oma gerade an die Richtige. »So ein deppertes Argument«, zürnte sie und ließ sich nicht beeinflussen. Sie war sich sicher, dass man in der Uniklinik Düsseldorf, und speziell im Team von Professor Wahn, eine gute Hand hatte. Schon auf die kleinste Abweichung von den Normalwerten reagierte man sofort. Und außerdem hatte man mir dort ein Medikament verordnet, das in Österreich noch nicht genehmigt war. In Linz hätte man mir dieses Präparat, das in der Lage ist, eine latent in einem Patienten schlummernde Lungenentzündung in den Dauerschlaf zu blocken, also gar nicht verabreichen können. So blieb es dabei, einmal im Quartal waren wir in Düsseldorf.

Ehrlich gesagt, mein Interesse an all diesen verborgenen Krankheiten hielt sich in Grenzen. Schlimm genug, wenn sie gelegentlich ausbrachen und mir für Tage, manchmal sogar Wochen, die Lebensfreude raubten. Aber in den dazwischen liegenden Zeiten, wenn ich gut drauf war, mochte ich davon nichts wissen. Da schmiedete ich lieber Pläne mit Oma.

ZU GAST BEI GÜNTHER JAUCH UND STERN TV Seit Dezember 1992 lädt uns Günther Jauch, der nette Moderator von *stern TV*, einer Sendung des Privatsenders RTL, regelmäßig ins Kölner Studio zum Plaudern ein. Dazu geht's erst mal mit dem Flieger nach Düsseldorf. Am Flughafen werden wir von einem Chauffeur abgeholt, der uns nach Köln bringt, wo wir im Hotel Maritim wohnen. Dessen vordere untere Eingangshalle ist schon so riesig, dass der Marktplatz unserer Gemeinde spielend darin Platz fände.

Da sich viele Menschen beim Redaktionsteam, das auch supernett ist, immer wieder danach erkundigen, wie es mir geht, hat Günther Jauch beschlossen, mich wenigstens einmal im Jahr in seine Sendung zu bitten. Meistens sind wir in der Weihnachtssendung, manchmal aber auch unterm Jahr zu Gast, wenn es etwas Besonderes zu berichten gibt.

Auf den Flug, die schönen Tage in der Domstadt, die Unterbringung in dem fabelhaften Hotel, die tolle Atmosphäre im Studio und vor allem auf das Wiedersehen mit Günther Jauch und seinem Team freue ich mich das ganze Jahr über.

Um zu zeigen, wie es mir inzwischen ergangen ist und was ich erlebt habe, besucht uns zwei- bis dreimal im Jahr eine Journalistin von *stern TV* zusammen mit ihren Kameraleuten und Tontechnikern.

Auf ihr Kommen freue ich mich immer sehr, denn sie ist ausgesprochen lustig. Sie bringt Leben in die Bude und lenkt mit ihrer Heiterkeit von dem manchmal recht tristen Alltag ab, weil wir alles Mögliche und Unmögliche unternehmen: im Winter Kekse und Figuren aus Teig backen, Ski fahren, rodeln, Eis laufen und Schneeballschlachten machen, im Sommer in unserem Badesee schwimmen oder rudern, Fahrrad fahren, reiten oder Tennis spielen. Auf jeden Fall haben wir immer eine Riesengaudi. Wenn die Tage ausgefüllt sind mit solch lustigen Ereignissen, kann ich wenigstens für ein paar Stunden die elenden Krankheiten vergessen, gegen die ich mich mit dauernden Arztbesuchen, unzähligen Injektionen, Infusionen und unbekömmlichen Medikamenten-Cocktails zur Wehr setzen muss.

Meine Krankheit, Behandlungsmethoden und Operationen werden dabei ebenso von der Kamera festgehalten wie der Tag meiner ersten heiligen Kommunion, Geburtstagsfeiern, kleinere Ausflüge oder Ferienreisen. Aus diesem Filmmaterial werden immer wieder aktualisierte Filmberichte zusammengestellt, die in der Sendung eingespielt werden und zu denen Günther Jauch meine Oma und mich interviewt.

Dabei gehört er nicht zu jenen Journalisten, bei denen man das Gefühl hat, sie tun nur ihren Job, weil sie ein Geschäft wittern oder eine gute Story verkaufen möchten. Für mich ist er vielmehr wie ein Freund, der ernsthaft an meinem Schicksal interessiert ist, mir mit großem Verständnis meine Gedanken und Empfindungen entlockt, alles über meine Krankheit, meine Lebensumstände und meine Pläne wissen und mir helfen will, eine Zukunft für mich aufzubauen. Mehrmals im Jahr ruft er bei uns an, um sich zu erkundigen, wie es mir geht und ob er etwas für uns tun kann. Es ist schon ein gutes Gefühl, einen solchen Freund zu haben!

Was mir besonders an ihm gefällt, ist seine lustige und unkomplizierte Art. Schon immer hat er mir das Gefühl gegeben, eine »Dame« zu sein.

Von Anfang an hat er vor meiner Krankheit keine Scheu gehabt. Gleich beim ersten Kennenlernen nahm er mich auf den Schoß, wir verglichen die enormen Größenunterschiede unserer Schuhe, er zeigte mir sein Führerscheinbild, auf dem er noch lange Haare hatte, und wir beide finden immer etwas, worüber wir herzlich lachen können. Zunächst sprach er nur mit Oma über meine Krankheit, weil ich damals sowieso noch nichts davon verstand; mittlerweile kann ich ihm aber selbst Rede und Antwort stehen.

Günther, wie ich ihn mittlerweile nennen darf,

spricht vor dem Publikum ganz locker und normal über meine Krankheit, unsere Lebensumstände und meine Pläne. Trotzdem bringt er die Ausgrenzung, die wir erfahren müssen, so super rüber, dass wir über den Sender wahnsinnig viel Post erhalten. Leider können wir nicht alle Briefe persönlich beantworten, aber ich möchte mich – auch im Namen meiner Oma – an dieser Stelle ganz herzlich für die vielen lieben Grüße, Wünsche und Geschenke bedanken, die uns große Freude gemacht und neuen Auftrieb gegeben haben.

In unserem ersten gemeinsamen Interview – damals war ich gerade sieben Jahre alt und spürte noch nicht viel von der ererbten Immunschwächekrankheit – habe ich ihm erzählt, dass ich hundert Jahre alt werden wolle. Prompt wollte er im folgenden Jahr wissen, warum es so wichtig sei, dass es gerade hundert Jahre werden sollten.

»Weil, so alt ist noch keiner geworden«, sagte ich.

»Ja, doch, ein paar gibt's schon«, gab Günther Jauch zu bedenken.

»Aber nicht mit dieser Krankheit!«, entgegnete ich verschmitzt und hatte im Studio die Lacher auf meiner Seite.

»Das ist richtig«, räumte er daraufhin ein und meinte gegen Ende des Gesprächs: »Momentan spricht jedenfalls viel dafür, dass du hundert Jahre alt wirst.«

Natürlich gibt es böse Zungen, die sich das Maul darüber zerreißen, ich sei »öffentlichkeitsgeil« und ein »Fernsehstarlet«, »das sich meistbietend verkauft«. Da bricht wohl der pure Neid heraus.

Tatsächlich ist es so, dass weder Oma noch ich

uns je darum gerissen haben, in der Öffentlichkeit aufzutreten. Aber nachdem wir durch die Kindergarten-Affäre eine traurige Berühmtheit erlangt hatten, waren wir für die österreichischen Medien natürlich interessant, wenn es um das Thema Aids bei Kindern ging, weil Oma den Mut gehabt hatte, offen über meine HIV-Infizierung zu reden.

Und nachdem wir Kontakt zur Kinder-Aids-Hilfe Deutschland e.V. in Düsseldorf hatten, verwies man dort sämtliche Fernsehanstalten an uns. Denn wann immer eine Diskussion zur Thematik, zum Welt-Aids-Tag am 1. Dezember oder zur Welt-Aids-Konferenz anstand, fand sich aus dem Kreis der betroffenen Familien mit Aidskindern niemand, der bereit war, öffentlich darüber zu sprechen.

Weil wir erlebt haben, was es heißt, als HIV-positiv geoutet zu sein, war es Oma und später auch mir ein Anliegen zu zeigen, dass solche Kinder nicht anders sind als gesunde Jungen und Mädchen. Dass nicht die Mitmenschen vor Aidskindern Angst haben müssen, sondern umgekehrt, weil jede erworbene Infizierung mit Schnupfen-, Herpes- oder anderen Viren tödlich sein kann. Dass sie für ihre Entwicklung genauso Liebe, Zuwendung und Anerkennung brauchen. Dass die Ansteckungsgefahr durch ein Kind so verschwindend gering ist, dass sie vernachlässigt werden kann. Würden aidsinfizierte Kinder das Virus wie Sprinkleranlagen verteilen, wäre eine Ausgrenzung sicherlich angebracht und verständlich.

Meine Oma hat stets mit mir geschmust und gebusselt, wie das jede Oma mit ihrem Enkel oder jede Mama mit ihrem Kind tut. Und wenn ich schlechte

Träume habe, liegen wir eng umschlungen im Bett, weil ich spüren muss, dass die Oma da ist, um alle bösen Geister zu vertreiben. Als sie meine kranke Mama pflegte, haben sich beide oft und innig liebkost. Würden die Horrormärchen stimmen, die anfangs über das Virus und Aids verbreitet wurden, dann müsste Oma heute auch HIV-positiv sein; ist sie aber nicht. Denn als nach Mamas Tod einige böse Zungen behaupteten, sie habe sich angesteckt, ließ Oma einen Aidstest machen, um zu beweisen, dass man sich im Umgang mit einem Aidskranken absolut nicht anstecken muss. Sie hatte nicht den geringsten Zweifel daran, dass der Test negativ ausfallen musste – und sie behielt Recht.

Dass wir mit unserer Offenheit nicht falsch gelegen haben, zeigt sich immer wieder in den vielen positiven Briefen, Päckchen und Telefonanrufen, die wir erhalten. So manche Ängste konnten wir zerstreuen und um Verständnis für HIV-positive und aidskranke Menschen werben.

Und wenn viele Bürger bereit waren und sind, uns und der ersten Kinder-Aids-Hilfe Österreichs Geld- oder Sachspenden zukommen zu lassen, dann doch wohl deshalb, weil sie wissen, dass die Mittel nicht unnütz ausgegeben werden, sondern wirklich bei den Menschen ankommen, die sie brauchen. Diese Spendengelder, deren Vergabe rechtlich kontrolliert wird, helfen aidskranken Kindern, deren Lebenserwartung ohnehin nicht sehr hoch ist, die kurze Lebensspanne ein wenig zu verschönern oder das Leid zu lindern. Diesen Kindern und ihren Schutzbefohlenen fehlt oft das Geld für das Notwendigste.

Leider gibt es immer wieder Leute, die das Leid kranker und das Mitleid gesunder Menschen schamlos ausnutzen. So erbat beispielsweise jemand ein Foto mit Autogramm von mir, ging damit von Haus zu Haus und erbettelte Spenden. Die verschwanden dann auf Nimmerwiedersehen in dessen eigener Tasche. Weder wir noch die Aidshilfe haben je etwas von dem Geld gesehen.

Die undurchsichtigen Spendengeschäfte eines Wiener Vereins bescherten Oma massiven Ärger mit dem Finanzamt und dem Jugendgericht. Dieser Verein hatte angeboten, ihr aus dem Verkauf von CDs monatlich 5000 öS als Unterstützung für mich zukommen zu lassen. Dass er dafür allerdings eigenmächtig und ohne Omas Zustimmung Bittbriefe verschickt hatte (zum Beispiel an Karl Moik), erfuhr sie erst von der Polizei, nachdem das Jugendamt Anzeige erstattet hatte. Mit der reißerischen Überschrift »Hilfe, ich will leben!« und meiner nachgeahmten Unterschrift unter einem herzzerreißenden Text wurde zum Spenden aufgerufen.

Diese dubiose Hilfsaktion wurde völlig ohne mein Einverständnis durchgeführt, wehrte sich Oma energisch. *Dafür musste ich mich von Anrufern als geldgierige Frau beschimpfen lassen, dabei habe ich mit der Bettelaktion nichts zu tun.* Das konnte sie auch den Behörden glaubhaft machen. Der Verein entschuldigte sich, »über die Schnur gehauen« zu haben, und versprach, künftige Spenden an die Kinder-Aids-Hilfe bzw. an das neue Aidshaus in Wien zu überweisen.

Begegnung mit einem Tennis-Crack

Früher hatte ich meinen Freund Gerhard oft zum Tischtennisspielen herausgefordert und meistens gewonnen. Als ich älter wurde, fand ich Tennis spielen einfach toll, denn am Fernseher verfolgte ich begeistert die Turniere in Wimbledon, die French Open, den Grand Slam oder den Daviscup mit den deutschen Cracks Boris Becker, Steffi Graf, Michael Stich oder den vielen ausländischen Tennisstars.

Natürlich wollte auch ich mich gern auf dem Aschenplatz beweisen. Deshalb zog es mich immer, wenn das Wetter schön war, dort hin. Allerdings wurden meine Ausflüge auf den roten Sand immer anstrengender und seltener, weil es mir gesundheitlich immer schlechter ging.

Im Winter 1994 bin ich bei *stern TV* einem der großen deutschen Tennisstars begegnet. Eines Tages erfuhren wir am Telefon, ein sehr erfolgreicher deutscher Tennisspieler wolle eine Kinder-Aids-Stiftung ins Leben rufen und würde mich und Oma gerne kennen lernen. Und tatsächlich, wir trafen die damalige Nummer zwei der Weltrangliste: Michael Stich. Der Weltmeister und Sportler des Jahres 1991 war zu Gast bei Günther Jauch, ebenso wie Oma und ich.

Er war wirklich nett und überhaupt nicht eingebildet, was er aufgrund seiner großen Erfolge bestimmt hätte sein können. Wir mochten uns auf Anhieb. Er erzählte, dass er gemeinsam mit seiner Ehefrau Jessica Stockmann, die sich um das Organisatorische kümmert, die Michael-Stich-Stiftung für aidsinfizierte Kinder gegründet habe, um vor allem einzelnen Kindern zu helfen, die an der tückischen Krankheit litten. Um ihnen das Leben mit der Krankheit zu erleichtern, wollten die beiden möglichst viel Geld mit Benefiz-Tennisturnieren sammeln. Das Ehepaar Stich hatte noch weitere prominente Mitglieder für seine Stiftung gewonnen: zum Beispiel den ehemaligen Daviscup-Teamchef Wilhelm Bungert und den Schauspieler Christopher Lambert.

Die Gelder der Stiftung, aufgetrieben durch Spenden, sollen ein bisschen Glück und Freude schenken, vom Urlaub bis zum Aufenthalt auf dem Reiterhof, aber auch für Medikamente ausgegeben werden.

Von den ersten Geldern der Michael-Stich-Stiftung war uns ein Besuch in Disneyland bei Paris spendiert worden, und so stand wieder eine kleine Reise an. Leider waren die glücklichen Momente in Frankreich nur kurz. Ich hatte fast ständig Schmerzen, und die Streifzüge durch das toll gestaltete Areal der Märchen- und Comicwelt waren für mich wahnsinnig anstrengend. Immer wieder musste ich mich im Hotel ausruhen, worüber Oma übrigens nicht gerade unglücklich war, denn auch sie hatte enorme Probleme mit der Bandscheibe und den Beinen. Richtig abschalten und uns vergnügen konnten wir beide nur selten.

Schirin, du hast ein krankes Blut

Seit meinem dritten Lebensjahr gehören Arztbesuche und Krankenhausaufenthalte zu meinem Alltag. Dass mit meinem Blut irgendetwas nicht in Ordnung war, wusste ich schon sehr früh, denn Oma hatte mir gesagt: *Schirin, du hast ein krankes Blut, und das müs-*

sen wir einmal im Monat im Krankenhaus untersuchen lassen. Vom Virus selbst hatte ich damals noch keine Ahnung, und auch das Wort Aids hatte ich noch nie gehört.

Oma war anfangs noch nicht so gut darüber informiert, welche Gefahren für mich oder andere Menschen bestehen können; deshalb ermahnte sie mich beim Spielen, besonders wenn andere Kinder dabei waren, immer wieder zur Vorsicht. *Wenn du dich verletzt und blutest, darfst du niemanden anfassen. Dann kommst du sofort zur Oma, die macht dir schnell ein Pflaster drauf, dann kannst du weiterspielen!*, hatte sie mir eingetrichtert.

Weil sie großen Wert darauf legte, niemanden zu gefährden, waren öffentliche Spielplätze für mich tabu, und wenn gelegentlich ein paar Nachbarkinder zum Spielen vorbeischauten, dann war Oma nie weit weg.

Wie alle Fotos aus meiner Kinderzeit zeigen, blickte ich gesund und munter in die Welt. Morgens wollte ich wissen, was wir tagsüber unternähmen, und am Abend war ich voller Erwartung, was der nächste Tag bringen würde.

Bis zur Einschulung hatte ich zwei Kilogramm Übergewicht, steckte voller Energie und Lebensfreude, und nicht einmal ein Anflug der tückischen Krankheit machte sich bemerkbar. Deshalb musste ich damals auch noch keine Medikamente nehmen, sondern nur ein Mittel, das die Abwehrkräfte stärkte.

Gelegentlich kam es vor, dass uns jemand ansprach und beinahe enttäuscht meinte: »Man sieht dem Kind die Krankheit gar nicht an.« Wenn in den

Zeitungen mal wieder über die Neuentwicklung eines Aidspräparats berichtet worden war, mit dem man die Krankheit schon »so gut wie im Griff« glaubte, wurden auch Mutmaßungen laut wie: »Vielleicht kommt die Krankheit ja gar nicht zum Ausbruch.«

Zwischen dem Zeitpunkt der Ansteckung mit dem HI-Virus – in meinem Fall seit meiner Geburt – und dem Ausbruch der Krankheit Aids können mehrere Jahre vergehen. So war es auch bei mir.

Stein oder besser gesagt Biss des Anstoßes war die Gesichtsverletzung gewesen, die mir der Dackel zugefügt hatte, als ich viereinhalb war. Seitdem litt ich unter fiebrigen Erkältungen, Halsschmerzen und Lymphdrüsenschwellungen sowie sehr schmerzhaften Mittelohrentzündungen – zunächst nur gelegentlich, aber nach dem Tod meiner Eltern immer häufiger. Das Virus in meinem Blut hatte das Immunsystem so geschwächt, dass mein Körper mit den Infektionen immer schlechter fertig wurde. Deshalb fühlte ich mich auch immer öfter müde und abgeschlagen.

Versagen die Abwehrkräfte, kann selbst die harmloseste Erkältung schlimme Folgen haben: Ein Schnupfen kann chronisch werden, ein Husten sich zur Lungenentzündung entwickeln.

Damit die Ärzte über meinen körperlichen Zustand stets informiert waren und mich nötigenfalls schnell behandeln konnten, wurden alle Organe kontrolliert, Haut und Drüsen regelmäßig auf Schwellungen und Veränderungen untersucht, und vor allem wurde einmal im Monat Blut für den Labortest abgenommen.

Bisher hatte ich nur Immunoglobuline bekommen, um mein Abwehrsystem zu stärken. Als sich aber mein Gesundheitszustand nach der Kommunion immer mehr verschlechterte, musste ich Medikamente nehmen, um die verschiedenen Krankheiten, die sich bemerkbar machten, in den Griff zu bekommen.

Ich fühlte mich oft schlapp und müde, hatte fast jeden Tag Kopfweh. Dann schwoll unvermittelt mein Knie an, wenige Zeit später auch der Bereich um den Fußknöchel, weil sich dort Wasser staute. Durch die Wasserablagerungen schmerzte jede Bewegung, vor allem Beugung und Streckung der Gelenke.

Arzt- und Klinikbesuche häuften sich. Kopf, Lunge und Gelenke wurden geröntgt. Eine Kniegelenkspunktion blieb mir Gott sei Dank erspart, weil die Stauungen nach einiger Zeit von allein weggingen – aber Wochen später kamen sie doch wieder.

Obwohl ich mit Begeisterung zur Schule ging und begierig war, etwas zu lernen, ging es mir an manchen Tagen so schlecht, dass ich keine Hausaufgaben machen konnte. Selbst in der Schule musste ich immer öfter fehlen. Wenn Oma mich aus der Schule abholte, war ich manchmal so erschöpft, dass ich mich ein, zwei Tage erholen musste, bevor ich wieder am Unterricht teilnehmen konnte.

Die Isolation in unserem Haus an der Donau nahm durch die Krankheit wieder zu, denn die Zahl der in der Schule gerade erst gewonnenen Freunde, die mich besuchten oder zu sich einluden, wurde jeden Monat kleiner.

Früher hatte mich das Virus ausgegrenzt, jetzt

bestimmten alle möglichen Erkrankungen mein Leben mehr und mehr. Das gerade erworbene neue Lebensgefühl, dazuzugehören, wurde immer häufiger verdrängt durch die Missempfindungen, mit denen mein Körper jede Krankheit und jedes neu hinzukommende Medikament quittierte. Ich hasste es, krank zu sein, aber ich war jeder Ansteckung beinahe hilflos ausgesetzt.

Der rapide gesundheitliche Verfall meiner Eltern hatte zuletzt eigentlich nur noch den Schluss zugelassen, dass sie sterben würden. Trotzdem war der Tod meiner Eltern, besonders der meiner geliebten Mama, doch ein ziemlicher Schock für mich, der – darin waren die Ärzte sich einig – eine tiefe seelische Krise ausgelöst und meine Widerstandskräfte gelähmt hatte. Hinzu kamen die neugierigen Fragen meiner Mitschüler, die sich natürlich genau wie ich Gedanken darum machten, dass ich jederzeit an Aids erkranken und daran sterben konnte.

Was damals begann und immer noch fortdauert, ist wie ein ewiger Kreislauf: Übelkeit und Erbrechen, Kopf- und Gliederschmerzen, Stauungen, Fieber, Grippe, Mittelohrentzündung, Gürtelrose, Warzen- und Pilzbefall, allergische Hautreaktionen und Gelbsucht. Dazu nächtliche Schweißausbrüche, ständig feuchte Hände, dass man sich schämt, jemandem die Hand zu reichen, Schweißflecken an den Stellen, auf denen man gesessen hat.

Ist es da nicht verständlich, dass meine Lebensfreude manchmal zusammenschmilzt auf die drei Worte: *»WARUM IMMER ICH?«*

Liebesbezeugungen Nicht nur an Tagen, an denen ich mein Schicksal verfluche und ich meiner überdrüssig bin, fängt mich Oma mit all ihrer Liebe auf. Mit aller Kraft baut sie mein Selbstwertgefühl wieder auf, macht mir Mut, wenn ich die Hoffnung auf Heilung, auf dauerhafte Freundschaft, auf das Leben eines ganz normalen jungen Mädchens verliere. Solange ich denken kann, hat sie sich stets etwas Neues einfallen lassen, um mir eine Freude zu machen, wenn ich traurig oder krank war. Daran hat sich bis heute nichts geändert.

Das bedeutet aber nicht, dass wir unsere Probleme totschweigen oder beiseite schieben. Im Gegenteil, wir diskutieren alles ausgiebig, denn nur so kann man mit dieser Krankheit und allen Unbilden, die daraus erwachsen, fertig werden. Ich bin meiner Großmutter dankbar, dass sie meine Fragen stets beantwortet und mich nie mit Antworten abgespeist hat wie: »Das verstehst du noch nicht« oder »Dafür bist du noch zu klein«.

Nie wird sie müde, mich in der Überzeugung zu bestärken, dass ich nur dann gegen das Virus und gegen Aids ankämpfen kann, wenn ich nicht wehleidig und zimperlich bin, sondern alles tue, mein Immunsystem zu stärken. Das bedeutet: gesund leben, sich viel an der frischen Luft bewegen, ausreichend schlafen und gut und ausgewogen essen.

Obwohl Oma mit ihrem Bandscheibenvorfall selbst gesundheitlich angeschlagen ist, lässt sie es sich nicht nehmen, die ganze Nacht neben mir zu wachen, wenn mich eine fiebrige Infektion besonders bös erwischt hat. Natürlich macht mir das ein schlechtes Gewissen, aber Oma ist unbeugsam, wenn sie etwas für notwendig hält.

Solange ich denken kann, gehe ich nie ohne meine Oma ins Bett. Dass ich in einer Nacht oft mehrere Schlafanzüge durchschwitze, meine Haare so nass sind, als wären sie gerade gewaschen worden, Durchfall mich immer wieder aus dem Bett treibt, Albträume mich schreiend hochfahren lassen und ich manchmal vor Schmerzen und Angst weine, erträgt Oma mit einer wahren Engelsgeduld. Wenn sie mir den Kopf krault oder meine Hand streichelt, fühle ich mich sicher und geborgen.

Nach Mamas Tod war Oma richtig dünn geworden. Dick war sie zwar nie gewesen, aber etwas rundlicher war sie bis dahin schon. Weil sie in der Zeit, als ich mich auf die Erstkommunion vorbereitete, wieder sehr unter einer Rückenwirbelentzündung zu leiden hatte und ihr die Beine wehtaten, kam unser Hausarzt täglich vorbei, um ihr Cortison zu spritzen. Als Oma daraufhin zunahm, war sie recht unglücklich, aber mir gefiel es umso besser, und das sagte ich ihr.

Eine rundliche Oma kann sich nicht flott genug bewegen, um mit so einem Springinsfeld wie dir mitzuhalten, gab Oma zu bedenken.

Da habe ich mich in ihre weichen Arme geschmiegt, ihr einen dicken Kuss auf die Wange gedrückt und gesagt: »Dös macht nix, brauchst' ja net grad rumspringen wie a Gazellen.«

Oma ist passionierte Frühaufsteherin. Egal, wie turbulent es in der Nacht auch zugegangen sein mag:

Um sechs Uhr steht sie auf, um die Arbeit zu erledigen, die am Vortag liegen geblieben ist, weil wir zu müde waren.

Um acht Uhr fährt sie frische Brötchen holen und auf die Post; weil wir viel unterwegs sind und sich dann sämtliche Briefe und Päckchen vor der Haustür ansammeln würden, haben wir ein Postfach.

Sobald ich höre, dass Oma das Haus verlässt, stehe ich ebenfalls auf. Und wenn sie wieder nach Hause kommt, habe ich schon den Tisch gedeckt und an Omas Teller eine fröhliche Zeichnung, einen »Liebesbrief« oder eine kleine, selbst gebastelte Aufmerksamkeit geheftet.

Wenn Oma in der Nacht besonders unter meinen Schmerz- oder Furchtattacken hat leiden müssen, dann lege ich ihr auch noch einen Gruß aufs Kopfkissen.

Bevor wir uns an den Tisch setzen, müssen wir uns ganz fest in den Arm nehmen, und beim Frühstück erzählt mir Oma, welchen *Topfen* [Quark, Unsinn] ich im Traum mal wieder *z'ammag'redt hab'*. Darüber müssen wir dann so herzlich lachen, dass der Tag gleich gut anfängt.

Wir beide sind schon ein richtig tolles Team!

EIN FREUND KOMMT INS HAUS Schon immer fühlte ich mich sehr zu Tieren hingezogen, jede Tierhandlung hatte magische Anziehungskraft auf mich, und wäre es nach mir gegangen, unser Haus hätte sich ganz schnell in eine Menagerie verwandelt. Aber fast alle Ärzte, mit denen ich zu tun hatte, warnten davor, weil jedes Tier gefährliche Krankheiten übertragen könne, besonders bei Menschen mit einem Immundefekt.

Mein Verhältnis zu den Kindern in der Schule litt unter meiner Krankheit immer mehr. Sie hatten mir ihre Gesundheit voraus, wurden weder beim Spielen, bei sportlichen Betätigungen noch überhaupt im täglichen Leben eingeschränkt und hatten vermutlich deshalb nicht das geringste Verständnis für meine Probleme. Manchen von ihnen war es lästig, auf mich Rücksicht nehmen zu müssen, und sie schleuderten mir dies auch unverblümt ins Gesicht. Allmählich baute sich eine gegenseitige Abneigung auf.

Einige Mitschüler wurden richtig boshaft und nutzten meine Schwäche aus. Immer häufiger kam es vor, dass ich hinfiel, weil mir einer ein Bein stellte, wenn ich die Bank verließ. Einmal sprang mich einer von hinten an, probierte einen neuen Würgegriff, den er in einem Kung-Fu-Film gesehen hatte, und warf mich anschließend zu Boden. Sehr beliebt war auch das Schubser-Spiel: Dabei wurde ich von einem zum anderen geschubst, und einmal schlug ich dabei mit dem Rücken so hart gegen die Garderobe, dass Haken abbrachen. Ich konnte mich kaum oder gar nicht gegen diese Angriffe wehren, aber von den Mitschülern half niemand, sie grölten höchstens vor Freude, und die Lehrer, die Pausenaufsicht hatten, waren gerade nicht in der Nähe.

Diese unschönen Erlebnisse verleideten mir die Freude an der Schule mehr und mehr, aber auch mein Körper spielte nicht mehr mit. Oft hatte ich so arges Kopfweh und fühlte mich so schlapp, dass ich die Arme auf dem Pult verschränken und meinen Kopf darauflegen musste. Dann rief die Direktorin Oma an, damit sie mich abholte.

Zu Hause verkroch ich mich ins Bett und kuschelte mit meiner kleinen Katze Tscheppi, bis sie eines Tages von einem Ausflug in die Nachbarschaft nicht mehr zurückkam. Erst viel später hat mir Oma gestanden, dass sie sie gefunden hatte – mit ausgestochenen Augen, umgebracht von irgendeinem miesen Typen. Um mich zu trösten und mir eine Freude zu machen, setzte sich Oma über die Einwände der Ärzte hinweg und schenkte mir einen semmelbraunen Cockerspanielwelpen, ein Mädchen, das ich Cindy taufte.

Wenn es meine Gesundheit zuließ, war es herrlich, mit Cindy im Schnee herumzutollen. Auch beim Schlittenfahren und Eislaufen war sie dabei, und es war lustig anzusehen, wie sie mit ihren Schlappohren schlackerte, wenn sie auf ihren tollpatschigen Pfoten übers Eis schlitterte und ihr Hinterteil als Bremse einsetzte.

Sogar in die Schule durfte Cindy mit – natürlich nicht in die Klasse, aber wenn Oma mich nach Schulschluss abholte, war sie dabei. Mit fliegenden Ohrwascheln rannte sie mir auf dem Schulhof entgegen, bellte zur Begrüßung, sprang an mir hoch und vollführte anschließend um mich herum einen wahren Freudentanz. Durch Cindy besserte sich mein Verhältnis zu den anderen Schülern, wenigstens eine Zeit lang, denn Cindy konnte nicht genug davon kriegen, herumzutollen und um die Wette zu laufen. Ich war mächtig stolz, die Besitzerin zu sein.

Aber nach kurzer Zeit gab es Probleme, denn Düsseldorf war wieder einmal angesagt, und wir wussten nicht, wohin mit dem Hund. Die Betreuer der Kinder-Aids-Station schlugen zwar vor, Cindy mitzubringen, aber über die Tierhandlung, wo wir sie gekauft hatten, fanden wir schließlich ein alleinstehendes Ehepaar, das Cindy in Pension nahm und verwöhnte.

HOHE VIRENLAST – NIEDRIGE IMMUNWERTE Beim Check-up in der Düsseldorfer Uniklinik stellte man fest, dass die Virenlast erheblich gestiegen war, wohingegen meine Immunwerte inzwischen weit abgesunken, um nicht zu sagen: gleich null waren. Auf der Kinder-Aids-Station hatten wir schon sehr viele Kinder in einem weit fortgeschrittenen Stadium kennen gelernt, und Omas Angst, nach meiner Mama auch noch mich zu verlieren, war grenzenlos, vor allem, weil die Ärzte übereinstimmend erklärten, eigentlich könne man nichts tun, nur weiter kämpfen.

Kopf- und Bauchschmerzen sowie Gelenkentzündungen machten mir das Leben schwer. Medikamente hielten die vielen Infektionen in Schach. Und so gut mein Appetit bis dahin gewesen war, jetzt schmeckte es mir nie mehr so richtig. Meist war ich viel zu müde zum Essen, und vor allem war mir schlecht.

Dabei gab sich Oma viel Mühe. Siebenmal am Tag stand sie in der Küche, brutzelte, köchelte, raspelte und mixte. Unerschöpflich schien ihr Angebot:

frisches Obst, meine Lieblingssuppe, Mehlspeisen, Hähnchen, Popcorn, Grießbrei, Milchreis, Eis. Aber ich bekam kaum etwas runter, nicht einmal mein Leibgericht: gebratene Blutwurst [Blunz'ngröstl]. Einen Löffel hier, einmal kosten da, und das eigentlich nur, weil Oma sich so abgemüht hatte und ich sie nicht traurig machen wollte.

Gemüse stand schon seit einiger Zeit nicht mehr auf dem Speiseplan, weil ich es nicht mehr verarbeiten konnte. Aber sonst gab es alles, was die Natur nur zu bieten hat. Von Stutenmilch bis zu Vitaminen. Und weil es exotische Früchte, die reich an wichtigen Enzymen sind, in unserer Gegend nicht gab, fuhr Oma extra nach Passau.

Überhaupt war Oma immer sehr fürsorglich, wenn es um meine Gesundheit ging. Sie legte nicht nur großen Wert auf richtige und gesunde Vollwerternährung, sie dachte auch daran, dass man mit den Augen isst, und garnierte die Speisen: aus einer Mango wurde ein Fächer; aus Kiwis ließen sich Fahrräder oder Autos gestalten; auf Vollkornscheiben fanden sich Schiffchen oder Häuschen aus Käse, auf denen Radieschen-Mäuse hockten; aus Pudding, Erdbeeren, Schlagsahne und Brombeeren entstand ein lustiges Kasperlgesicht. Omas kulinarischer Kreativität schienen keine Grenzen gesetzt.

Auch musste ich mich wärmer anziehen als andere Kinder, damit ich mich nicht verkühlte, denn Unterkühlung schwächt das Immunsystem und macht es anfällig für Erreger wie Bazillen und Viren. Außerdem fror ich schneller als andere, wirkte häufig blass und war müde, und wenn wieder eine

Krankheit im Anmarsch war, träumte ich nachts schlecht.

Ich verließ das Haus immer seltener, lief den ganzen Tag im Pyjama herum. Meine Hände und Arme waren zerstochen von Injektionen und Blutabnahmen. Durch die Nebenwirkungen der Medikamente war mein Magen angegriffen, mein Darm rebellierte, ich bekam Durchfall, musste ständig brechen. Oft waren ein paar Spaghetti das Einzige, was ich überhaupt noch essen mochte. Vor allem anderen ekelte ich mich.

Bald war der einzige Grund, an die frische Luft zu gehen – was Oma immer für sehr wichtig hielt –, meine Cindy. Wenn ich mit ihr spielte, vergaß ich wenigstens für ein paar Stunden, dass ich krank war und wie meine Eltern und meine Freunde aus der Düsseldorfer Uniklinik jeden Tag sterben konnte.

In die Schule ging ich immer seltener. In der dritten Klasse hielt ich schließlich bei 384 Fehlstunden, und die Lehrer einigten sich darauf, mich nicht mehr zu benoten. Ich durfte einfach nur so am Unterricht teilnehmen, wenn es mir gut genug ging. Und im Herbst stieg ich ohne Zeugnis mit den anderen Schülern in die vierte Klasse auf. Aber eigentlich nur noch auf dem Papier.

Bald schaffte ich es auch nicht mehr, mit Cindy zu spielen. Die vielen Krankheiten nahmen mir einfach die Energie. Schließlich musste ich mich von meinem Hundemädchen sogar trennen, weil ich nicht mehr mit ihm mithalten konnte. Zuletzt strengte mich jede noch so langsame Bewegung so ungeheuer an, dass ich draußen nur noch mit dem

Rollstuhl umherfahren sollte, um meine Kräfte zu schonen.

Die morgendlichen Anlaufphasen wurden immer länger. Ganz still saß ich auf Omas Schoß, wollte einfach nur gehalten werden. Mein Gesundheitszustand hatte sich inzwischen so verschlechtert, dass jedermann vermutete, meine Aidserkrankung befinde sich im Endstadium. Und selbst die Prognosen der Ärzte waren düster: »Wie viele Wochen Schirin noch hat, kann niemand sagen, das spürt nur sie selbst.«

Beim Essen nickte ich manchmal ein, Oma fütterte mich wie ein Baby. Mit Umschlägen versuchte sie die Schmerzen in meinen Knie- und Fußgelenken zu lindern. Gürtelrose, hohes Fieber und häufiges Erbrechen wechselten sich ab – nur wenige Wochen zuvor hatte ich gerade eine Hepatitis B überstanden.

VIELE ABSCHIEDE FÜR IMMER In Düsseldorf habe ich viele andere Kinder kennen gelernt, die ebenso wie ich HIV-positiv waren oder bei denen Aids schon lange ausgebrochen war. Alle Altersstufen waren vertreten, und mit einigen, die Dauergast auf der Kinder-Aids-Station waren – ich traf sie fast immer an, wenn wir einmal im Quartal anreisten –, hatte ich Freundschaft geschlossen.

Aber je länger Düsseldorf für mich auf dem Programm stand, desto öfter musste ich erleben, dass wieder ein oder zwei meiner Spielkameraden mit dem Tod kämpften oder gestorben waren.

Mit der Zeit bekommt man einen untrüglichen

Blick dafür, wer als Nächster stirbt. Wenn man sieht, wie schlecht es dem Kind geht, weiß man genau, es überlebt die Spanne bis zum nächsten Treffen nicht mehr. Es kam aber auch vor, dass wir in Düsseldorf anlangten und jemand gestorben war, bei dem wir überhaupt nicht damit gerechnet hatten. Inzwischen sind beinahe alle meine Kumpel aus der Gruppe tot.

Nach und nach all meine Freunde und Spielkameraden von der Kinder-Aids-Station zu verlieren war schon schlimm. Viel schrecklicher war es aber noch – auch für Oma –, zusehen zu müssen, wie sie langsam dahinsiechten, bis der Tod sie von ihren Leiden erlöste. Oma baute mich dann jedes Mal wieder auf: *Weißt', Schirin, wir wissen, dass wir HIV-positiv sind, aber wir werden mit der Krankheit schon irgendwie fertig werden. Jeden Tag ein bisschen mehr. Und wenn wieder etwas Neues auftritt, dann kämpfen wir halt noch mehr.*

Und ich tröstete sie: »Weißt du, Oma, der ist jetzt gestorben. Das kann mir nicht passieren. Ich esse alles, lebe positiv und mache alles, was nur gerade geht.«

Das Typische bei dieser furchtbaren Krankheit ist die Vielzahl an Infektionen, die dem immungeschwächten Körper eines Aidskranken zu schaffen machen können. So litt keiner von meinen Leidensgenossen in Düsseldorf an den gleichen Nebenwirkungen und Krankheiten. Jeder hatte ein anderes Leiden.

Einem Jungen wurde die Schädeldecke geöffnet, weil sich ein bösartiger Tumor gebildet hatte. Da man ihm operativ jedoch nicht beikommen konnte, wurde der Junge mit Chemotherapie behandelt;

er mochte nichts mehr essen, und wenn, dann erbrach er es im nächsten Augenblick. Alle Haare waren in Büscheln ausgefallen, sogar die Wimpern und die Augenbrauen.

Ein anderer wurde von einer Schwester mit dem Rollstuhl zu den anderen Kindern ins Spielzimmer geschoben, damit sie ihn ablenkten. Er hatte eine Apparatur bei sich, an der immer mindestens vier Beutel mit verschiedenen Flüssigkeiten baumelten. Der Inhalt tropfte über ein Schlauchsystem in einen Katheter in seinen Armvenen.

Ein weiterer kleiner Patient hatte an Händen und Füßen Warzen, so groß wie Geldmünzen und so viele, dass man sie kaum noch zählen konnte. Eine Operation hatte keinen Sinn mehr, weil es ihm so schlecht ging.

Jedes gesunde Kind hätte sich wahrscheinlich gescheut, mit diesem Jungen zu spielen, mich schreckte es nicht. Ich wusste ja, welche Krankheit er hatte. Allerdings war ich fest davon überzeugt, dass ich so etwas wie er nicht bekommen würde. Inzwischen wurde ich eines Besseren belehrt, denn auch ich musste mich einige Jahre später mit einer großen Anzahl dieser durch Viren hervorgerufenen Hautblüten herumschlagen. Diese Neubildung der Haut, die sich durch vermehrte Hornbildung hervorhebt, findet sich auch bei gesunden Kindern und Jugendlichen recht häufig, denn man fängt sich die Viren oftmals im Schwimmbad oder in den Umkleidekabinen von Turnhallen ein. Tödlich sind sie nicht, nur unangenehm. Wenn sie überhand nehmen, müssen sie, wie bei mir, operativ entfernt werden.

Eines Tages kamen wir wieder einmal zum Check-up in die Düsseldorfer Uniklinik und erfuhren, dass einer der wenigen noch lebenden Jungen der Gruppe ebenfalls dort war. Natürlich besuchten wir ihn gleich in seinem Zimmer, schließlich kannten wir ihn schon seit zehn Jahren. Was uns erwartete, war ein schlimmer Schock, denn er war abgemagert und sah aus wie ein Skelett. Er hatte sich in der Schule den Fuß gebrochen – für ein gesundes Kind eine Bagatelle. Aber für diesen HIV-positiven Jungen hatte der Bruch schlimme Folgen, denn durch den Liegegips, den man ihm hatte anlegen müssen, bekam er eine Bettlungenentzündung und Wasser in die Lunge. Seine Adern waren blau und braun, wie verbrannt. Und am ganzen Körper waren Schläuche und Pflaster.

Aus tiefliegenden Augenhöhlen schaute er uns mit fiebrig flackernden Augen an, aber er wollte nicht sprechen. Er wartete auf seine Eltern, die nicht bei ihm sein konnten, weil es zu Hause noch zwei kleinere Geschwister gab und der Vater bis 22.00 Uhr arbeiten musste. Eine ganze Weile standen wir an seinem Bett und versuchten mit ihm zu reden, aber der Blick des Jungen ging nur beständig zur Tür, und egal wer hereinkam, er war unerwünscht, denn er war nicht sein Vater. Die Enttäuschung war ihm deutlich anzusehen.

Mit gutem Zureden und liebevollem Nachdruck versuchte eine Schwester, ihn mit ein paar Löffeln Diätkost zu füttern. Aber bereits nach dem dritten Bissen kam alles retour. Also musste der Apparat zur künstlichen Ernährung eingeschaltet werden. Doch der Junge sagte: »Das ist nicht nötig. Gleich kommt mein Papi, der bringt eine Pizza mit – die essen wir dann zusammen.«

Danach schaute er uns an, und sein Blick sagte: »Geht doch endlich!, denn wenn mein Vater kommt, ist jede Minute kostbar. Und wenn eine andere Person da ist, muss sich der Vater mit ihr unterhalten – und das stiehlt mir *meine* Zeit mit *meinem* Papa, die nur *mir allein* gehört.«

Als wir wieder in unserem Zimmer waren, haben wir uns über den Zustand des Jungen unterhalten. Oma war zutiefst betroffen und dachte vermutlich darüber nach, was mir noch alles bevorstehen könnte. Deutlich spürte ich ihre Furcht, auch mich an Aids zu verlieren. Deshalb beruhigte ich sie: »Weißt du, Oma, natürlich kann ich mir auch den Fuß brechen, aber ich mache alles, damit ich wieder gesund werde. Ich weiß, dass der Jens manche Medikamente verschwinden lässt und wegwirft, das hat er mir selbst einmal erzählt. So etwas würde ich nie tun, weil ich viel zu große Angst habe, nachher auch so dazuliegen. Ich lebe, weil ich nie aufgegeben habe, weil ich immer daran geglaubt habe, dass man gegen die Krankheit kämpfen muss. Und außerdem habe ich dich, und du sorgst schon eh dafür, dass ich gesund lebe, deine gesunden Speisen esse und meine Therapie einhalte. Und solange wir gemeinsam kämpfen, werden wir mit der Krankheit schon fertig.«

BACK- UND BASTELFREUDEN Beim vierteljährlichen Check-up in Düsseldorf waren wir meistens für zwei Tage Gast auf der Kinder-Aids-Station.

Dann genoss ich es, zusammen mit den anderen kleinen Patienten und den Betreuerinnen etwas zu unternehmen. Von allen mochte ich besonders Petra.

Eines Tages erklärte sie, das beste und gesündeste Brot backen zu können, und wir sollten ihr dabei helfen. Das war ein aufregendes Ereignis. Den ganzen Tag waren wir damit beschäftigt, Hefeteig anzusetzen, zu kneten, gehen zu lassen, erneut zu kneten und so weiter, bis es endlich ans Backen ging. Mit vor Wärme, aber auch vor Erregung hochroten Wangen warteten wir auf das Ergebnis. Die Brotlaibe sahen nicht nur verlockend aus, sie dufteten auch verführerisch. Weil warmes Brot jedoch ungesund ist und Bauchschmerzen verursachen kann, mussten wir uns mit dem Anschneiden und Kosten gedulden.

Da Oma für diesen Tag die Heimreise geplant hatte und nicht allzu spät losfahren wollte, das Brot aber noch nicht genügend ausgekühlt war, durften wir einen ganzen Laib mit nach Hause nehmen. Er lag im Auto auf dem Rücksitz und duftete während der ganzen Fahrt. Gleich nach unserer Ankunft, das war eine klare Sache, würden wir in den Genuss dieser Köstlichkeit kommen.

Endlich war es so weit. Das Brot war wunderbar gelungen, hatte eine resche Kruste, war feinporig und gut durchgebacken. Den ersten Bissen schob ich ohne Aufstrich in den Mund – und spuckte ihn unverzüglich wieder aus. Petra hatte vergessen, das Brot zu salzen! Es schmeckte weder mit Aufstrich, noch wenn man Salz darauf streute. Freude daran hatten nur die Enten in der Donau.

»Von wegen gut kochen«, meinte ich enttäuscht. »Die Petra sollte besser bei dir in die Lehre gehen, Oma.«

Da fand ich die Bastelarbeiten, die eine andere Betreuerin, Renate, mit uns machte, schon wesentlich gelungener, die konnte man wenigstens aufstellen oder an die Wand hängen, so wie das super-bunte Bild, das in meinem Zimmer hängt. Dafür hatte sie einen raffinierten Apparat mitgebracht. Unten hinein kam ein Blatt Karton, durch eine kleine Öffnung wurden dann flüssige Farben, zum Beispiel Rot, Grün und Gelb, hineingeschüttet, dann wurde der Karton mit einer Kurbel mehrere Male kräftig geschleudert, die verschiedenen Farben vermischten sich und spritzten aus- und übereinander – und heraus kam eine tolle Farbkomposition, jedes Mal eine neue.

Wenn nicht gerade eine Untersuchung anstand, wurde ich auch in die Schule eingeladen. Lernen stand allerdings nicht auf dem Programm. Natürlich war Oma sehr neugierig, was wir dort machten, aber das Geheimnis wurde nicht gelüftet. Die Spannung wurde noch angeheizt, denn ihr wurde untersagt, nachsehen zu kommen. »Es ist eine riesige Überraschung, und du wirst dich wundern, wenn du sie siehst«, erklärte ich Oma. Und die Lehrerin versprach ihr: »Sie werden viel Freude daran haben und bestimmt nicht glauben wollen, dass Schirin die Überraschung ganz allein gemacht hat.«

Weil wir nur für eine Woche in Düsseldorf waren, musste das Wunderwerk auch noch unter Zeitdruck geschaffen werden, aber es gelang. Oma freute sich sehr, als sie kurz vor der Abreise ihre Muttertagsüberraschung überreicht bekam: eine Einkaufstasche, auf der ein mit Plusterfarben aufgetragener Bär prangte und darunter die Widmung »Für meine liebe Oma«.

EINE LEIDENSGEFÄHRTIN KOMMT ZU BESUCH Gelegentlich fragen Firmen bei uns an, ob sie etwas für uns tun könnten. Dann sagen wir stets nein, bitte nicht für uns allein. Aber wenn ihr etwas spendieren wollt, dann auch für andere betroffene Kinder und Familien oder auch an Krankenhäuser, die Kinder-Aids-Stationen unterhalten.

Es gibt noch so viele andere aidskranke Kinder, die auch bei ihren Großmüttern oder Tanten oder gar bei Pflegeeltern leben, weil ihre Eltern, ebenso wie meine, schon an Aids gestorben sind. Oft erreichen uns traurige Briefe, die von Elend und Leid berichten. Oma liest sie mir alle vor, und gemeinsam überlegen wir dann, wie wir helfen können.

Der Brief eines aidskranken Mädchens, Josefine, war uns besonders nahe gegangen, denn sie machte so viel mit. Weil das Medikament, das sie einnehmen musste, eigentlich für Erwachsene und deshalb für ihren geschwächten Körper viel zu stark war, lag sie sehr oft mit Nierensteinen im Krankenhaus, denn niemand hatte ihr gesagt, dass man sehr, sehr viel trinken muss, damit alle Medikamente über die Nieren abgebaut werden.

Um ihr etwas Abwechslung zu bieten, hatten wir Josefine in den Osterferien zu uns eingeladen; sie durfte auch bei uns übernachten.

Josefines sehnlichster Wunsch war ein Fahrrad gewesen, und Oma hatte von den Spendengeldern der Aidshilfe eines für sie gekauft, das sie bei ihrer Abreise mitnehmen durfte. Wir hatten es poppig herrichten lassen, mit einem Kilometerzähler und einer schwungvoll geformten Lenkstange, und Josefine war total begeistert. Wir hatten jede Menge Spaß, sind mit unseren Fahrrädern und mit Rollerskates umhergefahren, haben Musik gehört, Computerspiel-Wettkämpfe bestritten und vor allem viel gelacht.

Oma war immer sehr glücklich, wenn sie uns lachen hörte.

Obwohl Josefine bereits 15 Jahre alt war, sah sie aus wie ein achtjähriges Kind und wog nur 29 Kilo; ich dagegen war ein Jahr jünger, um einen halben Kopf größer und wog 42 Kilo. Auf Josefine traf im Gegensatz zu mir die Behauptung zu, HIV-Kranke seien von kleinem Wuchs und in der Entwicklung Spätzünder. Solche Verallgemeinerungen entsprechen nicht der Realität, denn seit ich meine Ernährungsprobleme in den Griff bekommen habe, bin ich völlig normal entwickelt.

Und genau dort lagen auch Josefines Probleme. Wenn Oma wissen wollte, was sie gerne esse, hatte Josefine nie besondere Wünsche, war mit allem einverstanden. Saßen wir dann bei Tisch, stocherte und matschte sie auf ihrem Teller herum, zerdrückte die Nudeln, der Salat war nicht nach ihrem Geschmack, und von der Suppe, die ich so gerne mochte, nahm sie sich höchstens eine halbe Kelle. Das kam mir alles sehr bekannt vor, denn mir war es vor nicht allzu langer Zeit noch genauso gegangen.

Als ich Josefine so beobachtete, habe ich gedacht: Würde ich ständig mit ihr gemeinsam essen müssen, würde ich wieder alles verlernen.

Oma hat seit vielen Jahren die Gewohnheit, alles, was ich an Kalorien brauche und tatsächlich zu mir nehme, zusammenzurechnen. Bei Josefines Appetit kam sie nicht einmal auf 200 Kilokalorien für den ganzen Tag; sie müsste aber mindestens 1800 Kilokalorien haben, dann würde sie auch endlich zunehmen.

Das Problem mit der Appetitlosigkeit, um nicht zu sagen dem Ekel vor allem Essbaren, kenne ich aus eigener Erfahrung. Die einzige Lösung in einem solchen Fall ist die so genannte Astronautennahrung, die über eine Magensonde zugeführt wird. Das Verfahren ist zwar nicht sehr angenehm, aber heilsam, wie man bei mir sehen kann. Derzeit habe ich Gott sei Dank keine Probleme mit dem Essen und deshalb auch mein Normalgewicht.

Unangenehm war auch, dass täglich die Nachtruhe unterbrochen wurde, weil Josefine um Mitternacht noch einmal Tabletten nehmen musste und am Morgen gleich wieder auf nüchternen Magen. Frühstücken durfte sie erst eine Stunde später – und hatte natürlich wieder keinen Appetit, weil sich der Magen durch die vielen Medikamente ständig in Aufruhr befand.

Es gibt drei Medikamente, die genauso gut sind wie Josefines Tabletten, sie haben dieselbe Wirkung, können aber während der Mahlzeiten eingenommen werden und sind dadurch verträglicher. Oma konnte nicht begreifen, warum man Josefine mit dieser Aufnüchternen-Magen-Therapie quälte, wo sie doch ohnehin schon so unterernährt war. *Wann kann dieses arme Kind denn überhaupt zum Essen kommen, wo sie doch die meiste Zeit nüchtern sein muss, und dazwischen ist Nacht?*

Ich bin so froh, dass ich eine Oma habe, die sich mit Ernährung und in medizinischen Dingen gut auskennt. Die mit den Ärzten spricht, wenn ihr etwas nicht richtig erscheint, und auch mal den Mut hat, eine Therapie infrage zu stellen oder sogar abzusetzen.

Weil Josefine ständig aufgesprungene Lippen hatte, gab Oma ihr alle möglichen Tipps. Josefine befolgte aber nichts davon, sondern zupfte nur immer wieder an ihrem Mund herum. Wie sich herausstellte, war es ein neuer Schub Lippen-Herpes. Meistens bekam sie unmittelbar danach eine Gürtelrose über dem rechten Ohr, dabei wurde sie fast taub.

Als Josefines Oma sie nach vier Tagen wieder abholte, war die Begrüßung kalt und unnahbar. Da war nichts Liebevolles zwischen den beiden, keine Umarmung, kein Bussi, nicht einmal ein Händedruck. Statt der Frage: »Wie geht es dir?« kam der Vorwurf: »Du hast ja schon wieder nichts an deinen Lippen gemacht.« Arme Josefine!

Als wir ihrer Oma erzählen wollten, dass ihre Enkelin so stark hustete und ich schon am zweiten Tag auch diesen Husten bekommen hätte, meine Oma aber etwas dagegen tue, da meinte Josefines Großmutter nur: »Das hat sie immer. Und essen tut sie auch fast nichts, und wenn, dann so eklig, dass uns allen der Appetit vergeht.«

Wir hatten eine schöne Zeit miteinander, Josefine und ich. Vor allem konnte ich bei den Nachbarskindern endlich einmal eine Freundin vorzeigen. Aber leider musste ich für diese vier Tage Spaß hernach bitter büßen, denn mein Husten wurde immer schlimmer.

Die vermeintliche Verkühlung wurde derart heftig und jeder Huster schmerzte so sehr, dass ich glaubte, es zerreiße mir die Brust. Obwohl Ostersonntag war, fuhren wir zu unserem Hausarzt. Er untersuchte mich, stellte aber an der Lunge nichts fest. Nur die Lymphdrüsen waren dick angeschwollen. Er gab mir ein Medikament zur Linderung und meinte, ich solle das Bett hüten.

Am nächsten Tag, dem Ostermontag, hatte ich hohes Fieber, und unser Doktor, der mich diesmal zu Hause besucht hatte, gab mir Antibiotika. Nach vier Tagen fuhren wir in die Klinik, um die Lunge röntgen zu lassen, aber es schien alles in Ordnung zu sein. Nach zehn Tagen überzog ein Hautausschlag meinen ganzen Körper, also schleunigst wieder ins Krankenhaus. Nun stellte man eine Allergie gegen das Medikament Augmentin fest. Bei alledem war ich sehr, sehr müde, und langsam verging mir die Freude, die ich an dem Besuch gehabt hatte. Ich habe daraus gelernt, dass Kranke mit einem schwachen Immunsystem gegen nichts gefeit sind. Später fand man heraus, dass ich Pfeiffersches Drüsenfieber hatte, offenbar weil Josefine und ich aus einem Glas getrunken hatten.

So leid mir Josefine tat und obwohl wir viel Spaß miteinander hatten – Oma hat schon Recht: Es zahlt sich nicht aus, wenn man anschließend 14 Tage lang krank ist und den Schulunterricht versäumen muss.

Ein Konto für den Tod Als ich eines Tages den Wunsch äußerte, Papas Grab in Kärnten zu besuchen, um Blumen darauf zu legen, fehlte uns das Geld für die Reise. Aber Oma versuchte, vom Jugendamt Geld aus dem mündelsicher angelegten Schmerzensgeld lockerzumachen, das mir für den Dackelbiss zugesprochen worden war.

Wegen meines schlechten Gesundheitszustands konnte Oma die amtliche Entscheidung, dass dieses Geld, das ja letztlich *mein* Geld für die *von mir* erlittenen Schmerzen war, erst bei meiner Volljährigkeit ausbezahlt werden sollte, nicht verstehen. Deshalb stellte sie einen Antrag auf vorzeitige Überlassung von 10000 öS, um mir meinen Wunsch zu erfüllen und am Klopeiner See in Kärnten ganz bescheiden ein paar Tage Urlaub zu machen.

Weil mein Organismus so geschwächt war, dass schon die Ansteckung mit einem gewöhnlichen Schnupfen zur tödlichen Gefahr werden konnte, hatte der Chefarzt der Kinderabteilung des Krankenhauses Wels amtlich bestätigt: »Schirins immunologische Situation hat sich derart verschlechtert, dass von Fahrten mit öffentlichen Verkehrsmitteln von nun an abzusehen ist.« Omas altes Auto war jedoch kaputt und reparaturbedürftig; also brauchte sie dringend Geld, um es reparieren zu lassen.

Tatsächlich wurde die Auszahlung der gewünschten Summe nach ein paar Tagen bewilligt. Aber zugleich wurde Oma versichert, dass kein weiterer Groschen mehr herausgerückt werde, der Rest müsse für ein »ordentliches Begräbnis« zur Verfügung stehen und auf dem Sparbuch liegen bleiben.

Oma dachte, sie hätte sich verhört, aber auf ihre Rückfrage bekam sie noch einmal dieselbe Antwort. Sie brauche sich darüber nicht zu wundern, dies werde bei allen behinderten Kindern so gehandhabt, dort werde das Taschengeld für die Beerdigung einbehalten.

Zuerst ging ich hinaus und weinte, erinnert sich Oma. *Musste dich ein Hund beißen, damit du irgendwann von dem Geld für die erlittenen Schmerzen dein Begräbnis selbst bezahlen kannst und die Behörden oder das Jugendamt kein Geld dafür ausgeben müssen?*

Oma war so außer sich, dass sie wieder hineinging und gezielt noch einmal rückfragte, ob das mit der Beerdigung stimme. Als die Dame vom Jugendamt daraufhin ärgerlich wurde, stellte Oma an Ort und Stelle den Antrag auf die Übernahme der Vormundschaft. Das war kurz vor Weihnachten. Schon drei Wochen später war sie mein Vormund.

Dabei hatte Oma sich immer gewehrt, die Vormundschaft anzunehmen, weil sie sichergehen wollte, dass das Jugendamt sich um mich kümmerte, wenn ihr etwas zustieß.

Gleich nachdem Oma gerichtlich bestellt war, musste man uns alles auszahlen, was man zu Unrecht an Geld einbehalten hatte.

Durch eine Auseinandersetzung mit der Jugendwohlfahrt in Linz, die Oma ihr Einkommen vorrechnete, war sie auch dahinter gekommen, dass die Bezirkshauptmannschaft E. von den Waisenrenten meiner Eltern 100 Prozent einbehalten hatte, obwohl nur 80 Prozent gesetzlich erlaubt waren und mir 20 Prozent davon hätten ausgezahlt werden müssen. Über die Jahre war uns alleine davon schon so viel Geld vorenthalten worden, dass wir uns, als wir es bekamen, endlich ein vernünftiges Auto kaufen und den Kredit abdecken konnten.

Trotzdem war das Jugendamt noch immer der Meinung, auch vom Pflegegeld nur einen geringen Prozentsatz zahlen zu müssen. Nachdem Oma über unsere Schwierigkeiten in den Medien berichtet hatte, meldete sich eine Anwaltssozietät, die bereit war, sie gratis zu beraten und vor Gericht zu vertreten. Daraufhin klagte Oma auch das einbehaltene Pflegegeld ein und bekam Recht. Danach wurde alles ganz rasch und unbürokratisch erledigt.

Durch einen Zufall geriet Oma in den Besitz eines Handbuchs aus Wien, das vom Gesundheitsministerium an Ärzte verschickt wurde. Dort waren die einzelnen Pflegestufen aufgeführt. Unter die Pflegestufe 6, worunter die dauernde Anwesenheit einer Pflegeperson bzw. eine Persönlichkeitsfixierung auf eine bestimmte Pflegeperson oder ein vergleichbarer Pflege- und Zeitaufwand zu verstehen war, fielen unter anderem die Infektionskrankheiten Aids, Hepatitis B oder offene Tuberkulose.

Als Oma wegen dieses Pflegesatzes in Linz vorsprach, versprach man alles zu überprüfen. Nach einiger Zeit trudelte vom Büro der Jugendwohlfahrt ein zwölf Seiten langer, mit Paragraphen gespickter

Brief ein, in dem man sich auf den »von den leiblichen Eltern verursachten Erziehungsnotstand« berief.

Was blieb Oma anderes übrig, als sich mithilfe der Anwaltskanzlei gegen diesen Paragraphen-Papierdschungel zu wehren, der im Laufe der Zeit auf acht prall gefüllte Aktenordner anschwoll.

Zuerst beschließt man Gesetze, und dann müssen sich die Ärmsten der Armen darum raufen und vor Gericht streiten, auch zu ihrem Recht zu kommen. Oma war wütend über das wohlwollend herablassende Auftreten der Beamten in Linz.

Im Sozialministerium in Wien hatte Oma einen außerordentlich netten, verständnisvollen und hilfsbereiten Berater gefunden, der stets ein offenes Ohr für sie hatte, wenn wieder einmal Hilfe Not tat. Obwohl er dieselben Interessen zu vertreten hatte wie Jugendamt und Jugendwohlfahrt, filterte er aus den Gesetzen und Vorschriften nicht das für uns schlechteste, sondern das beste Ergebnis heraus. Ihm und den Rechtsanwälten, die Oma ohne Kostennote beim Obersten Gerichtshof vertraten, haben wir es zu verdanken, dass wir nach jahrelangem Streit endlich unser Recht bekamen. Auch die Pensionsausgleichszulage – eine Zusage, die man gemacht hatte, als Oma wegen meiner Pflege und Versorgung vorzeitig aus dem Berufsleben ausschied, von der man aber, als Oma verrentet wurde, plötzlich nichts mehr wissen wollte – wurde ihr durch den Obersten Gerichtshof zugesprochen und musste rückwirkend erstattet werden.

»Wünsch dir was« Renate, eine der Betreuerinnen aus Düsseldorf, machte Oma eines Tages mit Gaby bekannt. Diese war ehrenamtlich für eine Organisation tätig, die sich unter dem Namen »Wünsch dir was« für todkranke Kinder einsetzte und diesen noch einen Wunsch erfüllte. Gaby war eine hübsche, sehr schlanke und ausgesprochen schicke Frau, die man auf Anhieb gern hatte. Obwohl der Altersunterschied zwischen Oma und ihr mehr als zehn Jahre betrug, entstand eine Freundschaft zwischen den beiden.

Gaby stellte bei »Wünsch dir was« e.V. einen Antrag, damit ich mit der nächsten Gruppe von Kindern nach Dänemark ins LEGOLAND fliegen durfte.

Als es endlich so weit war, trafen wir am Flughafen auf die anderen Mitreisenden. Es waren sehr kranke Kinder dabei. Die Eltern wollten aber nicht darüber sprechen, und die Kinder wussten vielfach selbst nicht, woran sie litten. Natürlich erkundigten wir uns untereinander: Wo sind deine Eltern? Was haben sie für einen Beruf? Warum ist deine Oma dabei? Warum kommst du nach Düsseldorf? Kann man deine Krankheit nicht in Österreich behandeln? Aber das Interesse an den Mitreisenden flaute sofort ab, als die Reise losging, und es verebbte völlig, als wir an unserem Ziel angekommen waren.

LEGOLAND war ein tolles Erlebnis, an das ich mich noch heute gern erinnere. Märchenfiguren, Städte, Tiere, alles war aus Legosteinen gebaut. Es gab sogar eine Teststrecke für Führerscheinprüfungen mit Kreuzungen, sämtlichen Verkehrszeichen und bunten Elektroautos. Echte Polizisten regelten den Verkehr, es wurde gepfiffen und verwarnt wie auf den richtigen Straßen. Zum Schluss bekam jedes Kind einen Führerschein mit Passbild, das vorher an einem Automaten gemacht worden war. Ich fand diese Verkehrsprüfung so spannend und toll, dass ich sie gleich vier Mal ablegte.

Dann besuchten wir eine Grotte. Hier lebte ein Feuer speiender Drache, der einen Wunderstein bewachte. Der Andrang dort war besonders groß, denn alle Kinder durften ihre Wünsche vortragen. Welches der häufigste und am sehnlichsten vorgebrachte Wunsch war, ist nur unschwer zu erraten.

Damals fühlte ich mich den anderen Kindern überlegen, denn ich war noch fest davon überzeugt, dass ich hundert Jahre alt würde, wenn ich es nur wollte, und dass mir meine Krankheit nichts anhaben könne, wenn ich sie gar nicht erst aufkommen ließe. – Heute weiß ich es besser, aber trotzdem versuche ich nach wie vor, dem Virus die Stirn zu bieten.

Tatsächlich ging es mir damals körperlich noch recht gut. Hingegen gab es einen Jungen, der gerade eine Nierentransplantation überstanden hatte, aber schlecht dran war. Sein Vater, der als Begleitperson mitgeflogen war, musste ihn oft tragen.

Mit einem blauen Flugzeug flogen wir anschließend für eine ganze Woche nach Billund. Dort durften wir ausgiebig miteinander spielen, Entdeckungsreisen machen, auf einer Wasserrutsche toben und in einem kleinen Fluss nach Gold schürfen. Natürlich wurden alle fündig, und die kleinen Goldklumpen wurden zuletzt zu einer Münze geprägt.

Ein Indianer, mit einem Federband im Haar und bekleidet mit dem typischen Ledershirt, geschmückt mit Fransen und Stickereien, briet mit uns am offenen Feuer auf Holzspieße gesteckte Würstchen und kleine runde Fladen. Und vor der Heimreise durften sich alle Kinder ein Geschenk aus Legosteinen aussuchen.

Mit Gaby blieben wir auch nach dieser wunderschönen Erlebnisreise in Verbindung; wir lernten ihren Mann und ihr Töchterchen Natascha kennen, die damals gerade eingeschult wurde. Alle drei gingen völlig ungezwungen und ohne jede Angst mit meiner Krankheit um. Besonders gern erinnere ich mich daran, wie Natascha mit ihrem Vater und mir in deren Garten Wettrennen und Fangen spielte.

Gaby und »Wünsch dir was« e.V. in Köln verdanke ich ein weiteres schönes Erlebnis. Als wir wieder einmal in Düsseldorf zu einer Untersuchung waren, heckte sie mit Oma etwas aus. Die beiden wollten von mir wissen, ob ich einen wirklich ausgefallenen Wunsch hätte, und ich erzählte ihnen, dass ich gerne einmal mit einem Delfin schwimmen oder ihn wenigstens streicheln würde.

Alle taten ganz geheimnisvoll, aber wochenlang geschah nichts, außer dass Gaby sehr häufig mit Oma telefonierte. Aber dann tat sich endlich etwas!

Wir wurden nach Köln eingeladen und in einem Hotel untergebracht. Gegen 19.00 Uhr überreichte mir ein Kellner einen Brief, in dem zu lesen war: »Liebe Schirin, der Zauberer Abrakadabra bittet dich, morgen um zehn Uhr zum Domplatz zu kommen, mit einem Zettel in der Hand, auf dem dein Name steht. Es wartet eine Überraschung auf dich.«

An diesem Abend war ich so aufgeregt, dass ich kaum einschlafen konnte und ständig rätselte, wer mich ausgerechnet vor der riesigen Kölner Kathedrale überraschen wollte.

Es war bitterkalt am nächsten Morgen, auf der Domplatte pfiff ein garstiger Wind. Wir standen im wahrsten Sinne des Wortes da wie bestellt und nicht abgeholt. Einige der vorbeieilenden Leute blieben sogar stehen. Neugierig betrachteten sie den Zettel mit meinem Namen und wollten wissen, was Schirin bedeutet. Andere erkundigten sich, ob wir bettelten, ob wir Hunger hätten und etwas zu essen bräuchten. Als sich schließlich auch noch ein Bettler zu uns gesellte und sich neben uns auf den Boden setzte, eilte ein Mann herbei und verjagte ihn.

Langsam wurde uns die ganze Sache unangenehm, ich spähte umher und entdeckte vor den Stufen zur Domplatte einen Wagen, an dem einige Leute ständig herumpackten und mit Kabeln hantierten. Und endlich kam die Sache ins Rollen. »Oma, schau«, zupfte ich sie aufgeregt am Mantel, »da kommen Leute zu uns herauf, die wollen ganz bestimmt den Zettel mit meinem Namen sehen.«

Ein Zauberer – in einem langen, mit Sternen übersäten Umhang, mit einem spitzen Zauberhut auf dem Kopf und einem blitzenden Zauberstab in der Hand – trat vor uns hin und wollte wissen, wie ich heiße. Ich deutete auf den Zettel in meiner Hand und sagte gleichzeitig laut und vernehmlich: »Schirin!« Der Zauberer nickte bedächtig, meinte, er habe schon viel von mir gehört, und vor allem habe er erfahren, dass ich einen ganz besonderen Wunsch erfüllt haben möchte.

Vor Aufregung war mir mit einem Mal überhaupt nicht mehr kalt. Staunend schaute ich mir den Zauberer an, nickte nach einer kurzen Bedenkpause und erzählte ihm von meinem Wunsch, mit einem Delfin schwimmen zu dürfen. »Ich habe nämlich gehört, dass ein Delfin ein gelähmtes Kind wieder gesund machen konnte. Vielleicht gelingt das ja auch bei mir.«

»Wärst du denn jetzt gleich bereit, einen Delfin zu treffen?«, wollte der Zauberer wissen, und ich antwortete laut und wie aus der Pistole geschossen: »Ja, wenn das geht.«

Aus der Menschentraube, die sich um uns versammelt hatte, wurden Autogrammwünsche laut, denn hinter diesem Zauberer verbarg sich der beliebte Fernsehmoderator Kai Pflaume. Selbst von Oma und mir wollten einige Zuschauer eine Unterschrift, auch wenn sie nicht wussten, wer wir waren. Das Kamerateam, das mein Treffen mit dem großen Zauberer Kai Abrakadabra Pflaume aufzeichnete, war Grund genug anzunehmen, dass auch Oma und ich irgendwie prominent sein mussten.

In einer Rauchwolke wurden wir auf ein Schiff gezaubert und zu den Delfinen entführt – so sahen es später die Zuschauer an den Bildschirmen. In Wahrheit stiegen wir in den Fond eines Wagens mit Chauffeur und wurden erst einmal in unser Hotel gebracht. Trotzdem, der Schauplatz vor der imposanten Kulisse des Doms, der ganze Aufwand mit den

Kameras, die vielen Leute rundherum und der sympathische Kai Pflaume, mit dem ich mich einfach so unterhalten konnte, als sei er ein guter alter Bekannter, das alles war schon beeindruckend.

Ein vom Fernsehen gemietetes Taxi brachte uns nach Holland in ein Hotel. Wieder wurde nicht verraten, was weiter geschehen würde. Zum Abendessen holte uns Kai mit einem Kollegen ab. Vorher spielten wir noch mit einem Gameboy, wobei immer derjenige, der nicht mehr weiterkonnte, das Spielgerät an den Nächsten weitergab. Das war schon toll und machte sehr viel Spaß, aber das irrste Erlebnis hatten wir nach dem Essen. Kai und sein Kollege holten aus dem Kofferraum ihres Wagens zwei große Flugdrachen, die wir auf einem abgeernteten Feld in der Nähe des Hotels in den Abendhimmel steigen ließen. Kai und ich hielten gemeinsam einen Drachen fest, der in den heftigen Windböen tanzte und taumelte und uns manchmal so in die Höhe zog, dass wir für einige Augenblicke regelrecht den Boden unter den Füßen verloren und wegzuschweben glaubten. Das war ein so leichtes und freies Gefühl, dass ich dachte, es müsste schön sein, sich wie ein Drachen oder besser noch wie ein Vogel in die Lüfte zu schwingen und über der Erde zu kreisen. Leider zwang uns die Dunkelheit, das Spiel mit dem Wind zu beenden, und todmüde fielen Oma und ich an diesem Abend in unsere Hotelbetten.

Am nächsten Morgen, die anderen schliefen noch, ging ich mit Oma ein bisschen in der Stadt umher. In einem hübschen kleinen Geschäft kauften wir ein Paar holländische Holzpantinen. Später, als wir uns mit den anderen zum Frühstück trafen, ließen wir uns zur Erinnerung von allen ein Autogramm auf die Holzschuhe geben.

Anschließend ging es zum eigentlichen Ziel der Hollandfahrt: ins DELPHINARIUM HARDERWIJK. Bis alle Scheinwerfer aufgebaut und die Kameras postiert waren, die filmen sollten, wie Oma und ich durch den Zaubertrick von Kai Abrakadabra in dichten Nebelschwaden von Köln auf das Schiff in Holland gelangten, konnten Oma und ich ganz allein die tollsten Tiere in ihren Riesenaquarien und Becken bestaunen. Einige der Tiere, Rochen, Katzenhaie und andere ungefährliche Meeresbewohner, durfte ich sogar streicheln.

»Achtung! Dieser Seehund spuckt!«, stand auf einer Tafel am Rand des Robben- und Seehundbeckens. Ein Kameramann nahm die Warnung nicht ernst und richtete sein Objektiv genau auf den geschmeidigen Meeressäuger – und ehe er sich's versah, hatte ihm der listige Bursche einen kräftigen Wasserstrahl mitten ins Gesicht und über die Kamera gespien. Ich hätte mich vor Lachen beinahe verschluckt.

Endlich mussten wir Stiefel anziehen und gelangten durch eine Desinfektionsschleuse zum Becken der Delfine. Der Trainer zeigte uns, wie man mit bestimmten Signalen die Tiere locken und leiten konnte. Dann reichte er mir seine Pfeife und meinte, ich solle es einmal selbst versuchen. Ich entlockte ihr vorsichtig einen leisen Pfiff, und tatsächlich sprang ein Delfin aus dem Wasser, mit jedem leisen Pfiff immer wieder und höher. Schließlich schwamm er ganz nah an den Beckenrand, und mein Wunsch, einen dieser menschenfreundlichen Meeressäuger zu streicheln, ging in Erfüllung.

Unter Anleitung des Trainers durfte ich dem zutraulichen Gesellen aus der Familie der Wale alle Kunststücke entlocken, die er beherrschte. Danach bekam er als Belohnung immer einen feinen Happen Fisch. Die kleinste Drehung mit einem Finger veranlasste den Zahnwal, aus dem Wasser zu schnellen und in der Luft einen einfachen oder mehrfachen Salto zu springen. Es war ein beglückendes Gefühl, diesen liebenswerten Gesellen mit dem lustig wirkenden Gesicht zu berühren, seine fröhlich anmutenden Laute zu hören und seine geschmeidigen, übermütig wirkenden Luftsprünge zu beobachten. Damals hatte ich mir geschworen, Delfintrainerin zu werden. Leider gibt es in Österreich zu wenig Gelegenheit dazu.

Es waren fünf unvergessliche, erlebnisreiche Tage, die wir mit Kai Pflaume in Holland verbrachten. Für mich war er ein wirklich toller Kumpel und für Oma ein höflicher, sympathischer junger Mann.

Erst viel später erfuhren wir von Gaby, dass ich unter sehr vielen anderen Kindern in die engere Wahl gelangt war. Voraussetzung für die Teilnahme am Auswahlverfahren war generell, dass man krank sein musste. Die meisten kranken Kinder waren jedoch zu schwach, die Verwirklichung ihres Wunschtraums durchzustehen. Als die Entscheidung für mich schon zu 50 Prozent sicher war, hatte man von »Wünsch dir was« Florida ins Auge gefasst. Erst als sich herausstellte, dass Aidskranke trotz größter Bemühungen und Garantien nicht in die USA einreisen dürfen, fiel die Entscheidung für Holland.

Für Holland moderierte Linda de Mol in Hilversum eine ähnliche Sendung namens *Surprise*. Auch zu dieser Show waren Oma und ich als Gäste eingeladen, denn in der Sendung wurde mein Erlebnis mit dem Delfin gezeigt. Es gab noch andere Teilnehmer, die überrascht werden sollten, aber wir kannten einander noch nicht; so traf man sich ahnungslos bei den Mahlzeiten.

Da war ein kleiner krebskranker Junge, der sich wünschte, einmal mit dem Auto von David Hasselhoff fahren zu dürfen, ein Kanadier, der nichts von seinem Zwillingsbruder wusste und ihn noch nie gesehen hatte, ein Polizist, dessen Wunsch es war, einmal auf der Chinesischen Mauer mit dem Fahrrad zu fahren, und so weiter.

In der Sendung traten außerdem viele prominente Schauspieler auf, von denen ich bei der gemeinsamen Feier nach der Show jede Menge Autogramme für meine Mitschüler zu Hause einheimste.

Weil David Hasselhoff nur Englisch sprach, nahm ich mir fest vor, so schnell wie möglich diese Sprache zu lernen, um mich demnächst auch mit ausländischen Stars unterhalten zu können.

Nach der Sendung nahm mich Linda de Mol beiseite und wollte wissen: »Möchtest du einmal bei meiner Sendung *Traumhochzeit* mitmachen?«

Bedauernd schüttelte ich den Kopf und meinte: »Das kann ich doch gar nicht, erstens bin ich noch zu jung, und außerdem habe ich auch keinen Mann.« Da lachte Linda und sagte: »Nein, heiraten musst du nicht. Aber du könntest Blumen streuen für das Brautpaar.« Das war mir natürlich sehr recht, und als ich mich erkundigte, ob ich meine Freundin Natascha mitbringen dürfe, hatte Linda de Mol nichts dagegen.

Am Tag nach der Aufzeichnung verbrachten wir noch einen Tag in Amsterdam. Höhepunkt für mich war der Besuch im Wachsfigurenkabinett, wo Oma und ich uns mit Arnold Schwarzenegger ablichten ließen. Auf der Fotografie sah er so lebensecht aus, dass ich später meinen Mitschülern sagte, wir hätten den berühmten Filmathleten wirklich getroffen. Da wurde ich ganz schön beneidet.

Für die Direktorin und alle, die uns mochten und sich darüber ehrlich freuten, kauften wir als Mitbringsel kleine Geschenke.

Alles in allem habe ich nur die besten Erinnerungen an unsere Aufenthalte in Holland. Selbst als wir nach Hause flogen, wurde uns noch ein besonderes Erlebnis zuteil. Weil es sehr nebelig war, hatte man uns angeboten, mit einer anderen Maschine nach Frankfurt auszuweichen, weil wir sonst vielleicht eine ganze Nacht auf dem Flughafen hätten warten müssen. Natürlich nahmen wir das Angebot an und fühlten uns wie im Märchen. Wir saßen in der ersten Klasse ganz vorn, wurden mit gutem Essen verwöhnt und konnten uns die Zeit bis zur Ankunft mit einem eigenen Fernseher oder mit Spielen vertreiben.

Linda de Mol machte ihr Versprechen wahr. Die Produktionsfirma kleidete Natascha und mich ein, und bei der nächsten *Traumhochzeit* waren wir beide wirklich dabei. Das war eine aufregende Sache, und ich war mächtig stolz, dass ich beim Finale neben Linda de Mol stehen durfte und sie laut und deutlich sagte: »Bitte, liebe Schirin, kannst du mir die Ringe geben?« Oma saß mit Gaby und ihrem Mann im Publikum.

Ich denke noch sehr oft an diese wunderbaren Tage und vor allem an unsere liebe Freundin Gaby, der ich es hauptsächlich zu verdanken habe, dass ich dies alles erleben durfte.

Immer wenn wir in Köln bei *stern TV* zu Gast waren, saß Gaby mit ihrem Mann und Natascha im Publikum, und wir nutzten stets die Gelegenheit, die drei zu Hause zu besuchen. Leider rief uns ihr Mann eines Tages an und teilte uns mit, Gaby liege im Krankenhaus und habe nur noch kurze Zeit zu leben. Sie hatte Krebs, der sich trotz Chemotherapie nicht aufhalten ließ. Gaby verstarb wenig später. Oma machte sich Vorwürfe, zuletzt nur noch mit Gaby telefoniert zu haben, weil es auch mir in dieser Zeit sehr elend ging.

Gaby war ein wirklich feiner Mensch. Nie hat sie gejammert, für jeden fand sie stets ein gutes Wort und war immer hilfsbereit. Sie war uns eine wirklich liebe und treue Freundin, die wir nicht vergessen werden.

VIELE LANGSAME TODE Wir waren wieder einmal in Düsseldorf, und fast in jedem zweiten Zimmer lag ein aidskrankes Kind. Oft fragen wir uns schon vor der Abreise, wer von denen, die wir kennen, wird noch am Leben sein und wer nicht?

Ein 14-jähriger Junge, mit dem ich noch beim letzten Besuch gespielt hatte, erkannte uns nicht mehr. Er war Bluter und hatte einen inoperablen Gehirntumor.

Auch einem Freund, mit dem ich besonders gerne spielte, weil er sich mit allem, was mit Motoren zu tun hatte, gut auskannte, ging es schlecht. Er war sehr groß für sein Alter, wirkte schon fast wie ein junger Mann, aber wenn er Schmerzen hatte, weinte er wie ein Baby. Viele Nächte haben wir sein Weinen gehört. Man hielt seinen Zustand für aussichtslos, weil so viele verschiedene Krankheiten zusammenkamen. Die Medikamente mit ihren schrecklichen Nebenwirkungen taten das Übrige, und er konnte kaum noch etwas essen. Trotzdem wurde er operiert, und seine arme Mutter saß Tag und Nacht neben seinem Bett, stickte unzählige Tischdecken für die Krankenschwestern und wartete geduldig, bis ihr einziges Kind endlich sterben konnte.

Es war einfach traurig, wenn man zu seinen Freunden ins Zimmer kam und sie einen so hilflos anblickten, dem aussichtslosen Schicksal ergeben, mit müden Augen stumm flehend: Lasst mich in Ruhe! Es geht mir nicht gut.

Aber es gab auch kleine Patienten, die sich nicht so einfach in ihr trauriges Los schickten. Zum Beispiel lernte ich einen Jungen kennen, der sich nichts sehnlicher wünschte als einen Motorroller und der sich vorgenommen hatte, die Fahrprüfung abzulegen, obwohl er nur noch 32 Kilo wog. Mit Sondennahrung ließ er sich aufpäppeln, und tatsächlich gelang es ihm, Fahrunterricht zu nehmen und die

Prüfung zu bestehen. Doch dann ging es mit seiner Gesundheit rasend schnell bergab, und bei unserem nächsten Aufenthalt in Düsseldorf war er schon begraben.

Einem Jungen wuchsen Warzen durch die Fußsohle, die so groß waren wie Kirschen und bei jedem Schritt stechende Schmerzen verursachten. Weil er nicht mehr gehen konnte, saß er mit dicken Socken in einem poppig aufgemachten Rollstuhl. Von der Nahrung, die ihm durch eine Vene verabreicht wurde, war sein Gesicht aufgedunsen, denn man konnte offenbar nicht richtig abschätzen, wie viel Sojafett er aufnahm und wie viel er verbrauchte.

Meistens versuchte ich den Gedanken, dass mich ein ähnliches Schicksal ereilen könnte, zu verdrängen. Aber das schaffte ich nicht immer. Wenn es zu schlimm war, suchte ich bei Oma Trost, indem ich sie fragte: »Das muss ich doch nicht haben?« oder »Gell, Oma, so krank werde ich doch nie?« Und Oma beeilte sich, mir zu versichern, dass meine Zukunft gewiss anders aussähe, wenn ich meine Medikamente gewissenhaft einnähme, mich vor Ansteckungen schützen und immer alles aufessen würde, was sie mir an gesunder und vitaminreicher Kost zubereite. Und dabei spürte ich genau, dass auch Oma entsetzlich unter dem Anblick mancher Kinder litt, doch ihre Angst um mich recht gut zu verbergen verstand.

GEBURTSTAG IN DER UNIKLINIK Immer häufiger spürte ich, dass sich meine Zukunft trotz aller Medikamente und ausgewogener Ernährung nicht so rosig gestaltete, wie Oma und ich uns das wünschten. Im Verlauf meiner Schulzeit ging es mir immer schlechter. Ich litt fast ständig unter Magenschmerzen. Oft wurde mir schon nach einer Stunde übel, und ich konnte dem Unterricht nicht mehr folgen. Gelegentlich wurde ich auch ohnmächtig. Es ging so weit, dass ich ins Krankenhaus musste. Kein Mensch außer Oma besuchte mich dort.

Weil die Wirkstoffe der vielen Medikamente, die ich täglich nehmen musste, meine Speiseröhre verätzt hatten, konnte ich nichts mehr essen. Andererseits waren die Abwehrzellen in meinem Körper trotz der vielen Präparate fast bei null angelangt. Es war ein Teufelskreis, und ich musste in der Kinder-Aids-Klinik in Düsseldorf künstlich ernährt werden. Über Nacht wurden mir Ballaststoffe, Kalorien und Vitamine über einen ballonförmigen Schlauch zugeführt, der an eine Kapsel in meinem Magen angeschlossen war. Das tat sehr weh, vor allem nachts, wenn ich schlafen sollte. Doch ich habe die Zähne zusammengebissen und durchgehalten.

Es dauerte mehrere Wochen, bis ich endlich wieder nach Hause durfte. Durch die regelmäßige medizinische Betreuung hatte sich mein Gesundheitszustand merklich gebessert, doch an selbstständiges Essen war nicht zu denken.

Meinen zehnten Geburtstag verbrachte ich in der Düsseldorfer Uniklinik, umgeben von meinen Leidensgenossen, den Betreuerinnen und Krankenschwestern. Zu Hause wäre vermutlich niemand zu dem Fest gekommen, vielleicht mein Freund und Nachbar Gerhard. Tante Edith aus Berlin hatte mir eigens für diesen Tag ein wunderschönes langes blaues Kleid gekauft, das vorne mit einer breiten Spitzenbordüre verziert war. »Unsere Schirin sieht aus wie eine kleine Prinzessin!«, stellten alle begeistert fest, und trotz der Klinikatmosphäre wurde es ein sehr schöner Geburtstag.

Kurz nach meiner Entlassung aus der Klinik ging es auf große Fahrt. Auch Onkel Thomas kam mit, denn Oma konnte ihn nicht allein zu Hause lassen, und über ein Reisebüro hatte sie für ihn einen Last-Minute-Flug erstanden. Wie immer gab sich Oma Mühe, die ganze Sache spannend zu gestalten. Deshalb hatte sie uns gesagt: *Wir müssen nach Salzburg, da werden wir einen Vogel sehen, den ihr noch nie gesehen habt.*

Natürlich war ich gespannt, was das für ein Vogel sein könnte, und nervte Oma mit einer Flut von Fragen: »Ist es ein Beo?«, »Kann er sprechen?«, »Kann ich ihm etwas beibringen?«, »Darf ich den Vogel streicheln?«, »Wie groß ist der Vogel?«

An ein Flugzeug und die geschenkte Reise dachte ich nicht. Dabei hätte mir eigentlich auffallen müssen, dass Oma die Kühlbox mit meinen Medikamenten im Auto verstaut hatte ebenso wie mehrere Koffer. Aber ich war so voller Erwartung, dass ich es nicht bemerkte. Selbst von den Durchfallattacken, mit denen ich schon seit Wochen zu kämpfen hatte, war ich abgelenkt.

Am Flughafen sahen wir dann endlich den großen Vogel silbrig in der Sonne glänzen, und Oma klärte uns über das Ziel im Indischen Ozean auf. Ich musste lachen, denn eigentlich hatte ich Futter für den geheimnisvollen Vogel mitnehmen wollen. Mit einer Hand voll Körner hätte ich allerdings nicht viel ausrichten können.

Zwölf Stunden Flug standen uns bevor. Zum Glück waren nicht allzu viele Gäste an Bord, und wir konnten uns über mehrere Sitzplätze ausbreiten und schlafen. Sehen können hätte man sowieso nichts, denn es war Nacht.

Als sich am Morgen alle Leute sommerlich anzogen, wunderten wir uns, denn es war April, und in Salzburg lag noch Schnee. Beim Umsteigen in Male war dann klar: Dort herrschten 40 Grad im Schatten, und wir waren im Nu so verschwitzt, als hätte man uns einen Kübel Wasser über den Kopf geschüttet. Schleunigst zogen wir aus, was wir konnten.

Mit einem Schiff setzten wir zur Insel Kuredo über – mit Delfinen als Eskorte. Es war wie im Traum. Die Vegetation auf der Insel war üppig und malerisch schön. Das Wasser war mit 28 Grad wunderbar warm. Wir wohnten in einer schön eingerichteten Hütte.

Es war herrlich, den ganzen Tag im Badeanzug herumzulaufen und zu jeder Gelegenheit schwimmen und vor allem schnorcheln zu gehen. Oma blieb meistens an Land, und auch Onkel Thomas traute sich nur an den Rand des Wassers, denn wegen seiner Behinderung kann er nicht schwimmen.

Es war faszinierend, in dem klaren türkisfarbenen Wasser zwischen den Korallenbänken die Vielfalt der bunten Fische, Krebse und anderen Meerestiere zu beobachten. Die Malediven sind wirklich ein unberührtes Paradies für Schnorchler und Taucher.

Wenn man mit einem Glasbodenboot hinausfährt, kann man unter sich sogar Katzenhaie und andere größere Fische beobachten. Und an Land bestaunten wir nachts die umherschwärmenden Flughunde.

Leider war die Woche viel zu schnell vorbei, und wir mussten schon wieder unsere Koffer packen. Zum Abschied flogen wir mit einem Wasserflugzeug zum Festland hinüber. Die Maschine blieb dicht über dem Wasser, und wir konnten ein letztes Mal Delfine und andere Wale beobachten, dieses Mal von oben.

Ist das Endstadium erreicht?

Der Auftrieb, den mir die Ferien auf den Malediven gebracht hatten, hielt nicht lange an. Vorübergehend war mein Durchfall zwar wie weggeblasen gewesen. Durch die viele Bewegung im Wasser und an Land, beim Tischtennis, Volleyball oder Fußball hatte ich sogar plötzlich ein wenig Appetit bekommen. Trotzdem blieb die erhoffte Erholung aus.

Mein Gesundheitszustand verschlechterte sich sogar, und ich konnte wieder keine Nahrung bei mir behalten. Ich verlor lebensgefährlich an Gewicht, und schließlich ging es mir so schlecht, dass alle – auch ich selbst – davon überzeugt waren, das sei das Ende.

Zur Schule ging ich schon längst nicht mehr. Ich wäre zwar weiterhin willkommen gewesen, aber körperlich konnte ich das nicht mehr durchstehen, dazu war ich zu geschwächt. Länger als ein, zwei Stunden täglich konnte ich mich nicht mehr konzentrieren.

Auch sonst konnte ich das Haus nur noch selten verlassen. Weil ich viel im Bett oder auf der Couch lag, trug ich hauptsächlich Pyjamas. Außerdem kam sowieso kaum jemand zu Besuch. Warum sollte ich mich da noch groß mit dem Umziehen quälen.

Erbrechen, Durchfall und Bauchschmerzen nahmen kein Ende. Jede Mahlzeit wurde zur Qual. Es fehlte zwar nicht an der positiven Einstellung, aber gegen Appetitlosigkeit oder gar Widerwillen gegen das Essen half auch Omas Küchenzauberei nichts mehr. Ich erbrach alles binnen kurzer Zeit, auch die Medikamente, die das Virus in Schach halten sollten.

Als ich schließlich auf 26 Kilo abgemagert war, kam ich wieder nach Düsseldorf. Die aktuellen Befunde zeigten immer schlechtere Blutwerte, es gab so gut wie keine CD4-(T-Helfer-)Zellen mehr, und die Virenlast war enorm hoch. Meine Leber war entzündet, die Fuß- und Kniegelenke immer wieder geschwollen, und ich konnte mich kaum noch auf den Beinen halten. Mein Immunsystem hatte so gut wie keine Abwehrkräfte mehr. Der Kampf gegen das tödliche Virus schien verloren.

Wenn ich nicht verhungern wollte, war das Legen einer Magensonde unter Vollnarkose unumgänglich. Oma war im OP an meiner Seite. Und auch das Kamerateam von *stern TV* durfte während des Eingriffs dabei sein. So konnte ich mir hinterher ansehen, was die Ärzte während der 45-minütigen Operation mit mir gemacht hatten.

Als Erstes wurde mir ein Schlauch mit Miniaturkamera und einer kleinen Lampe in den Magen geschoben. Die Aufzeichnungen der Kamera waren auf einem Monitor zu sehen. Das Licht der Lampe schien durch die Bauchdecke und zeigte den Chirurgen die günstigste Stelle für die Magensonde. Mit einer Kanüle verschafften sie sich Zugang zum Magen, während die Sonde, die ich nun für immer tragen sollte, durch einen zweiten Schlauch eingeführt wurde.

Mit einer speziellen Apparatur, die mich von der Klinik unabhängig machte, weil sie bei uns zu Hause aufgestellt werden konnte, wurde über diese Sonde während der Nacht eine spezielle künstliche Nahrung zugeführt, die fast meinen täglichen Kalorienbedarf deckte, wobei die Geschwindigkeit über eine Stufenschaltung reguliert werden konnte. Die Höchstgeschwindigkeit lag bei 100 und führte bei mir zu sofortigem Erbrechen, wohingegen ich mit der Stufe 80 ganz gut zurecht kam.

Nach einiger Zeit war ein kleiner Sieg über die tödliche Krankheit errungen, denn durch die Magensonde nahm ich zu, und auch meine Freude am Leben kehrte zurück.

Zu meinem elften Geburtstag hatte sich das *stern-TV*-Team angesagt, um mir Glück zu wünschen. Alle freuten sich, dass es mir besser ging; inzwischen hatte ich bereits drei Kilo zugelegt.

Obwohl die *stern-TV*ler meine einzigen Gäste waren, hatte ich mit Girlanden und Luftballons für festliche Stimmung gesorgt und eine kleine Kaffeetafel gedeckt. Und als Oma die Geburtstags-Marzipantorte mit dem Schokoladenbärchen hereinbrachte und alle fröhlich Happy Birthday sangen, kam auch Gerhard. Ganz Kavalier, überreichte er mir neben einem Päckchen drei Rosen, eine rote und zwei rosafarbene, mit Schleierkraut und einer großen Schleife zu einem hübschen Strauß gebunden.

Nach dem lustigen Kaffeeklatsch ging es raus auf die Piste, denn allmählich konnte ich wieder ans Skifahren und Schlittschuhlaufen denken. Außerdem musste Omas Geschenk, neue Skier, gleich ausprobiert werden. Das ging nur, wenn außer Oma jemand bei mir war, denn mit ihr allein traute ich mir Skifahren nicht mehr zu, da sie mir mit ihren Rücken- und Beinproblemen nicht hätte helfen können.

Ein bisschen wackelig auf den Beinen war ich schon noch, die Schwächeanfälle, die vielen Medikamente mit ihren Nebenwirkungen und vor allem das Untergewicht der vergangenen Jahre steckten mir noch zu tief in den Knochen. Außerdem hatte ich im vergangenen Winter wegen der Magenoperation überhaupt nicht im Schnee herumtoben können.

Aber nun war ich wieder auf der Siegerstraße. Ich war bereit, den Kampf gegen das Virus von neuem zu wagen.

FRAU DES JAHRES Wenn die Kinder den Kampf gegen Aids, Krebs, Mukoviszidose oder andere schlimme Krankheiten verloren haben, dann ist ihr Martyrium vorbei. Sie haben ihren Frieden gefunden. Aber für die Hinterbliebenen, für Mütter, Väter, Omas oder Tanten, ist das Leid noch lange nicht vergessen. Nach dem oft jahrelangen Aufbäumen gegen das furchtbare Schicksal ihrer Kinder folgt neben der Trauer plötzlich eine große Leere. Viele brechen zusammen, müssen sogar in die Psychiatrie, weil sie kaum noch Freunde haben und jahrelang verschweigen mussten, dass ihr Kind an Aids litt.

Viele konnte ich sogar schon am Weinen auseinanderhalten, erzählt Oma, die sich seit langem für andere Aidskinder und deren Eltern, Pflegeeltern oder Großmütter engagiert. So besuchte sie regelmäßig ein aidskrankes kleines Mädchen, das nur noch zwölf Kilogramm wog, in Linz im Spital, um es und seine Oma zu trösten.

Manchmal gingen und gehen auch heute Anrufe von Schwestern aus den Kinderabteilungen in Linz und Wels ein, in denen Oma von einem armen Wurm erfährt, das wegen des unheilbaren Virus von allen im Stich gelassen wurde. Man erzählt ihr, dass ein Mädchen von einer Puppe mit langen blonden Haaren träumt oder ein Junge von einem Rennauto. Bei solch kleinen Wünschen gehen Oma und ich oft von unserem eigenen Geld einkaufen, oder ich gebe etwas von meinen Spielsachen ab. Bei größeren Wünschen, etwa einem Fernseher für die Kinder im Spital, weiß Oma genau, welche Firmen sie darum bitten kann.

Allmählich konnte sie die vielen Anfragen und Hilfeersuchen allein nicht mehr bewältigen, denn manchmal kam es vor, dass eine Mutter um drei Uhr in der Nacht anrief und Rat und Trost suchte. Deshalb setzte Oma sich für die Gründung der ersten österreichischen Kinder-Aids-Hilfe ein.

Nachdem sie in einem Beitrag der ORF-Frauen-Radiosendung des Vormittagsmagazins *Viva* unseren Alltag geschildert hatte – das Leben mit der Krankheit; den täglichen Kampf gegen das Vorurteil, dass man beim Zusammenleben mit einem Aidskranken angesteckt wird; den scheinbar nie enden wollenden Streit mit Bürokraten und Behörden –, wurde sie von den Hörerinnen und Hörern der Sendung zur »Viva-Frau des Jahres 1995« gewählt.

Oma hatte nicht daran geglaubt, dass bei den vielen Kandidatinnen die Entscheidung ausgerechnet auf sie fallen würde; deshalb hatte sie sich leichtsinnigerweise auf eine Wette mit mir eingelassen.

Als sie bei der feierlichen Gala in Wien aus den Händen der »Viva-Frau 1994«, der Rollstuhlfahrerin und aktiven Sportlerin Annemarie Wicher, die Auszeichnung empfing, kämpfte Oma mit den Tränen und meinte gerührt: *Jetzt hat die Schirin 1000 Schilling gewonnen. Weil ich mit ihr gewettet habe, dass ich keinesfalls zur »Viva-Frau des Jahres 1995« gewählt werde.*

Obwohl ich gewonnen hatte, löste ich mein Wettangebot sofort ein und gab meiner Oma im Blitzlichtgewitter der Fotografen vor all den Leuten im Saal 15 Küsse.

Die Statue der Vibe, einer keltischen Fruchtbarkeitsgöttin, die Oma als symbolische Auszeichnung erhalten hatte, steht heute in unserem Wohnzimmer.

Ein Tischtuch unterm Hammer

Wenn wir bei *stern TV* in Köln waren, wurden wir fast immer von einem besonders netten Herrn chauffiert, der Josef Karl hieß. Josef war stets gut gelaunt, hatte zumeist einen Scherz auf den Lippen und erzählte uns gerne von seiner Frau Lisa, die bei einem Basar selbst gemachte Spielsachen und Handarbeiten für Kinder in einem Krebskrankenhaus verkaufte.

Eines Abends, wir lagen schon im Bett, denn am nächsten Tag wollten wir für ein paar Tage verreisen, klingelte das Telefon, und eine Mitarbeiterin vom *Musikantenstadl* erklärte Oma, Karl Moik würde gern mit ihr sprechen. Und bevor sie noch Zeit fand, sich zu wundern, war bereits die fröhliche Stimme des *Stadl*-Gastgebers zu vernehmen: »Hallo, Oma, ich darf dich doch so nennen?! Weißt du überhaupt, was hier heute in meiner Sendung abläuft? Also pass gut auf!«

Natürlich stellten wir gleich den Fernseher an und verfolgten auf dem Bildschirm, was Karl Moik sich für uns ausgedacht hatte: die Versteigerung einer Tischdecke, auf der unser lieber Chauffeur aus Köln, Josef Karl, jahrelang Autogramme von Prominenten gesammelt hatte, von seiner Frau Lisa fein säuberlich nachgestickt.

Zuerst wurde nur gesteigert, aber nachdem der Preis so gestiegen war, dass viele nicht mehr mithalten konnten, erklärten sie: »Wir wollen den angebotenen Betrag spenden.« Bis zum Ende der Sendung wurde eine Faxnummer für die Schweiz, Deutschland und Österreich eingeblendet, und zwischen den musikalischen Darbietungen wurde von dem Schauspieler Günther Thollar immer der letzte Stand verlesen. Firmen, Schulklassen, Kegelvereine, alle wollten sich an der Spendenaktion beteiligen, Kinder hatten gefaxt, dass sie 30 Mark vom Sparbuch abheben und spenden wollten.

Nach jeder Meldung wandte sich Karl Moik via Kamera an uns und meinte: »Na, Oma, was sagst'?« oder »Na, Schirin, da lacht dein Herz, da kannst dir was Schönes kaufen!« und so weiter. Dabei hatte er erst von uns gehört, als er von *stern TV* eine Videokassette mit Filmausschnitten erhalten hatte, die in Günther Jauchs Sendung eingespielt worden waren.

Spontan hatte Karl Moik entschieden: »Diesem Kind werde ich das Leben etwas verschönern, ihm eine Freude machen, und so eine brave Oma gehört belohnt.«

Hin und her gerissen zwischen Freude und Rührung, verfolgten wir die Sendung. Oma konnte ihre Tränen des Glücks nicht verbergen. Immer wieder läutete das Telefon, und Bekannte von überall her erkundigten sich, ob wir die *Stadl*-Auktion auch mitbekämen.

Nach der Sendung meldete sich Karl Moik wieder persönlich am Telefon, und weil Oma vor Rührung außer Schluchzen kaum etwas herausbekam, redete er mit mir. Ich war mächtig stolz, so viel Anerkennung zu erfahren, nach den vielen schlechten Erfahrungen, die wir in der Vergangenheit, besonders in unserer Gemeinde, gemacht hatten. Er lud uns zum nächsten *Stadl* nach Cottbus ein, worüber wir uns ebenso freuten wie über das tolle Ergebnis von Spenden und Auktion. Auch bei Familie Karl konnten wir uns noch telefonisch für die schöne und selbstlose Geste bedanken.

Am nächsten Tag traten wir unsere Reise zu den Kanarischen Inseln an, die wir von der Kinder-Aids-Hilfe Deutschland e.V. geschenkt bekommen hatten. Deshalb konnten wir die weitere Entwicklung der Spenden- und Versteigerungsaktion nicht verfolgen. Wir saßen nicht nur wegen der Hitze auf Gran Canaria wie auf heißen Kohlen, sondern auch vor Neugierde.

Der Einzige, der diesen Urlaub unbeschwert genießen konnte, war Onkel Thomas. Für Oma hatte sich eigentlich nur das Wetter und die Umgebung geändert, von Erholung konnte für sie keine Rede sein. Da war die Sorge um den Transport des Gepäcks, immerhin drei große Koffer: der erste mit Bekleidung für warme und kalte Tage und Nächte; der zweite mit Körperpflege- und Badeutensilien sowie Schuhen; der dritte mit allem Zubehör für meine Sondennahrung, mit Medikamenten, einem Kocher, Verbandsmaterial etc. Außerdem noch eine kleine Gefrierbox für Medikamente, die gekühlt eingenommen werden mussten, ein Rollstuhl, eine Flugtasche für unseren kleinen Hund und Handgepäck.

Außerdem waren das »medizinische« Leben und die Ernährung aus dem Koffer umständlich, lästig und nervenaufreibend. Der Gedanke, in einem Superhotel das Nichtstun zu genießen, war von der Kinder-Aids-Hilfe in Düsseldorf auch ganz bestimmt so gemeint. Aber leider war er nur ein schöner Traum. Die Wirklichkeit sah anders aus, zumindest für Oma. Die würde sich von der Erholung erst mal erholen müssen, wenn wir wieder zu Hause wären.

Zu allem Überfluss bekam ich auch noch leichtes Fieber und Ausschlag am ganzen Körper. Der Klimawechsel bekam mir nicht, und es wehte ein unangenehmer Wind. Schließlich mussten wir den Urlaub eine Woche früher abbrechen, weil mein ganzer Körper schmerzte. Ein Arzt meinte, ich solle lieber in ein Krankenhaus gehen.

Nun musste Oma den ganzen Krimskrams verstauen und dafür sorgen, dass unser Gepäck wieder heil nach Österreich gelangte. Glücklicherweise bekamen wir einen Rückflug bis Salzburg. Von dort nahmen wir ein Taxi nach Linz, wo unser Auto stand.

»Weißt du, Oma, jetzt fliegen wir nicht mehr weg«, tröstete ich sie, »zu Hause hat alles seine Ordnung, und ich kann mich auch viel besser beschäftigen, als dumm am Strand herumzuliegen.«

Bei einer Blutabnahme im Krankenhaus wurde festgestellt, dass ich mir irgendwie und irgendwo eine Hepatitis B eingehandelt hatte. Das bedeutete noch mehr Medikamente.

Das *Stadl*-Tischtuch hatte Hubert Pirschner, ein Schallplattenproduzent aus Tirol, erworben. Beim nächsten *Musikantenstadl* in Cottbus übergab er Oma feierlich den Scheck. Natürlich war auch Familie Karl, durch deren tolles Tischtuch die Versteigerung überhaupt erst möglich geworden war, im Saal. So lernten wir endlich auch Josef Karls Frau Lisa kennen und konnten uns bei beiden herzlich bedanken. Ebenso beim *Musikantenstadl*-Team und natürlich bei Karl Moik, der schon auf dem Bildschirm sympathisch rüberkommt, aber in Wirklichkeit noch viel netter ist. Charmant, fröhlich, liebenswert und voller Mitgefühl reißt er einfach jeden mit. Während und außerhalb der Sendung hatte er mich überall, wo es nur eben ging, im Schlepptau. Das war schon ein aufregendes Erlebnis, in der riesigen Halle mit dem begeisterten Publikum die vielen bekannten Interpreten zu treffen. Eine so liebenswürdige Atmosphäre und tolle Stimmung kann man sich nicht vorstellen.

Zum Abschied schenkte mir Karl Moik noch ein Fahrrad mit Anhänger für meinen kleinen Hund

Cindy. Ich drehte natürlich sofort eine Ehrenrunde zur Probe damit.

Einen kleinen Wermutstropfen hatte der Versteigerungs-*Stadl*, da nicht alle Spender die angekündigten Beträge schickten. Und von den vielen Überweisungen aus dem Ausland behielt die kontoführende Bank mehr als die Hälfte an Gebühren ein, was natürlich die Spender sowie Karl Moik sehr ärgerte. Aber die Geschäftstüchtigkeit der Bank konnte unsere Freude und vor allem unsere Dankbarkeit gegenüber den Spendern nicht schmälern.

Eine weitere Woge der Hilfsbereitschaft und Solidarität erreichte uns aus Stadl Paura. Der Musikpädagoge Werner Fait hatte mit einigen Kollegen die erste Pop-Orchester-Woche der Musikschule organisiert, deren Höhepunkt das Benefizkonzert »Kinder helfen Kindern« war. Siebenundsechzig junge Nachwuchsmusiker hatten dafür eigens das von Klaus Korherr, einem jungen Komponisten aus Wien, geschriebene »Schirin-Lied« einstudiert und vorgetragen.

Die Idee, mir den Erlös des Konzerts zu spenden, kam von der Ehefrau des Musikpädagogen, die bei der Geburt ihrer inzwischen 13-jährigen Tochter mehrere Bluttransfusionen erhalten hatte. Mit der Spendenaktion wollte die Familie Fait ihre Dankbarkeit an das Schicksal ausdrücken und darauf hinweisen, dass das Los, an Aids zu erkranken, jeden Menschen treffen kann. Mutter und Tochter Fait hatten einfach mehr Glück als ich, die Infektion mit dem HI-Virus blieb beiden erspart, denn die Konserven waren Gott sei Dank in Ordnung.

Ich find' das einfach großartig!, bedankte sich Oma auch in meinem Namen gerührt. *Nach der Widmung des Lieds für Schirin bin ich ein bisserl tränenreich. Aber ich weiß es auch zu schätzen, dass Sie alle so zahlreich erschienen sind und auch etwas tun gegen diese Krankheit. Es ist sehr schwierig, sehr, sehr schwierig, jemanden zu verlieren und nichts tun zu können, nichts, außer ein bisschen Freude zu bereiten, die manchmal so begrenzt ist – man kann nichts hinausschieben, man kann nichts aufschieben, man kann einfach nur* jetzt *was tun, und zwar* sofort*!*

Drei zehnjährige Mädchen aus Wien, Sara und zwei Schwestern, Christina und Nicole, die von mir und meiner Krankheit in der Zeitung gelesen bzw. im Fernsehen gehört hatten, postierten sich in winterlicher Eiseskälte mitten im elterlichen Garten, um Kerzen, Kekse, bunt gestaltetes Briefpapier und Glaskugeln zu verkaufen. Als ich die Mädchen später im Beisein der Jugendzeitschrift *KiKu* traf und sie mir ihre Einnahmen übergaben, begründeten sie ihren Einsatz ganz bescheiden mit den Worten: »Wir fanden es einfach gut, nicht immer alles für uns zu haben!«

Unter der Schirmherrschaft von *Frau Aktuell* und dem Ehrenschutz der Gesundheitsministerin Dr. Christa Krammer fand am Welt-Aids-Tag im Antoniusstadl Hornstein ein weiteres Gala-Benefizkonzert statt, das der Kinder-Aids-Hilfe Österreich und mir zugute kam und zu dem das *Stadl*-Team und der Österreichische Herzverband, Ortsgruppe Mürzzuschlag, geladen hatten.

Auch unter den Mitarbeitern des BMW-Entwicklungszentrums in Steyr habe ich viele treue Paten-

Freunde gefunden, die mich seit über zehn Jahren zu Weihnachten mit einer Spendensammlung bedenken. Initiator ist Ewald Riegler, ein Fußballstar aus Steyr, der sich in der *Club-2*-Diskussionssendung des ORF anlässlich der Kindergarten-Affäre über unseren Bürgermeister und den pensionierten Gemeindesekretär geärgert hatte und ein paar Tage später anrief. Damals veranstaltete er spontan ein Fußballspiel, zu dem er uns einlud, um uns den Erlös zu überreichen. Seither ruft uns Herr Riegler auch übers Jahr immer wieder an und erkundigt sich nach meinem Befinden.

Alle diese lieben Menschen, die uns immer wieder beweisen, dass man uns und unser Schicksal nicht vergisst, haben uns – ebenso wie jene Menschen, die hinter Organisationen und Stiftungen stehen wie der Kinder-Aids-Hilfe Deutschland e.V. in Düsseldorf oder der Michael-Stich-Stiftung, und viele andere mehr – so manchen Wunsch erfüllt, was Oma mit dem anfangs mehr als kärglichen Pflegegeld, ihrer Arbeitslosenunterstützung oder ihren gekürzten Rentenbezügen nie hätte tun können. Allen diesen Menschen verdanken wir unendlich viel Freude und Glück.

Die Zukunft hängt an einem Knopf

Nacht für Nacht wurde ich künstlich ernährt. Welche und wie viel Nahrung über das Schlauchstecksystem ganz langsam in meinen Magen gepumpt wurde, entschied eine Ernährungsberaterin. Oma wog alles penibel ab: Fett, Eiweiß, Kohlehydrate und Flüssigkeit.

Aber die Hoffnung, damit meine Magen-Darm-Probleme in den Griff zu bekommen, erfüllte sich nur bedingt. Wenn wir dachten, die Nahrung ist gut drin, wurden wir spätestens dann, wenn ich meine Morgenration Medikamente eingenommen hatte, eines Besseren belehrt: Mir wurde schlecht, und alles kam wieder raus.

Außerdem hatte ich immer wieder unter heftigen Bauchschmerzen und massiven Blähungen zu leiden. Feuchtwarme Umschläge, Wärmflaschen und gelegentlich ein Aspirin waren die natürlichen Mittel, die Oma einsetzte; meistens beruhigte sich dann alles wieder, und ich schlief irgendwann erschöpft ein.

Durch Ultraschall wurden Entzündungen der Bauchspeicheldrüse und der Gallenwege sowie ein großer Gallenstein festgestellt. Konsequenz: wieder mehr und andere Medikamente.

Durch die Sondennahrung legte ich zwar langsam an Gewicht zu, aber damit stiegen auch die Leberwerte an, ein untrügliches Zeichen dafür, dass die Fettmenge in der Nahrung zu hoch war. Die bekannten und getesteten Mengenangaben für die Sondennahrung bezogen sich auf den Bedarf eines Erwachsenen. Also errechnete Oma selbst, wie viel ein Kind braucht. Sie kam auf 30 bis 38 Prozent im Gegensatz zu den 70 Prozent für einen ausgewachsenen Menschen. Kein Wunder, dass mein Körper mit Entzündungen von Galle, Leber und Bauchspeicheldrüse reagierte und ich mich vor jeder Nahrung, selbst der künstlichen, ekelte.

Durch die Reduzierung nahm ich zwar nicht mehr so schnell und so viel zu, aber ich fühlte mich besser: Der Brechreiz war weg, und auch das Durchfallproblem schien behoben. Statt an das Nächstliegende zu denken und nach einfachen Ursachen zu suchen, hatten mir die Ärzte für diese Nebenwirkungen gleich vier Medikamente verordnet, die ich jetzt weglassen, zumindest jedoch reduzieren konnte.

Außerdem hatten wir die Erfahrung gemacht, dass 1000 Milliliter Sondennahrung, mit denen der Magen während der Nacht voll gepumpt wurde, das Fassungsvermögen eines Kindes bei weitem überstieg. Am Morgen hatte ich einen Bauch wie eine Schwangere, auf den man nur leicht zu drücken brauchte, und alles wurde erbrochen.

Das brachte Oma auf die Idee, meine reduzierte Nachtration noch auf mehrere Mahlzeiten zu verteilen. Sie kaufte mir einen schicken Rucksack, verstaute darin den Regulierungsapparat, führte den Sondenschlauch durch ein in den Rucksack geschnittenes Loch zur Magensonde hin. Das verschaffte mir die Freiheit, mich ungehindert bewegen zu können, gleichzeitig pumpte das Gerät im Zwei-Stunden-Rhythmus immer nur 200 Milliliter durch die Magensonde.

Das viele Herumexperimentieren hatte sich gelohnt, die künstliche Ernährung war endlich an meine Bedürfnisse angepasst und verursachte keine Beschwerden mehr.

Daraufhin wagten wir ein weiteres Experiment: Oma löste einige der Medikamente auf, damit sie ebenfalls über die Sonde verabreicht werden konnten. Auch das funktionierte bestens und war eine große Erleichterung, denn die Tablettenschluckerei –

zwölf Stück und mehr am Tag – ist eine Tortur, weshalb manche Kinder die unangenehmen Pillen einfach verschwinden lassen.

In puncto Ernährung und Medikamenteneinnahme ließ sich also ein recht ansehnlicher Erfolg verbuchen, nicht jedoch in Bezug auf die Immunschwäche. Mein Körper verfügte nur noch über eine verschwindend kleine Anzahl an so genannten T-4-Helferzellen. Trotzdem machte sich bei mir noch keine Lungenentzündung bemerkbar, was bei dieser Krankheit üblich ist.

Aus Angst davor flippte Oma schon beim kleinsten Huster oder Nieser aus, und sobald sich auch nur ein kleiner Fieberschub zeigte, wurde sofort unser Hausarzt gerufen, denn eine einfache Grippeinfektion konnte einen tödlichen Ausgang nehmen.

Gelbsucht, Gürtelrosen, Pilzbefall und andere Hautirritationen sind bei Immunschwächepatienten beinahe an der Tagesordnung – so auch bei mir.

Seit Oktober 1995 nahm ich die zwölf Tabletten nach einem minutiösen Stundenplan ein; ich war eines der ersten Kinder in Europa, an dem eine neu entwickelte Medikamentenkombination getestet wurde. Aufgabe der darin enthaltenen Wirkstoffe war, den Feldzug des HI-Virus gegen meine Immunabwehr zu stoppen. Der Erfolg war nicht zu verachten: Innerhalb eines Jahres ging die Zahl der in meinem Blut enthaltenen Aidsviren um die Hälfte zurück.

Der Preis für den Erhalt von ein wenig »Lebensqualität« war zumeist schmerzhaft. Allmählich hatte ich mich an das unangenehme Fremdkörpergefühl des Magensonden-Schlauchsystems gewöhnt. Trotzdem war der Umgang damit quälend, denn trotz des Schutzverbands behinderte es mich beim An- und Ausziehen ebenso wie bei jeder Bewegung. Außerdem war es schwer zu reinigen, musste nach jeder Nahrungsaufnahme mit Tee ausgespült, gehegt und gepflegt werden. Deshalb sollte es durch ein neues, wesentlich komfortableres Stecksystem ersetzt werden, einen so genannten Button oder Knopf, mit dem man Sport treiben und sogar baden gehen kann, weil er sich wie bei einer Luftmatratze verschließen lässt.

Also musste ich in Düsseldorf erneut in den Operationssaal – natürlich wie immer mit Oma.

Diesmal ging die Prozedur ohne Vollnarkose ab. Wieder musste ich einen Schlauch mit Lichtquelle und Kamera schlucken. Das hört sich schlimm an, war aber halb so wild. Auf dem Monitor verfolgten die Ärzte ihre schnelle und präzise Arbeit. Die alte Magensonde wurde herausgezogen, und bereits eine Viertelstunde später war der neue Mechanismus im Magen implantiert. Der verhältnismäßig kleine Button war erheblich praktischer als das alte Schlauchstecksystem im Bauch, vor allem war er leichter zu reinigen, das lästige Nachspülen entfiel, und ein Verband war auch nicht mehr nötig.

Der wirklich unangenehme Part dieses Tages kam aber erst dran, nachdem die Gastroskopie überstanden war: eine Leberpunktion bei vollem Bewusstsein. Da meine Leberwerte schon seit Wochen ständig erhöht waren, eine Nebenwirkung der vielen Medikamente, wollten die Ärzte auf Nummer sicher gehen und den Zustand des Organs überprüfen.

Mit dem Ultraschallgerät machte der Chirurg auf

dem Monitor Größe und Lage meiner Leber sichtbar. Dann wurde mit einer extrem langen Spritzennadel aus dem Organ Gewebe zur Untersuchung abgesaugt. Die Schmerzen waren unerträglich, und ich konnte weder Tränen noch ein »Aua« unterdrücken, obwohl ich mich so bemüht hatte, tapfer zu sein und mir nichts anmerken zu lassen. Ein flüchtiger Blick zu meiner Oma zeigte mir, dass sie wie immer mit gelitten hatte. »Gut, das war's, alles fertig!«, drang die Stimme des Chirurgen an mein Ohr. »Hast du ganz toll gemacht«, lobte er mich noch, bevor ich wieder in mein Zimmer auf der Kinder-Aids-Station zurückgefahren wurde.

Aufgrund der Leberpunktionsergebnisse wurde mein Medikamenten-Cocktail neu zusammengestellt, und ich bekam weitere Zusatznahrung. Damit müssten meine Schmerzen merklich weniger werden und sogar aufhören, ich würde zunehmen und mich insgesamt besser fühlen, meinten die Ärzte in Düsseldorf. Endlich könnte ich wieder optimistisch in die Zukunft schauen, dachte ich selbst.

FÜNF VOR ZWÖLF Zwar legte ich ein wenig an Gewicht zu, aber der Erfolg war nur von kurzer Dauer, denn nach wie vor plagten mich Durchfall und Erbrechen. Auch die Bauchschmerzen, die mich schon seit Monaten peinigten, ließen nicht nach.

Schon seit drei Jahren wurde wegen meines Gewichtsverlusts herumgedoktert. Man fand nichts Greifbares. Sogar die Leberpunktion blieb ergebnislos. Die neuen Medikamente schlugen nicht so an, wie man gehofft hatte. Meine Gesamtblutwerte wurden immer schlechter. Bei 200 T-4-Helferzellen kann man davon ausgehen, dass die Krankheit Aids ausgebrochen und nicht mehr aufzuhalten ist. Da bei mir nur noch 0,02 T-4-Zellen festgestellt wurden, sprach alles dafür, dass das Aidsendstadium begonnen hatte. Ich nahm erneut ab und war mit 23 Kilo nur noch Haut und Knochen. Bauchschmerzen, Erbrechen, Durchfall, Kopfweh …, alles wurde als Symptom von Aids gedeutet.

Inzwischen war ich so schwach, dass ich mich nicht mehr auf den Beinen halten konnte. Immer häufiger kam es vor, dass ich mich, egal wo wir unterwegs waren, einfach auf den Boden setzte, weil ich keine Kraft mehr hatte.

Daraufhin versuchte mir Oma einen Rollstuhl schmackhaft zu machen: *Du musst dich deshalb nicht schämen*, meinte sie, *es gibt viele Menschen, die einen Rollstuhl brauchen.* Das beste Argument war allerdings, dass ich nicht ständig zu Hause hocken müsste, dass wir wieder mehr unternehmen könnten und beweglicher wären.

Wir suchten einen ganz poppigen Rollstuhl aus, mit bunten Fischchen an den Rädern. Die erste Fahrt in den Ort war entsetzlich, denn die Leute hatten die unmöglichsten Fragen: »Geht es ihr schon so schlecht?« – »Kann sie gar nicht mehr laufen?« – »Wie viel Zeit hat das arme Kind denn noch zu leben?« – »Haben Sie nicht Angst vor einer Ansteckung, wo die Krankheit doch nun ausgebrochen ist?«, und so weiter. An einigen Fragen merkte man deutlich, wie sensationslüstern und uninformiert manche Leute waren.

Aber das Rollstuhlfahren hatte auch seine Vorteile: Jeder machte uns Platz, man ließ uns vor, wir bekamen leichter einen Parkplatz und waren immer und überall in der ersten Reihe. Trotzdem nahm ich Oma das Versprechen ab, dass wir sofort auf dieses Gefährt verzichten würden, wenn es mir wieder besser ginge, denn ich hatte Angst, dass, wenn ich nur noch säße, meine Beinmuskulatur geschwächt werden könnte.

Aber an einen baldigen Verzicht auf die rollenden Ersatzfüße war kaum zu denken, denn plötzlich bekam ich auch noch Rheuma in den Beinen. Die Schmerzen waren so heftig, dass ich sie ohne Betäubungsmittel nicht ertragen konnte. Also noch mehr Medikamente! Inzwischen ließen sich eigenständige Krankheiten und durch Nebenwirkungen hervorgerufene Symptome kaum noch unterscheiden. Und noch immer bestand keine befriedigende Aussicht auf ein durchschlagendes Medikament gegen das HI-Virus und gegen Aids.

Die Angst saß Oma und mir wie ein Kloß im Hals, der stetig größer wurde und sich nicht mehr hinunterschlucken ließ. In Düsseldorf erfuhren wir, dass wieder eines der Aidskinder gestorben war; man begegnete dort Kindern, denen es noch schlechter ging. Angesichts all der dort eingesetzten medizinischen Geräte, der Tropfinfusionen mit Kanülen im Hals, im Kopf, in Armen und Füßen, traute ich mich manchmal schon nicht mehr zu sagen: »Gell, Oma, ich bekomme das nicht?!?«

Und wieder einmal war das Untersuchungsergebnis niederschmetternd. Wieder einmal wurden Ultraschalluntersuchungen gemacht. Ergebnislos. Bei einem zweiten Ultraschall erkannte man dunkle Punkte und mutmaßte neuerlich Gallensteine als Ursache für das Erbrechen.

Weil man nicht weiterwusste, empfahl man uns zur Beobachtung einen längeren Aufenthalt in Düsseldorf, aber Oma lehnte ab. Sie wollte nach Hause, andere Ärzte konsultieren. Zu Hause sprachen wir mit unserem Hausarzt, baten ihn, ebenfalls eine Ultraschalluntersuchung zu machen. Er empfahl uns, zum Röntgen nach Linz zu fahren.

In nüchternem Zustand wurde mir ein Kontrastmittel gespritzt, das ich wider Erwarten nicht erbrach. Also konnte die Durchleuchtung stattfinden, und ich zeigte dem Röntgenologen, wo die Schmerzen saßen. Auf den Befund konnten wir sogar warten, Oma studierte ihn sofort. Ergebnis: Ein undefinierbares Weichteil von etwa zwei bis sechs Zentimetern Länge, das nirgends zugeordnet werden konnte.

Daraufhin versuchten wir unser Glück bei einem Frauenarzt. Er kam zu dem Ergebnis, da sei tatsächlich ein dunkler Fleck sichtbar; es handele sich jedoch nicht um die Stauung einer Blutung.

Plötzlich bekam ich wieder Fieber, und Omas Angst war groß, größer denn je. Sie saß Tag und Nacht an meinem Bett, machte mir Umschläge mit Wärmflaschen. Die bewährten Umschläge brachten aber auch keine Linderung. Wir schliefen beide kaum noch.

Am dritten Tag fiel Oma auf, dass ich keinen Stuhlgang mehr hatte. Da keimte in ihr der böse Verdacht, es könne sich um einen Darmverschluss handeln. Bei einem ihrer Brüder hatte man die massive Stuhlverstopfung zu spät bemerkt bzw. nicht beachtet, und tatsächlich war er innerhalb kürzester Zeit daran gestorben.

Sofort alarmierte Oma unseren Hausarzt, der empfahl, mich umgehend ins Krankenhaus nach Wels zu bringen. Dort tastete ein sehr netter Arzt, der mich noch nie behandelt hatte, vorsichtig meinen Bauch ab und meinte, es könne sich um eine akute Blinddarmentzündung handeln; dafür spräche auch das hohe Fieber. Auf diesen Verdacht hin wurde ich geröntgt.

Nach der blitzschnell eingeleiteten Operation eröffnete man Oma, dass es tatsächlich fünf vor zwölf gewesen sei. Entfernt wurde ein bereits völlig vereiterter Kotstein, der sich in Blinddarmnähe angesiedelt und zuletzt die Darmpassage verstopft hatte – ein nicht nur für HIV-Infizierte äußerst kritischer und unter Umständen lebensbedrohlicher Befund.

Fast drei Jahre hatte man Bauchschmerzen, Erbrechen und Darmbeschwerden für Aidssymptome gehalten, war wie blind gewesen für die Allerweltskrankheit Blinddarmentzündung.

Eine Weile musste ich noch im Rollstuhl umherfahren, weil ich zu geschwächt war. Aber nachdem ich operiert worden war, besserte sich mein Gesamtzustand zusehends. Mit der im Oktober 1997 begonnenen neuen Tablettenkombination nahm die Zahl meiner Abwehrzellen sprunghaft zu.

Obwohl ich Oma eigentlich die Strapazen eines Urlaubs per Flugzeug nicht mehr zumuten wollte, bestand sie darauf, denn sie versprach sich viel von einem Orts- und Klimawechsel, den die Aidshilfe zu bezahlen bereit war. Also flogen wir wenige Monate nach dem letzten chirurgischen Eingriff nach Fuerteventura. Das milde Seeklima der knapp 120 Kilometer vor der nordwestafrikanischen Küste gelegenen Insel tat uns beiden gut. Auch Oma erholte sich.

Durch die neuen Medikamente und die andere Zusammenstellung der Sondennahrung klangen die Entzündungen meiner Verdauungsorgane langsam ab, und ich konnte schon bald zu richtigem Essen übergehen. Durch die lange Phase der Unterernährung entwickelte ich einen Nachholbedarf und hatte auf alles mächtig Appetit.

Auch nach unserer Rückkehr ließ ich keine Mahlzeit aus, konnte endlich wieder Köstlichkeiten aus Omas Küche genießen. Das war für Oma der schönste Lohn für ihre tollen Kochkünste und die vielen bangen Stunden, die sie in den letzten drei Jahren hatte durchmachen müssen.

FREUNDE Manchmal habe ich meine Zweifel, ob Gerhard ein wirklicher Freund ist. Ich denke, wahre Freundschaft ist Verständnis und Rücksichtnahme, Zuneigung und Kameradschaft. Aber davon merke ich bei ihm mitunter nicht besonders viel.

Vor Jahren machte er sich beinahe täglich lustig über mich, obwohl er seit frühen Kindertagen um meine Krankheit wusste und aus nächster Nähe mitbekommen hatte, wie sich mein Gesundheitszustand verschlechterte. Wenn wir zum Beispiel miteinander spielten, nahm er keine Rücksicht, wenn er merkte, dass er mir überlegen war, sondern er steigerte sich vielmehr richtig hinein. Jedes Spiel, von dem Gerhard wusste, dass ich ihn schlagen könnte, lehnte er ab.

Dass ich verlor, weil ich mich über meine Kräfte hinaus verausgabt hatte, wäre nicht weiter schlimm gewesen; es war ja nur ein Spiel zum Zeitvertreib. Gemein war der beißende Spott, den er über mich ausgoss, wenn er gesiegt hatte. Ich habe mich oft gefragt, ob er nicht merkte, dass ich durch meine körperliche Schwäche nicht mithalten konnte, oder ob ihm das egal war – Hauptsache, er konnte über mich triumphieren.

Manchmal war sein Hohn so verletzend, dass ich in Tränen ausbrach. Sobald Oma das merkte, schickte sie ihn sofort nach Hause. Das passte mir natürlich auch nicht, denn ich hatte schon den Ehrgeiz, selbst mit der jeweiligen Situation fertig zu werden.

Jedenfalls zahlte ich früher bei Gerhard und vielen der Klassenkameraden leider fast immer drauf. Die Kinder, die ich auf der Kinder-Aids-Station in Düsseldorf traf, waren da anders. Vielleicht waren sie im Umgang miteinander rücksichtsvoller, weil sie das Problem, unterlegen zu sein, selbst kannten.

Oma ist der Meinung, dass viel von der Erziehung abhängt, die jemand genossen hat. Und ich denke, sie hat vermutlich Recht damit, wenn ich zum Beispiel an Lisa und Philipp denke.

Im Sommer, wenn es so richtig schön heiß ist, geht Oma mit mir zum Baden, denn ich liebe das Tauchen und bin überhaupt sehr gerne im Wasser. Wir fahren zu einem See, wo wir uns immer mit denselben Leuten und Kindern treffen. Fast jeder kennt meine Geschichte, aber alle behandeln mich ganz normal. Niemand lässt mich meine Krankheit spüren. Wir haben jede Menge Spaß, ohne dass einer den anderen durch besondere Leistungen auszustechen versucht. Ein beliebtes Spiel ist das Tauchen nach einem auffälligen Stein. Wer ihn findet, hat gewonnen, darf ihn wieder ins Wasser werfen, und die Suche beginnt aufs Neue.

Aber am liebsten von allen mag ich Lisa und Philipp. Sie haben richtige Bilderbucheltern, die den beiden beigebracht haben, dass ein schlimmes Schicksal jeden treffen kann und dass diejenigen dann auch froh wären, wenn man verständnis- und rücksichtsvoll mit ihnen umgeht.

Gerhard ist der Freund, der am nächsten wohnt und den ich am meisten sehe. Einmal hatte er Oma schon seit Tagen gelöchert, ob er am Muttertag mit uns zum Baden dürfe, seine Mutter müsse arbeiten und dann wäre er ganz allein zu Haus. Aber Oma hatte überhaupt keinen Nerv für seine Bettelei, denn ein Marder hatte in unserer Küche einige Kabel durchgebissen, und um den Schaden zu beheben, mussten einige Schränke ausgeräumt und zerlegt werden. Als Gerhard schließlich fast anfing zu weinen, stimmte sie zu, um ihn endlich loszuwerden. Oma war von dieser Idee deshalb nicht angetan, weil Gerhard oft so wild war, dass ich zu Schaden kam.

Einmal durfte er ein halbes Jahr lang nicht kommen, weil er mir einen Ball in den Magen geschossen hatte. Und nachdem ich nun den Button hatte, fürchtete sie, dass so etwas wieder passieren und die Nahtstelle platzen könnte.

Aber diesmal war Gerhard sehr umsichtig und stellte nichts an. Oma hatte es sich auf einer Liege bequem gemacht und behielt uns im Auge. In diesem Spaßbad gab es verschieden hohe Rutschen und mehrere Thermen mit künstlichem Wellengang. Zunächst probierten wir die erste aus, und es machte uns riesigen Spaß, von der ersten Welle hoch hinausgehoben zu werden und unter der nächsten durchzutauchen, um auf der übernächsten wieder zu reiten.

Wellenreiten macht hungrig, also aßen wir im Restaurant Grillwürstchen mit Pommes und Salat und fütterten die in der Halle umherfliegenden Vögel mit Brötchenkrümeln, die sich die gefiederten Zwitscherer im Sturzflug von der Balustrade vor unserem Tisch wegschnappten.

Anschließend probierten wir den nächsten Wellengang aus. Besonders toll war eine Stelle, an der zwei Wellen zusammenschlugen und uns ganz hoch hinaushoben. Plötzlich spürte ich, dass der Button unter meinem Badeanzug herausgerutscht war. Das war ein mächtiger Schreck. »Hol schnell die Oma«, bat ich Gerhard. Doch das war gar nicht mehr nötig, denn sie hatte beobachtet, dass irgendetwas nicht stimmte, und war schon unterwegs.

Natürlich hatte auch sie Angst, trotzdem behielt sie die Ruhe, brachte mich zu einer Liege, und dort sahen wir, dass der Button völlig herausgerissen und der Ballon geplatzt war. Zitternd schoben wir den Schlauch ohne Ballon wieder in das Loch im Magen zurück. Es tat ein bisschen weh, aber Oma bewahrte die Nerven und redete beruhigend auf mich ein.

Gerhard war richtig erschrocken. Es war das erste Mal, dass er den Button und mein Loch im Magen sah, das jetzt ein wenig blutete. *Nun siehst du, warum ich immer mit dir schimpfe, wenn du so wild mit Schirin spielst,* sagte Oma. Gerhard nickte, war ganz Kavalier und half, so gut er konnte, beim Zusammenpacken und Tragen.

Der provisorisch in die Wunde geschobene Schlauch verursachte bei jeder Bewegung Schmerzen. Ich hatte furchtbare Angst, riss mich aber zusammen. Schnell fuhren wir nach Hause, denn ohne Button kann die Öffnung im Magen binnen vier Stunden zusammenwachsen und darf dann nicht mehr mit Gewalt durchstoßen werden.

Gott sei Dank war es kein Problem, den Button zu Hause zu erneuern. Noch ein Jahr zuvor wäre das nicht möglich gewesen. Damals mussten wir jedes Mal mit einer Taxe nach München fahren, um einen Wechsel vornehmen zu lassen. Jetzt hatten wir mehrere Buttons zu Hause in Reserve und konnten sie im Liegen selber austauschen. Anschließend wurde der Ballon zur Probe mit fünf Milliliter abgekochtem Wasser aufgefüllt, und alles klappte wieder.

Seit diesem Tag bin ich doch ängstlich geworden und fühle ständig nach, ob alles in Ordnung ist. Eine Zeit lang hatte ich angegeben, dass ich bald keine Sonde mehr bräuchte, aber nun weiß ich, dass es ohne nicht mehr geht.

Nach diesem Erlebnis im Schwimmbad hat mir Gerhard zum ersten Mal erzählt, dass er sich einsam fühlt, weil niemand etwas mit ihm unternimmt. Seine Mutter geht sonn- und feiertags arbeiten, sein Vater sitzt vor dem Fernseher, und seine beiden Geschwister vertreiben sich ohne ihn die Zeit. Darum kommt er so oft vorbei. Und letzten Endes ist er der einzige und damit treueste Freund, den ich seit frühester Kindheit habe.

»Du hast es gut, Schirin«, erklärte er mir beim Abendessen, zu dem Oma ihn zum Abschluss des aufregenden Tages noch eingeladen hatte, »du hast zwar keine Mama mehr, aber dafür eine Oma, die sich um dich sorgt. Ich hab' sie im Schwimmbad gar nicht erst holen brauchen, sie war schon unterwegs zu uns, weil sie dich nie aus den Augen lässt und alles gesehen hat. Ich bin immer allein, selbst wenn meine Eltern da sind.«

Da wurde mir erstmals richtig klar, dass andere Kinder auch Probleme haben – wenn auch andere als ich. Und was die Familie anbelangt, so hatte ich offenbar wirklich die besseren Karten: denn meine Oma unternimmt mir zuliebe wirklich alles, auch wenn sie vielleicht viel lieber zu Hause bliebe und sich ausruhte.

DURCH DAS RASTER GERUTSCHT Der Besuch der öffentlichen Schule war nach wie vor zu anstrengend für mich. Vor allem steckte ich mich ständig mit den Krankheiten der Mitschüler oder Lehrer an, wurde Opfer von jedem Husten, Schnupfen, Herpes oder jeder Grippe. Durch die häufigen Fehlzeiten gab es auch Anschlussprobleme beim Lernen, denn die Klasse konnte natürlich nicht auf mich Rücksicht nehmen, sondern musste mit dem Unterrichtspensum fortfahren.

Die nächsten zwei Jahre ging es mir so schlecht, dass wir gar nicht an Schule dachten. Auch die Behörden forderten mich nicht auf, die Schule wieder zu besuchen. Sang- und klanglos, ohne Entschuldigung oder ärztliches Attest war ich durch das Raster gerutscht. Offenbar dachte sich jeder, Schulpflicht gilt nur für Gesunde.

Dann erfuhr Oma eines Tages im Krankenhaus von einem Lehrer, dass es für Krebskranke eine besondere Regelung gibt, wonach ein Anspruch auf eine Hauslehrerin besteht. Diese Verordnung könne auch auf mich und meine Krankheit zutreffen.

Ein Anruf bei der Schulbehörde bestätigte meinen Anspruch auf häuslichen Unterricht, weil auch Aidskranke unter das Behindertengesetz fallen. Wir fielen aus allen Wolken, denn niemand hatte uns bisher darauf aufmerksam gemacht, weder der ehemalige Schuldirektor noch die Schulbehörde, noch das Jugendamt.

Aus diesem Nichtwissen heraus hatte ich somit jeden Anschluss an den normalen Schulunterricht verpasst, die mir zustehenden Schulbücher waren mir vorenthalten worden. Stattdessen hatten wir uns von anderen Kindern abgegriffene, schmutzige und bekritzelte Exemplare erbettelt, um selbst ein wenig zu Hause zu lernen.

Außerdem stellte sich heraus, dass der Schuldirektor die Möglichkeit gehabt hätte, eine Lehrerin, die nur eine halbe Stelle hatte, als Hauslehrerin zu mir zu schicken. Als Oma ihn darauf ansprach, gab er sich unwissend und meinte, er gehe eh in Pension, jetzt solle sich sein Nachfolger damit auseinander setzen.

Daraufhin fuhr sie zum Schulinspektor, den sie noch von früher kannte und der sich damals positiv für mich ausgesprochen hatte, und brachte ihm mein Anliegen vor. Nach einiger Zeit bekam ich einen Brief, in dem bestätigt wurde, dass ich am Jahresende Prüfungen ablegen müsse, wenn ich zum häuslichen Unterricht abgemeldet würde.

Das Bundesministerium wies darauf hin, dass ich von der Schulbehörde in einem entsprechenden Vorgang registriert sein müsse, weil in Österreich Schulpflicht bestehe. Aber angeblich gab es keine Unterlagen. Zumindest hätte man dort jedes Jahr ein ärztliches Attest für mich einfordern müssen – auch da war nichts geschehen. Daraus könnte man schließen, dass die schulamtlichen Nachlässigkeiten mit voller Absicht geschahen, nach dem Motto: Wenn das Mädchen stirbt, erledigt sich alles von selbst, und kein Hahn kräht mehr danach.

Als Oma nun den Schuldirektor um eine Lehrerin bat, hieß es, man habe keine Lehrkräfte zur Verfügung, alle seien vollbeschäftigt; wir müssten uns selbst jemanden suchen.

Wieder wandte sich Oma an den Schulinspektor und erhielt von ihm die Telefonnummer des Schulpräsidenten in Linz. Als sie ihn anrief, lobte er Oma als tüchtige Kämpferin, bevor er sich erkundigte, was er für uns tun könne. Nachdem sie ihm unsere Situation geschildert hatte und meinte: *Ich brauche bitte eine Lehrerin; in Oberösterreich sind doch einige Hundert arbeitslos,* versprach er Abhilfe. Tatsächlich stellte sich nach ein paar Tagen eine ganz liebe, junge Lehrerin bei uns vor, die um meine Krankheit wusste, aber keine Bedenken hatte. Sie hieß Michaela und konnte sofort mit dem Unterricht beginnen.

Nun ging es nur noch um die Kostenfrage und die Bezahlung. Dafür musste Oma ein Attest einreichen, und sie benötigte das Gutachten vom Jugendamt aus der Zeit, als dieses noch mein Vormund war und in welchem stand, ich sei behindert und nach den Anfeindungen der Mitschüler psychisch gestört. Als der Schulinspektor sich das Gutachten beim Jugendamt, das sich im gleichen Gebäude befand, holen wollte, war es plötzlich nicht mehr auffindbar, und Oma musste es aus ihren Unterlagen heraussuchen und fotokopieren.

Endlich war bei der Schulbehörde alles geregelt. Vor allem war ich angemeldet, damit ich am Jahresende in der Schule eine Prüfung für ein Zeugnis ablegen konnte.

Es war anstrengend und ungewohnt, plötzlich in den Unterrichtsstoff meiner Altersstufe einsteigen zu müssen, auch wenn wöchentlich nur die Hauptfächer Deutsch, Mathematik und Englisch mit insgesamt zwölf Stunden auf dem Lehrplan standen. Aber »Michi« war eine gute, lustige, hübsche und einfühlsame Lehrerin, die schon Erfahrungen mit Behinderten gesammelt hatte, und sie verstand es prima, mir den Stoff beizubringen.

Wie sich herausstellte, hätte ich schon seit drei Jahren Nachhilfestunden bekommen können. Weil Oma das nicht wusste, hatte sie die Tochter einer Bekannten gebeten, mich gegen Bezahlung ein paar Stunden zu unterrichten. Diese Nachhilfestunden hatte die Michael-Stich-Stiftung bezahlt, nachdem Oma dafür auf den ursprünglich angebotenen Urlaub verzichtet hatte.

EIN VERSUCH, IN DER SCHULE ANZUSCHLIESSEN Nachdem das Schuljahr 1997 mit Michaela zu Ende gegangen war und ich in allen Prüffächern die Note Gut erreicht hatte, wollte ich im Jahr darauf wieder in die Schule gehen, um mit anderen Kindern zusammen zu sein.

Anfangs nahmen mich meine Mitschüler aus Neugierde auch gut an, denn alle kannten mich und wussten von meiner Krankheit.

Weil ich zwei Schuljahre hinter den gleichaltrigen Jungen und Mädchen zurücklag, nahm ich am Unterricht der Elf- bis Zwölfjährigen teil. In der Größe unterschied ich mich nicht sonderlich, da ich nicht so hochgeschossen bin wie viele andere 14- und 15-jährige.

Auch das Lernpensum hätte ich problemlos geschafft, wäre nicht das frühe Aufstehen gewesen. Außerdem machten mir die vielen aufeinander folgenden Unterrichtsstunden zu schaffen, weshalb ich zwischendurch immer nach Hause gebracht werden musste.

Das größte Problem allerdings war der täglich zu

schluckende Medikamenten-Cocktail – und er ist es bis heute.

Das erste Präparat muss ich um sechs Uhr früh einnehmen, nach einer halben Stunde ist die zweite Arznei an der Reihe. Erst danach ist Frühstücken erlaubt, und als »Nachtisch« gibt's noch einmal Tabletten. Dann ist eine halbe Stunde Warten angesagt, ob mein Magen nicht rebelliert.

In die Schule durfte ich nur, wenn alles drin blieb. Einige Wochen versuchte ich trotz Übelkeit und Kopfweh, fast alle Stunden ohne Unterbrechung durchzuhalten, denn der Unterricht machte mir viel Spaß.

Das Beisammensein mit den Klassenkameraden hatte ich mir in Erinnerung an den letzten Schulbesuch ganz anders vorgestellt. Die Mitschülerinnen hatten aber inzwischen nichts anderes mehr im Kopf als Fingernägellackieren, Haarefärben, Schminken und hochhackige Schuhe. Zweitwichtigstes Thema waren Jungs und Rauchen. Und dann die ewige Prahlerei, in welchem Lokal und in welcher Diskothek wer wie lange und mit wem gewesen war. Oder die mit Verschwörermiene gestellte Frage: »Hast du schon mit dem geschmust? Der ist ja so süüüüüß!«, gefolgt von albernem Gekicher. Das alles ging mir so auf die Nerven, und mir wurde noch übler, als es mir ohnehin schon war. Ich sehnte mich nach Hause.

Einmal war ich bei einer Mitschülerin zu einer Party eingeladen. Oma schlug ihre Bedenken in den Wind, weil sie mir den Spaß nicht verderben wollte. Aber den verlor ich selbst ganz schnell, denn der Raum war im Handumdrehen derart mit Zigarettenrauch verqualmt, dass mir die Augen tränten und ich heftiges Kopfweh bekam. Außerdem fand ich das Ganze nur blöd und langweilig und habe mir geschworen: Zu so was gehst du nie wieder!

Aber in die Verlegenheit wäre ich wohl ohnehin nicht gekommen, denn nachdem sich das erste Interesse an der »Neuen« gelegt hatte, war ich nur noch ein Störfaktor. Standen einige Mitschülerinnen tuschelnd beisammen, gingen sie auseinander, sobald ich hinzukam. Die 14-jährigen aus meiner ehemaligen Klasse taten so, als hätten sie mich nie gekannt, sie grüßten nicht einmal mehr meine Oma. Und meine ehemals »besten Freundinnen« behandelten mich wie Luft.

Zuerst tat es mir ziemlich weh, nicht dazuzugehören. Aber nachdem ich mir die oberflächlichen Unterhaltungen meiner Mitschülerinnen angehört hatte, wurde mir klar, dass dies weder meine Sprache noch meine Gedanken und Empfindungen über das Leben waren. Ich hatte nichts gemein mit diesen Mädchen, die mit rot, grün und blau eingesprühten Haaren herumliefen und nur in Superlativen schwelgten: entweder war alles *geil*, *suuuper* und *megacoooool*, oder sie legten diese gespielte Langeweile an den Tag und fanden alles *doof*, *peinlich*, *ätzend* und *absolut zum Knicken*. Nichts und niemand konnte vor ihnen bestehen, nur sie selbst waren *ultrahip* und hatten die Weisheit mit Löffeln gefressen.

Eine unserer Lehrerinnen war besonders nett und verständnisvoll. Weil sie religiös war, sprach sie öfter über ihren Glauben. Sie sagte uns immer wieder, man müsse viel zum Herrn beten und fest an ihn glauben, denn er sei allmächtig und würde schon alles zum Besten richten.

Eines Tages, als sie wieder einmal von der Allmacht des Herrn sprach, wollte ich von ihr wissen, warum Er so viele unschuldige Kinder auf der Welt sterben lässt; wenn er wirklich so allmächtig sei, dann müsse er das doch verhindern können. Daraufhin meinte sie, zu sterben sei doch nicht schlimm. Sie selbst fürchte sich auch nicht davor, denn dann komme sie doch zum Herrn. Auch wenn sie Krebs oder eine andere schlimme Krankheit bekommen sollte, würde sie das ohne Murren akzeptieren, denn es sei Sein Wille, dass sie dann noch früher zu Ihm käme.

Als ich Oma von diesem Gespräch erzählte, wurde sie richtig böse, obwohl sie gerade diese Lehrerin, die früher mit Mama zur Schule gegangen war, sehr mag, denn sie ist lieb und hilfsbereit.

Aber Oma meint, gerade so dürfe man *nicht* denken, schon gar nicht, wenn man eine angeknackste Gesundheit habe. Man müsse vielmehr gegen seine Krankheiten und den Tod kämpfen. Man müsse auf den eigenen starken Willen setzen, statt sich auf einen Herrn zu verlassen und daran zu glauben, dass er einem helfe. Denn das würde bedeuten, dass man sich selbst aufgibt.

Oma hat schon Recht, wenn sie meint, ich solle

solches Zeug nicht glauben. Wir beide verlassen uns auf unser Gefühl und unseren festen Willen, denn mit dieser Einstellung – und mithilfe der Medizin – haben wir das Aids bis heute erfolgreich in Schach gehalten.

WER BLÄST INS SELBE HORN? Im Jahr 1988 wurde der 1. Dezember rund um den Globus zum Welt-Aids-Tag erklärt. Jeder, der seine Solidarität mit den Aidskranken und den daran Verstorbenen erklären will, trägt als Zeichen deutlich sichtbar eine kleine rote Schlinge am Revers oder am Pullover. Erfreulicherweise sind in vielen europäischen Ländern und in den USA immer mehr Menschen dazu bereit, dies zu dokumentieren, vor allem in den Großstädten.

Genau an diesem Tag hat Oma Geburtstag. Früher wäre sie niemals auf den Gedanken gekommen, diesen Tag nicht mit Freunden und der Familie fröhlich zu feiern. Seit der Kindergarten-Affäre sind ihre Geburtstage – und alle Jubeltage wie Namenstag, Muttertag, Silvester und so weiter – jedoch tabu. *Für mich gibt es keinen Grund mehr, mich feiern zu lassen*, sagt Oma, und wenn ich ihr dann doch eine Kleinigkeit schenke und ihr ein Geburtstagsständchen auf dem Keyboard spiele, dann schimpft sie mit mir; ich bin ganz sicher, um ihre Rührung zu verbergen.

Als 1998 ihr 60. Geburtstag anstand, waren Oma und ich aus Anlass des Welt-Aids-Tages Gäste in der Fernsehsendung *Willkommen Österreich*. Wolfram Pirchner, der fescheste und netteste Moderator

Österreichs, überraschte sie in der Sendung mit einem riesigen Blumenstrauß und gratulierte ihr scheinheilig zum Fünfzigsten. Ich habe ihr vor allen Leuten im Saal und vor laufenden Kameras einen Kuss gegeben und gesagt, dass ich »die beste Oma der Welt« habe, und der ganze Saal hat begeistert applaudiert. Damit hatte sie überhaupt nicht gerechnet; vor Rührung wurde sie ganz verlegen und bekam feuchte Augen.

Da wir seit 1989 in den Medien bekannt sind, war der zehnte Welt-Aids-Tag natürlich ein besonderer Grund, uns einzuladen.

Tagelang vor diesem Datum kommen Ärzte und Wissenschaftler zu Wort, die die neuesten Erkenntnisse und Errungenschaften erläutern. Natürlich schauen wir uns möglichst alles an, und Oma sagt dann meistens: *Die reden wieder viel und sagen dabei nichts. Und was sie sagen, versteht niemand, der es verstehen müsste, nämlich die medizinisch nicht so bewanderten Menschen, die nichts über HIV und Aids wissen. Für die müssten die Fachleute so reden, dass sie die Angst vor dem Virus und vor Aids verlieren und lernen, Infizierte und Kranke normal zu behandeln.*

In *Willkommen Österreich* machte man uns Komplimente, dass wir mit der Krankheit so ehrlich und locker umgehen, und wollte einmal mehr von mir hören, wie die Menschen in unserer Gemeinde mit uns umgingen. Ehrlich gesagt nervte es mich schon ziemlich, immer wieder die alten Geschichten aufzurühren, und Begebenheiten neueren Datums gab es nicht mehr so viele, weil sich auch in unserem Ort die Wogen geglättet hatten. Und weil ich wirklich nie weiß – auch heute nicht –, ob man es ehrlich mit uns meint, wenn wir auf der Straße gegrüßt werden, sage ich dazu lieber nichts.

Weil mir aber ein anderes Problem am Herzen lag, erzählte ich, wie froh ich sei, eine Hauslehrerin zu haben. Durch meine häufigen Krankheiten seien Lücken im Unterrichtsstoff entstanden, die ich in der öffentlichen Schule nicht auffüllen könne, denn dort käme ich einfach nicht mehr mit. Natürlich wollte der Moderator die Gründe dafür wissen, und ich schilderte ihm zwei typische Episoden:

In einem Fall betrat eine Lehrerin schlecht aufgelegt die Klasse und kündigte an: »Wir machen heute in dieser Stunde 50 Rechnungen, und ihr braucht mich gar nicht erst zu fragen, ich helfe niemandem.« Natürlich begriff ich die Hälfte nicht, traute mich aber auch nicht zu fragen. Ich saß nur da, kapierte nichts und schwitzte vor Unsicherheit. So etwas kann einem den Schulunterricht richtig verleiden.

Also stellte ich in der Fernsehsendung diese Art des Unterrichts infrage, denn wie soll man so etwas lernen und wer muss als Normalbürger im richtigen Leben schon innerhalb von 50 Minuten 50 Rechnungen im Kopf lösen? Solche Lehrmethoden werde ich nie verstehen. Dabei war mir gerade diese Lehrerin immer die liebste von allen gewesen. Aber von dieser Rechenstunde an nicht mehr.

Ein anderes Beispiel: Ich hatte zu Hause fünf Stunden gebüffelt, bis ich Magenschmerzen bekam. Als ich in der Stunde dran war, meinte mein Englischlehrer: »Super, Schirin. Eigentlich wäre das ja ein Dreier, aber wegen eines kleinen Fehlers ein schlechter, also kriegst du einen guten Vierer für deine Leistung.« Versteh einer die Willkür der Lehrer. Als Kind kapiert man so etwas schon gar nicht. Statt einen Schüler mit einer besseren Note zu motivieren, nimmt man ihm mit einer »guten« schlechten Note jede Lust.

Auch dass ich in der Schule von einigen anderen Kindern gehänselt und ausgegrenzt wurde, hatte ich in der Sendung erzählt. Daraufhin kam am nächsten Tag prompt ein Anruf vom Fernsehen, ein Direktor aus A. habe angerufen und sich, ohne seinen Namen zu nennen, über meine Äußerungen beschwert; ansonsten gab es keine negativen Reaktionen. *Schau an,* sagte Oma daraufhin, *wer bläst da schon wieder in dasselbe Horn wie im Kindergarten? Doch wieder nur einer aus unserem Ort!*

XIXI, CALIMERO UND ANDERE SPIELGEFÄHRTEN Vorsicht, bissiger Hund, steht an unserer Gartentür. Und wer auch immer läutet, wird von den »wilden Bestien« angesprungen. Die beiden Stürmischen hören auf die Namen Xixi und Calimero und sind zwei Zwergpudel.

Xixi, ein Mädchen, wiegt knapp drei Kilo und ist ein kleiner grau-schwarzer Harlekin mit einem ellenlangen »hochadligen« Stammbaum. Aber der ist mir völlig schnurz, ich hätte Xixi auch lieb, wenn sie eine Promenadenmischung wäre.

Calimero ist unser apricotfarbenes Pudel-Männchen. Auch er ist kleinwüchsig, allerdings ist er etwas schwerer als Xixi. Ihn habe ich geschenkt bekommen, weil er am gleichen Tag geboren ist wie ich. Jetzt können wir immer gemeinsam Geburtstag feiern.

Überhaupt sind Xixi und Calimero ziemlich schlau und lernbegierig, und wir haben einigen Spaß miteinander. Auch das eine oder andere Kunststück habe ich ihnen schon beigebracht. Beide springen sehr geschickt durch einen Hula-Hhoop-Reifen und über Hindernisse. Dabei ist Xixi ein richtiger kleiner Clown und stets auf Bewunderung aus. Ihre schwarzen Knopfaugen sind immer in Aktion, und das Köpfchen dreht sich in alle Richtungen, ob sie auch ja alle sehen.

Sehr beliebt bei den beiden ist auch das Fangenspielen: Dazu lege ich ihnen einen Leckerbissen auf die Nasenspitze, der wird dann möglichst hoch in die Luft geschupft, aufgefangen und anschließend mit Behagen laut schmatzend aufgefressen. Manchmal legt sich Calimero scheinheilig auf den Rücken, als wolle er sich ausruhen, aber wenn Xixi nicht hinschaut, robbt er sich Zentimeter für Zentimeter an sie heran, um ihr im geeigneten Moment blitzschnell ihren Kauknochen zu stibitzen und dann schleunigst abzuhauen.

Wir haben uns damals bewusst entschieden, gleich zwei Hunde aufzunehmen, damit sie Gesellschaft haben, wenn man sie einmal für einige Stunden allein lassen muss; schließlich kann man sie weder zum Arzt noch in die Klinik mitnehmen.

Dann gehört zu uns auch noch Mutzi, unsere Katze, die sich auf eine ganz lustige Weise an uns herangemacht hat. Wir waren einmal bei einem

Bauern, um frisches Obst, Gemüse und Eier zu kaufen. Wir hatten die Autotüren offen gelassen, denn wir wollten nicht lange bleiben. Es wurde dann aber doch ein längerer Aufenthalt, weil ich mir die Tiere auf dem Hof anschauen durfte. Und als wir unsere Einkäufe im Wagen schließlich verstaut hatten und wegfahren wollten, hatte eine graue Katze es sich auf dem Beifahrersitz gemütlich gemacht. Das schien uns ein Wink des Schicksals – und dem Bauern war es gerade recht, dass wir sie behalten wollten.

Einige Wochen später durfte ich dann Hebamme spielen, denn unsere Mutzi wurde Mama. Wir haben die kleinen Kätzchen alle gut untergebracht, nur zwei Kater haben wir für uns behalten: einen schönen rothaarigen, den wir Redy getauft haben, und Blacky, ein pechschwarzes Kerlchen. Leider wurde ihm bereits in jungen Jahren der Ausflug zu einer Braut zum Verhängnis, denn er kam unters Auto. Ich habe tagelang um ihn geweint. Auch das Wissen, dass er sofort tot war, tröstete mich nicht.

Daraufhin ließen wir Mutzi und Redy kastrieren, denn man sagte uns, dadurch würden sie anhänglicher und seien weniger umtriebig. Weitere tödliche Unfälle wollten wir nicht riskieren, aber auch keinen Nachwuchs. Schließlich gibt es schon mehr als genug arme Katzen, die kein Zuhause haben, ihr Leben in Tierheimen fristen oder auf den Straßen herumlungern müssen.

Seit der Kastration ist Mutzi wirklich sehr anhänglich und lieb, aber auch ziemlich träge und verfressen. Weil ihr Körper immer rundlicher wird, sehen ihre Beine so kurz aus. Wir haben zwar schon wiederholt versucht, ihr weniger zu fressen zu geben, aber sie verschafft sich dennoch ihr Teil – meistens von Redys Teller.

Redy, der charmante Schmeichler, ist gertenschlank und ein wahrer Akrobat. Kein Baum ist ihm zu hoch – selbstverständlich kommt er auch ohne Feuerwehr wieder runter –, kein Ast zu klein, kein Zaun zu schmal. Elegant balanciert er, wo er kann, und seine Sprungtechnik ist bewundernswert. Außerdem ist er ein begnadeter Jäger und bringt alles, was kriecht, läuft, hüpft oder sich sonst wie bewegt, nach Hause – lebendig, versteht sich.

Wenn es draußen kalt ist, vergnügt er sich damit, stundenlang vor dem Aquarium zu liegen und die Zierfische zu beobachten; für ihn ist das wie fernsehen.

Als ich in den Sommerferien mal wieder keine Kinder zum Spielen hatte, sah ich in der Tierhandlung ein Zwergkaninchen, so etwas von lustig und niedlich, dass ich Oma überredete, es zu kaufen. Weil Oma sich einen putzigen Gesellen mit herunterhängenden Ohren ausgesucht hatte, nahmen wir gleich beide. Wenig später schenkte mir jemand ein Meerschweinchen, das sich aber leider nicht mit dem Zwerg-Langohr vertrug. Da Meerschweinchen nicht allein gehalten werden sollen, erwarben wir ein zweites zur Gesellschaft, das aussieht, als hätte ein Schweizerkracher im Fell gewütet.

Die beiden Pärchen haben sich so gut verstanden, dass wir nun schon einmal kleine Häschen und einmal kleine Meerschweinchen bekommen haben. Die sind alle so niedlich und süß, dass ich mich am liebsten gar nicht von ihnen trennen möchte. Aber das geht natürlich nicht, weil es Oma zu viel Arbeit macht. Denn füttern darf ich die Tiere, aber die Ställe macht Oma sauber, weil sie Angst hat, dass durch den Kot der Tiere eine Krankheit übertragen werden könnte.

Wenn es mir wieder einmal richtig dreckig geht, weil die Nebenwirkungen der Tabletten so stark sind oder ich mir irgendwo eine Grippe oder eine Halsentzündung eingefangen habe, geben die Tiere mir viel Trost. Sie sind treue, anhängliche Gefährten, und es berührt mich jedes Mal, ihre Dankbarkeit zu erleben, wenn man sie auf den Arm nimmt, sie streichelt und liebkost, mit ihnen spielt oder redet. Sie enttäuschen mich nie, sind weder falsch, noch meiden sie mich wegen meiner Krankheit. Auch sind sie weder streitsüchtig, wie manche zweibeinige Spielgefährten, noch böse. Und im Gegensatz zu den meisten Menschen haben Tiere selten etwas dagegen, wenn ich sie einmal etwas heftiger lieb habe und drücke. Wozu also brauche ich Menschen als Freunde, wenn ich Tiere habe?

Meine Hunde, Kaninchen und Katzen sind mein ganzer Stolz. Unser Garten ist so groß, dass sie alle genug Auslauf haben, und vor allem kann ich mich dort wunderbar mit ihnen beschäftigen, denn Oma ist froh, wenn ich nicht nur in der Stube hocke. Wenn ich mit meinen Lieblingen spiele, vergesse ich oft meine Krankheit. Doch dann piepst meine Armbanduhr: Zeit für einige der vielen Tabletten, die ich jeden Tag nehmen muss …

Ich lasse mich nicht mehr erpressen Früher, in der Zeit zwischen der Kindergarten-Affäre und meiner Einschulung, habe ich mir sehnlichst gewünscht, dass Kinder aus der Nachbarschaft mich zu Hause besuchen, damit wir miteinander spielen. Leider hat sich mein Wunsch nur selten erfüllt. Und wenn wirklich einmal jemand kam, dann waren es immer meine Gäste, die bestimmen wollten, was gespielt werden sollte.

So passierte es, dass jemand mit den Worten hereinkam: »Ich bleibe aber nur, wenn wir mit deinem Computer spielen.« Von »wir« konnte allerdings keine Rede sein, denn wenn er erst einmal vor dem Bildschirm saß, spielte er stundenlang nur mit sich selbst – und ich durfte die ganze Zeit dumm danebenhocken. Nicht einmal etwas sagen durfte ich, dann wurde ich sofort unwirsch angemault: »Stör mich jetzt nicht, ich muss die nächste Ebene erreichen.«

Weil ich niemanden verprellen wollte und Angst hatte, dass dann überhaupt niemand mehr kommt, habe ich früher immer nachgegeben und anschließend vor Enttäuschung bitterlich geweint.

Aber das ist anders, seit ich die Tiere habe. Seitdem lasse ich mich zu nichts mehr erpressen. Und wenn ein »Freund« wieder einmal droht, er werde nicht bleiben, wenn er nicht an den Computer dürfe, dann sage ich ihm klipp und klar: »Gut, dann musst du eben gehen.«

Überhaupt verstehe ich mich in letzter Zeit gar nicht mehr so gut mit anderen Kindern. Einmal, weil sie mich enttäuscht haben, aber auch, weil ich mich mit vielen ernsten Dingen auseinander setzen muss, während sie ganz unbeschwert leben können.

Auf meine Oma kann ich stets zählen. Wie sehr ich mit ihr verbunden bin, wird mir besonders klar, wenn ich wieder einmal ins Krankenhaus muss. Da packt mich dann jedes Mal schlimmes Heimweh, und ich fühle mich entsetzlich allein gelassen.

Zu Hause liege ich auch heute noch neben Oma im Ehebett, und wenn ich Angst bekomme, Albträume habe oder einfach nur schlecht schlafe, dann ist sofort ihre beruhigende Hand da.

Im Spital ist niemand. In der Fremde eines unpersönlichen Zimmers muss ich allein die Nächte durchstehen. Umgeben von ungewohnten Gerüchen und Geräuschen, denke ich an Oma und an meine Tiere und falle, vom Weinen erschöpft, in einen unruhigen Schlaf, aus dem ich oft mit Depressionen erwache.

Die Schwestern und Ärzte in der Klinik sind alle sehr freundlich und bemüht, mich fröhlich zu stimmen. Aber richtig freuen kann ich mich erst, wenn ich wieder nach Hause fahren darf.

Früher durfte Oma im Krankenhaus nachts neben mir liegen. Aber seit ich 13 Jahre alt bin, ist das nicht mehr erlaubt, und Oma meint auch, ich würde langsam erwachsen und dann sähe es vielleicht komisch aus, dass sie immer noch bei mir bliebe wie bei einem kleinen Kind. Sie fehlt mir aber doch sehr, und wenn die Sehnsucht zu schlimm wird, dann rufe ich sie an, um wenigstens ihre Stimme zu hören.

Oma geht es nicht anders. *Einmal*, erzählt sie mir, *wurde ich wach, tastete wie gewöhnlich zu dir hinüber –*

und du warst nicht da. Erschrocken bin ich aus dem Halbschlaf hochgefahren, habe Licht gemacht und dich neben und unter dem Bett gesucht, weil ich dachte, du wärst rausgefallen. Erst nachdem ich dich nicht gefunden hatte, erinnerte ich mich, dass du in Wels in der Klinik warst.

Unser Hausarzt kennt sich zwar supergut aus mit meiner Krankheit, aber manchmal muss er mich doch ins Krankenhaus überweisen. Wenn ich dann wieder zu Hause bin, feiern Oma und ich immer ein Fest ganz für uns allein, und beide sind wir sehr glücklich.

LANGSAM ERWACHSEN WERDEN Nachdem viele Zeitungen über meinen 13. Geburtstag geschrieben und ein Bild von mir und Oma abgedruckt hatten, musste ich damit rechnen, dass mich auf der Skipiste am Lift auch Kinder erkennen.

Bei der ersten Fahrt saß ein Junge neben mir und wollte wissen, ob ich »die Schirin mit dem Aids« sei. Nachdem ich das bejaht hatte, wartete ich auf seine Reaktion. Aber da kam nichts. Deshalb fragte ich nach einer Weile: »Hast du Angst vor mir?«

»Nein«, sagte er und schüttelte gleichmütig den Kopf, »ich bin aufgeklärt von der Schule und den Eltern. In der Schule hat man vor allem darüber gesprochen, wie doof sich alle benommen haben und dass so etwas nicht mehr vorkommen darf. Schließlich kannst du ja nichts dafür, dass du das Virus hast. Und deine Eltern wussten auch nicht, dass sie diese Krankheit haben. Aber wir können etwas tun, um uns zu schützen, weil wir die Ansteckungsgefahr kennen. Und wenn wir das nicht tun, dann sind wir selber schuld.«

Ich habe mich wahnsinnig gefreut, dass der Junge so vernünftig geredet hat, denn in der Schule hatte ich ganz andere Erfahrungen gemacht und sehr darunter gelitten.

So wurde dieser Tag im Schnee wunderschön für mich. Und weil das Wetter herrlich war, fuhren wir noch öfter gemeinsam den Hang hinunter. Leider schloss der Lift um 16.00 Uhr.

Ich hatte Oma gebeten, sich in den Gasthof zu setzen, aber sie wollte lieber im Auto warten und uns beobachten. *Weißt', wenn ich seh', dass du Spaß hast und alles mit dir in Ordnung ist, dann ist das auch für mich eine Freude,* meinte sie.

Natürlich war mir klar, dass sie Angst um mich hatte, denn sie hat immer Angst, nicht nur, weil ich mich verletzen könnte, sondern auch, dass man mich mit dummen Reden beleidigt. So wie der Betrunkene, der mit einem Bier in der Hand in einem Geschäft saß, in dem ich Schulhefte kaufen wollte. Als er mich sah, sagte er abschätzig: »Da schau her, da kommt ja das Aidskind! Deine Mutter hat auch keinen Charakter gehabt, und deine Oma verkauft dich nach Deutschland an die Medien – immer nur RTL, immer nur Günther Jauch.« Ich war so schockiert, dass ich ohne Hefte den Laden schnell verlassen wollte. Da lachte er und versuchte, sich mir in den Weg zu stellen.

So schnell ich konnte, radelte ich nach Hause, die Augen fast blind vom Weinen. Es war das erste Mal gewesen, dass ich durchgesetzt hatte, allein einkaufen zu dürfen. Nun war mir klar, warum Oma mich nur ungern allein lässt.

Nachdem ich mich bei ihr ausgeweint und ihr alles erzählt hatte, fuhr sie gleich in das Geschäft. Der Mann, der ihr unbekannt war, saß noch immer dort herum. Also stellte sie ihn zur Rede. Wie sich herausstellte, war er ein Lehrer aus der Nachbargemeinde, und es war vielen bekannt, dass er Alkoholprobleme hatte und von Zeit zu Zeit auf Sauftour ging.

Muss ich jetzt auch schon vor Lehrern Angst haben? Ich weiß nie, wie ich mich verhalten soll, wenn mich jemand anpöbelt. Vor allem rechnet man als Kind nicht damit, von einem Erwachsenen, noch dazu von einem Lehrer, beleidigt zu werden.

Aber ganz besonders hat mir wehgetan, dass ein Mensch, der selbst suchtgefährdet ist, so schlecht über meine Mama sprach. Denn auch Alkohol ist eine Droge, und Alkoholismus gilt als Krankheit. Offenbar wird diese Droge aber nicht verteufelt, weil der Staat kräftig an der Steuer verdient.

Durch solche Erlebnisse verstehe ich natürlich immer besser, warum Oma alles von mir fern halten will. Aber ich muss lernen, mich selbst durchzusetzen und zu verteidigen, auch wenn es noch so wehtut. Das gehört wohl zum Erwachsenwerden.

Medikamenten-Cocktails, Angst und Erwartung

Zuerst war ich immer im Krankenhaus Wels. Ich musste zur allgemeinen Durchuntersuchung, ob es keine Auffälligkeiten gab. Und zur vorbeugenden Stärkung meines Immunsystems bekam ich Immunoglobuline. Durch den Kontakt mit Düsseldorf und Professor Wahn waren wir nun auch regelmäßig dort. Seit dem Dackelbiss, der dazu führte, dass die ersten gesundheitlichen Probleme auftauchten, die nach dem Tod meiner Eltern immer ernsthafter wurden, bekomme ich regelmäßig Medikamente. Durch deren Wirkstoffe können sich die so genannten Helferzellen, die der Körper im Kampf gegen Krankheitskeime notwendig braucht, auf ein gesundes Maß vermehren. Leider hält dieser Zustand nicht an, denn nach einiger Zeit lässt die Wirkung einzelner oder mehrerer Medikamente nach. Das Aidsvirus reagiert auf die eingesetzten Wirkstoffe mehr oder weniger rasch mit Resistenz. Dann muss der Wirkstoff durch einen anderen, neuen ersetzt werden. Solange es neue Medikamente gibt, die sich einsetzen lassen, spielt das Immunsystem mit, und die Virenlast wird gering gehalten.

Bis vor kurzem stand alle drei Monate Düsseldorf auf dem Programm. Leider ist Professor Wahn von dort nach Berlin gegangen, wo er eine andere Klinik aufgebaut hat, die mit Aids nichts zu tun hat. Also bleibt nun nur noch einmal im Monat das Krankenhaus Wels. Dort wird regelmäßig viel Blut abgenommen, das in Erlangen im Labor auf die Virenlast und auf Resistenzen gegen eingesetzte Medikamente hin untersucht wird.

Dann beginnt für uns das Warten. Bis zu sechs Wochen kann es dauern, bis alle Ergebnisse vorliegen, die man uns zufaxt. Mit Hochspannung erwarten wir die Testergebnisse, gehen alles Punkt für Punkt durch. Inzwischen weiß ich ganz genau, auf welche Werte es ankommt. Das Ergebnis kann gut, aber auch schlecht sein, das lässt sich nie voraussagen, es variiert einfach. Gemäß der Beurteilung wird die Medikation eingestellt. Je nach Ergebnis kann ich die alten Wirkstoffe weiternehmen. Besteht gegen einen oder mehrere Wirkstoffe starke Resistenz, müssen neue Präparate her, die meist aus den USA kommen.

Ist das Ergebnis schlecht, sind wir natürlich beide sehr niedergeschlagen. Oma macht sich dann Vorwürfe, was natürlich Unsinn ist. Ich nehme alles ein wenig gelassener und komme mir dabei wie eine Alte vor, wenn ich sanft mit Oma schimpfe: »Ach, es ist immer dasselbe: Du erwartest zu viel, und wenn dann wieder ein schlechter Befund kommt, bist du so enttäuscht und fällst wie vom Himmel!«

Weder sie noch ich können etwas daran ändern. Das Immunsystem ist nun einmal so angelegt, dass es auf Einflüsse von außen reagiert und dass es abstumpft, wenn es zu lange mit einem Wirkstoff behandelt wurde.

Dabei tut meine Oma wirklich alles, um mir das

Leben zu erleichtern. Sie ist ständig bemüht herauszufinden, wie sie mir den riesigen, aber lebensnotwendigen Medikamentenkonsum erleichtern kann. So hat sie medizinische Studien entdeckt, aus denen hervorgeht, mit welchen Säften man was einnehmen soll. Allerdings sind diese Angaben immer nur für Erwachsene, nie für Kinder. Darum probiert Oma erfolgreich geringere Mengen aus und gibt ihre Erfahrungen dann weiter.

Die vielen Nebenwirkungen der starken Medikamente sind natürlich nicht zu verachten. So habe ich häufig Kopfschmerzen, oder ich verspüre einen heftigen Stich, der durch ein Auge einzudringen und beim Hinterkopf wieder herauszuschießen scheint. Ein anderes Mal tut mir eine Körperseite so weh, dass ich das Gefühl habe, drinnen befände sich eine Art Sperre, die mich nicht mehr weitergehen lässt. Von der beinahe schon alltäglichen Übelkeit ganz zu schweigen.

Nachdem ich einige Jahre die von Professor Wahn eingesetzte Medikamenten-Dreierkombination eingenommen hatte und die Zahl der lebenswichtigen Helferzellen bemerkenswert angestiegen war, forderte man uns erstmals auf, den Blut-Check-up zu wiederholen, um auszuschließen, dass kein Irrtum vorliege. Aber der Wiederholungsbefund erbrachte dasselbe Ergebnis: Ich hatte erstmals seit zehn Jahren wieder Blutwerte wie ein ganz normales Kind.

Inzwischen musste auf eine Viererkombination umgestellt werden, was bedeutet, dass ich täglich sechsmal vier Medikamente einnehme. Man kann sagen, dass die HIV-Behandlung momentan wirklich gut anschlägt. Trotzdem wollen Oma und ich unsere Erwartungen nicht allzu hoch schrauben, denn ich weiß nur zu gut, dass von Heilung keine Rede sein kann. Man kann die Immunschwäche nur stoppen. Das Virus ist nach wie vor da, und die Krankheit kann jederzeit wieder voll ausbrechen.

Und die Nebenwirkungen der neuen Wirkstoffe sind noch immer extrem: ständige Kopfschmerzen, Übelkeit und Verlust des Geschmacksempfindens. Die Virenlast lässt sich nur mit starken Antibiotika gegen aktuelle Krankheiten unter den Wert 1000 drücken, aber der Preis dafür kann Taubheit oder Blindheit sein, oder man bekommt Nierensteine.

Ob die neue Therapie dauerhaft wirkt und wie lange sich der jetzige gute Zustand aufrechterhalten lässt, bleibt abzuwarten. Allerdings werden laufend neue Präparate entwickelt, die erlauben, auf ein anderes Mittel umzusteigen und dem Virus eins auf die Mütze zu geben, wenn es mal wieder ganz besonders frech wird und beweisen will: Mach dir keine Hoffnungen, ich bin noch da!

Aber natürlich macht man sich Hoffnungen, und das muss man auch. Wie sagt Oma doch ganz richtig: *Zum Jubeln ist es noch zu früh, aber wir sind optimistisch und freuen uns über jeden gewonnenen Tag!*

GEBURTSTAG AUF DER PISTE Mein 14. Geburtstag rückte immer näher, und Oma tat wie immer sehr geheimnisvoll, obwohl ich meistens schon vorher weiß oder zumindest ahne, was sie vorhat. Das mindert meine Freude jedoch nicht im Geringsten.

Auch dieses Mal wusste ich um mein Geburtstagsgeschenk schon seit November. Meine lieben Patenfreunde vom BMW-Entwicklungszentrum in Steyr, die mir schon seit zehn Jahren jährlich ein schönes Geschenk machen, hatten auch diesmal wieder gesammelt und mir eine tolle Skiausrüstung spendiert. Nur Marke und Farbe brauchte ich mir noch auszusuchen. Natürlich war das Aussuchen und Anpassen nicht mit einem einzigen Besuch im Sportgeschäft getan, sondern ich genoss es richtig, mehrmals dorthin zu müssen, und anschließend kehrten wir jedes Mal bei McDonald's ein.

Oma hatte sich mit der Post einen Prospekt von einem Reisebüro kommen lassen, in dem mehrere Tagesfahrten zum Skilaufen angeboten wurden; denn eine weitere Geburtstagsüberraschung waren zwei Tage Skiurlaub. Wir entschieden uns für Kitzbühel.

Meinen ersten Skikurs hatte ich schon mit drei Jahren gemacht; ich war auf den Brettern also kein Neuling mehr. Trotzdem fahre ich nicht übertrieben waghalsig, denn auch mit kleinen Schwüngen schafft man die Abfahrt prima, und wenn es zu schnell wird, lasse ich mich eher fallen oder bremse einfach in den Stand, als meine Knochen zu gefährden.

Für Oma ist die Skipiste wegen ihres Bandscheibenvorfalls das reinste Gift. Da sie sowieso nicht fahren kann, hatte sie sich vorgenommen, ihren Beinen und ihrer Wirbelsäule in einer Therme etwas Gutes zu tun.

Am Tag der Abfahrt ging's hektisch zu. Um fünf

Uhr morgens mussten wir uns auf den Weg machen und waren natürlich schon Stunden vorher vor lauter Aufregung wach. Neben unserem normalen Handgepäck hatte Oma ihre Badesachen dabei und ich meine Skiausrüstung.

Der Autobus nach Kitzbühel war zu drei Vierteln besetzt. Oma und ich wunderten uns, dass beinahe alle Mitfahrer in voller Skimontur steckten und nur die Skischuhe in der Hand trugen. Des Rätsels Lösung: Alle stiegen beim bekanntesten Gondellift aus. Während der Busfahrer die Skipässe besorgte, wechselten die Leute noch im Bus die Schuhe, und nachdem die Pässe verteilt waren, ging an den Gondeln ein Gerangel und Geraufe um die ersten Plätze los, wie ich es noch nie erlebt hatte.

Außer Oma und mir fuhren nur vier Personen weiter nach Kitzbühel hinein, wo wir an unserem Hotel abgesetzt wurden. Ein Hoteldiener besorgte unser Gepäck, während die Dame am Empfang uns sehr freundlich begrüßte. Als alle Formalitäten erledigt waren, erhielten wir den Zimmerschlüssel und fuhren mit dem Lift nach oben. Wir wollten die Tür zu unserem Raum aufschließen, aber sie war schon offen, und als wir eintraten, scholl uns ein fröhlicher Happy-Birthday-to-you-Chor entgegen. Das Drehteam von *stern TV* hatte sich schon vor unserer Ankunft Zutritt zu unserem Zimmer verschafft. Das ganze Zimmer war mit Girlanden, bunten Luftballons und Blumen geschmückt. Und als Geburtstagsüberraschung gab's einen aufblasbaren Sessel für mein Zimmer zu Hause und eine große Torte, ganz weiß, hügelig wie ein Berghang und darauf aus

Marzipan eine Skifahrerin und Bäume. Rundherum brannten 14 bunte Kerzen. So ein tolles Konditorkunstwerk hatte ich noch nie gesehen. Einfach super! Das war ein Hallo und eine Wiedersehensfreude, denn mit dem *stern-TV*-Team hatten wir nicht gerechnet. Trotzdem verlegten wir die Geburtstagsfeier auf den Nachmittag, weil ich viel zu heiß aufs Skifahren war und die neue Ausrüstung unbedingt gleich ausprobieren wollte.

Also nichts wie raus in den Schnee, die Kameraleute und ein Skilehrer, den sie für mich engagiert hatten, immer an meiner Seite. Zuerst waren nur Babylifte angesagt, denn ich war schon ein bisschen wackelig auf den Beinen. In den vergangenen Jahren war ich zu oft krank gewesen, und im Winter zuvor hatte ich wegen der Magenoperation und der Nebenwirkungen der Medikamente überhaupt nicht im Schnee herumtoben können.

Aber trotzdem ging es schon nach kurzer Zeit ganz super. Seit dem letzten Mal Skifahren hatte ich nicht viel verlernt, und langsam wechselten wir über auf die Schlepplifte für die längeren Abfahrten. Es war ein riesiges Gefühl, sich immer ein bisschen geschwinder in der frischen und klaren Bergluft zu bewegen, und ich genoss es in vollen Zügen. Gegen Mittag verspürten wir alle Hunger und machten uns auf die Suche nach einem Restaurant. Die Hotels und Restaurants in Kitzbühel waren wirklich super – die Preise allerdings auch.

Den Plan, in eine Therme zu gehen, hatte Oma inzwischen aufgegeben; sie blieb lieber bei mir, was mich sehr beruhigte. Bis zur Kaffeezeit tummelten wir uns noch am Skihang, danach war ich fix und fertig.

Als wir aber zurück in unserem Hotel waren, machte mich die Geburtstagsparty schnell wieder munter. Eine Riesengaudi war das. Es wurde viel gelacht, gelärmt und gesungen, irgendjemandem fiel immer ein neuer Unfug ein. Es war ein gelungener Geburtstag! Todmüde, aber glücklich schlief ich an diesem Abend ein.

Für den nächsten Tag hatten wir uns mit den anderen um zehn Uhr verabredet. Zum Frühstück ließ mir Oma aus dem Hotelrestaurant alles aufs Zimmer kommen, was mein Herz begehrte. Und weil wir früh aufgestanden waren, konnten wir nach dem gemütlichen Frühstück sogar noch spazieren gehen. In einem Schaufenster entdeckte Oma einen Sturzhelm, der genau zu meiner Skiausrüstung passte. Sie schenkte ihn mir – zum Glück, wie sich noch herausstellen sollte!

Vor dem Hotel erwarteten uns schon der Skilehrer und das *stern-TV*-Team. Bevor wir erneut aufbrachen, mussten wir noch schnell unser Gepäck zusammenpacken und bei der Rezeption abgeben, damit der Fahrer des Reisebusses es abholen und verstauen konnte. So hatten wir bis zur Abreise alle Zeit zum Skifahren.

Wir gingen zunächst zu einem kleineren Hügel, wo Oma sich eine Bank suchte, um dem Treiben zuzuschauen. Am Vortag hatte ich gesehen, dass einige Kinder mit aufgeblasenen Autoreifen die Hügel hinabrodelten. Also hatte ich kurz entschlossen mein Geburtstagsgeschenk, den aufblasbaren Plastiksessel, mitgenommen und rutschte damit bergab. Die Leute von *stern TV* alberten rum, es sei wirklich innovativ, dieses Sitzmöbel als Rodelsportgerät einzusetzen, und sicher sei es noch obendrein, der Airbag sei ja schließlich gleich inklusive. Es war vor allem viel bequemer und auch lustiger als ein Rodelschlitten oder Autoreifen, denn es drehte sich immer um und um, und zuletzt fuhr ich fast nur noch rückwärts zu Tal.

Es sollten aber auch noch einige Aufnahmen auf Skiern geschossen werden. Dazu wurde die Luft aus dem Sessel gelassen, er wurde zu einem Päckchen zusammengefaltet und bei Oma deponiert. Die beiden Kameramänner und der Skilehrer fuhren mit mir zu einer anderen Stelle am Mugel, wo nur Skier erlaubt waren. Erst habe ich mich nur vorsichtig bergab getastet, und der Lehrer war immer schön an meiner Seite. Nach einer Weile ging es aber immer besser, und ich traute mich, auch allein zu fahren, denn der Hang war nicht besonders steil.

Leider gab es auf dieser leichten Piste eine tückische Eisplatte, die ich erst bemerkte, als es zum Bremsen schon zu spät war. Weil meine Skier keinen Halt fanden, schoss ich abwärts und gewann immer mehr an Fahrt. Plötzlich riss es mich nach hinten, weil ich in eine tiefe Mulde geraten war. Ich fiel auf Kopf und Rücken, rutschte liegend aber mit ziemlichem Tempo weiter. Es gab keine Chance, wieder hochzukommen. Hilflos trudelte ich über die eisglatte Schneefläche. Die Skibindung öffnete sich nur am rechten Fuß, der andere Ski verkantete sich und verdrehte mein linkes Bein so, dass der Fuß verkehrt zu mir stand. Endlich war die unfreiwillige Schussfahrt zu Ende. Wahnsinnige Schmerzen raubten mir fast die Besinnung.

Oma und die anderen eilten sofort herbei. Alle waren entsetzt. Von irgendwoher war gleich ein Arzt zur Stelle, der per Handy die Rettungswacht alarmierte.

»Oma, es tut so weh, mein Fuß ist entzwei, ich spüre das«, war alles, was ich herausbrachte.

Die Männer der Rettungswacht waren ebenfalls schnell zur Stelle. Solange ich mich nicht bewegte, waren die Schmerzen einigermaßen zu ertragen. Als aber die Sanitäter mir den verkanteten Ski abnehmen und das Bein richten mussten, um mich auf den Rettungsschlitten zu legen, hätte ich alles zusammenschreien mögen. Ich biss jedoch die Zähne zusammen und stöhnte nur leise vor mich hin. Dann wurde ich fest in Decken eingewickelt und sicher auf dem Kufenfahrzeug verschnürt, das, an Haltegurten befestigt, von den beiden Sanitätern ins Tal hinuntergezogen wurde. Wären die misslichen Umstände und die Schmerzen nicht gewesen, hätte ich das sicherlich sehr lustig gefunden.

Von der Talstation aus ging's mit einem Krankenwagen in die Tagesklinik. Dort zog man mir unter höllischen Schmerzen den Schuh aus und legte mich auf einen Röntgentisch. Fuß und Unterschenkel waren bereits stark angeschwollen.

Meine Befürchtung bewahrheitete sich: Mein Fuß war wirklich »entzwei«. Durch die nicht aufgegangene Bindung hatte es mir das Bein so verdreht, dass es im mittleren Drittel des Unterschenkels zu einem offenen Drehbruch an Schien- und Wadenbein gekommen war. Später erklärte mir der Arzt, früher habe man sich den Knöchel gebrochen, was noch viel komplizierter gewesen sei. Mir reichte auch dieser Bruch.

Um bessere Heilungschancen zu garantieren, musste gleich operiert werden. Dabei wollte man die gebrochenen Knochenteile mit Draht stabilisieren.

Die Ärzte besprachen sich mit Oma, und nachdem sie sagen musste, dass ich HIV-positiv bin, und klar war, dass der Eingriff nicht ohne Blut abging, dauerte die Vorbereitung etwas länger. Ich bekam erst einmal ein schmerzstillendes Mittel und wurde an den Tropf gehängt. Trotz aller Schmerzen entging mir nicht, wie lieb mich alle behandelten. Bei dem *stern-TV*-Team saß der Schock tief. Alles Gepäck musste schleunigst wieder aus dem Bus herausgeholt und für eine Nacht nochmals ein Zimmer bestellt werden.

Gegen 16.00 Uhr war es dann so weit, die Operation war vorbereitet. Oma, die darauf bestand, dabei zu sein, musste eine weiße Haube, einen Mundschutz, ein weißes Hemd, Hose und Schuhe anziehen.

Unter Vollnarkose wurde ich operiert. Oma saß die ganze Zeit auf einem Schemel und sah tapfer zu, wie man mir das Bein aufschnitt, die Bruchstelle verklammerte und anschließend die Wunde wieder zunähte. Wie sie mir später erzählte, hatte man sie zwischendurch immer wieder gefragt, ob es ihr noch gut gehe, ob ihr schlecht sei und so weiter.

Die Operation hatte eine Stunde länger gedauert als geplant. Als ich im Aufwachzimmer die Augen öffnete, saß Oma da, wie sie immer da ist, ohne zu jammern oder zu weinen, und verströmte ihre beruhigende Kraft. Es ist einfach ein tolles Gefühl zu wissen, dass sie alles überwacht. Das gibt mir das Gefühl, dass alles gut wird. Außerdem kann sie mir anschließend genau sagen, was gemacht wurde und wie. Während des Eingriffs hatte sie viel mehr zu leiden gehabt als ich, denn sie hatte alles mit ansehen müssen, während ich von dem Ganzen nichts gemerkt hatte.

Die erste Zeit nach dem Aufwachen aus der Narkose hatte ich keine Schmerzen, aber so nach und nach kamen sie. Die Ärzte hatten einen Gips angelegt, der am Schienbein offen war. Mein Fuß war blau angelaufen und um das Doppelte angeschwollen. Ich war ziemlich verzweifelt, aber einer der Ärzte, er war mir von allen der Liebste, weil er stets lustig war und gerne von den Streichen seiner Enkelkinder erzählte, meinte beruhigend, mein Bruch habe die besten Chancen auf eine gute und sichere Heilung. Dagegen sei der 15-jährige Junge mit dem komplizierten Splitterbruch neben mir viel schlechter dran; ihm sei beim Rodeln die Ferse zertrümmert worden. Und auch die Frau im Aufwachraum mit dem Schüttelfrost habe es nicht so gut getroffen: Sie müsse noch mehrfach operiert werden, weil Kreuzband und Meniskus gerissen seien.

In der Klinik waren wirklich alle sehr, sehr lieb. Eine der Ärztinnen trank mit Oma Tee, während die Schwestern mich abzulenken versuchten. Sie kannten uns vom Fernsehen, fanden es bewundernswert, dass ich so tapfer mit meiner HIV-Krankheit umging, und waren übereinstimmend der Meinung, dass ich eine Super-Oma hätte, auf die ich wirklich stolz sein könne. Zum Schluss gaben mir alle ihre Adressen und meinten, ich solle unbedingt schreiben, wenn ich wieder zu Hause sei.

Gegen 21.00 Uhr wurden wir mit der Rettung ins Hotel gebracht. Der Aufgang dort war so schmal, dass ich getragen werden musste, was mir sehr wehtat. Einer der Männer war richtig furchteinflößend mit seiner rauen Stimme und seinem Befehlston, ein richtiger Polterer. *Ach weißt du, Schirin, der meint das nicht so,* beruhigte mich Oma. *Der muss jeden Tag mit so vielen Beinbrüchen und anderen Verletzungen umgehen, das stumpft ab.*

In der Nacht wurden die Schmerzen erst richtig schlimm. Weil ich auch noch erbrechen musste, konnte mir Oma nicht einmal meine üblichen Medikamente geben, geschweige denn ein schmerzstillendes Mittel.

Um neun Uhr am nächsten Morgen wurden wir von der Rettung wieder in die Klinik gebracht; diesmal war der Polterer zum Glück nicht dabei. Mein Fuß war unförmig angeschwollen und sah wie ein blauschwarzer Fleischklumpen aus. Man beruhigte mich, das werde sehr schnell wieder abschwellen. Dann wurde der endgültige Gipsverband angelegt, und ich durfte mir aussuchen, welche Farbe der Gips haben sollte. Im Angebot waren Weiß, Beige, Pink, Hellblau und Grün. Ich entschied mich für Grün, die Farbe der Hoffnung. Der nette ältere Doktor passte mir den Gips an. Er ging knapp bis übers Knie, und überall, wo eine Druckstelle hätte entstehen können, wurde ein kleines Kissen oder Watte unterlegt. Als das Gipsbein endlich fertig war, lachten alle, mein linkes Bein sähe nun aus wie das eines Laubfroschs.

Danach wurden wir endlich nach Hause gefahren.

Mich an das schwere Gipsbein zu gewöhnen war nicht einfach. Auftreten durfte ich nicht, und es dauerte Tage, bis ich gelernt hatte, den Fuß zu heben. Schon bald bekam ich von den Krücken Blasen an den Händen.

In Kitzbühel hatte man uns nahe gelegt, die Bruchstelle einmal wöchentlich röntgen zu lassen, um sicherzugehen, dass auch alles korrekt wieder zusammenwuchs. Also ging es wieder einmal mit der Rettung ins Spital, diesmal auf die Unfallstation nach Wels. Dort saßen wir mit mehr als 100 Verletzten und warteten. Es war entmutigend, und es herrschte eine Hektik sondergleichen. Nachdem wir ein paar Stunden gesessen hatten, wurde mir auf einmal so schlecht, dass mich einer der Ärzte, der mich kannte, dazwischennahm. Da das Gehen auf Krücken für mich zu beschwerlich war, bekam ich einen Rollstuhl mit Stütze für den linken Fuß verpasst.

Obwohl die Knochen einwandfrei verdrahtet waren, verlief die Heilung des Bruchs leider doch nicht so komplikationslos, wie man es in Kitzbühel gehofft hatte. Der Gipsverband musste mehrfach erneuert werden. Zuletzt traute sich der Arzt gar nicht mehr, mir selbst zu sagen, dass ich wieder einen neuen bekommen musste. Die Röntgenbilder ergaben, dass noch ein Bruchspalt vorhanden war. Ursache: Durch die vielen Retroviran-Medikamente, die ich nehmen musste, verzögerte sich die Kallusbildung. Da halfen auch Sonderrationen an Milch und Quark oder anderen stark kalziumhaltigen Nahrungsmitteln nicht besonders.

Die letzten Male versuchte Oma mir die Hiobsbotschaft möglichst schonend beizubringen, bevor wir wieder einmal ins Gipszimmer mussten. Und mit jedem Mal flossen mehr Tränen, denn ich war einfach fix und fertig.

Fast drei Monate quälte ich mich schon mit dieser blöden Skiverletzung herum, und allmählich war meine Psyche im Eimer. Ich war gereizt und wurde böse auf alles und jeden, selbst auf meine Hauslehrerin, die ich wirklich sehr mochte. Wenn ich am Ende meiner Kräfte sagte: »Ich kann nicht mehr, mir ist übel«, meinte sie verständnislos: »Aber diese Aufgabe machen wir noch fertig. Danach kannst du dich hinlegen.«

An erholsamen Schlaf war nicht zu denken, denn im Bett konnte ich mich kaum umdrehen. Von den Krücken waren meine Handinnenflächen mit aufgescheuerten und blutenden Blasen übersät. Das Herumkutschieren im Rollstuhl erwies sich ebenfalls als umständlich. Da das Bein immer hoch gelagert werden musste, brauchte es eine Menge Platz zum Fahren und auch zum Wenden. Waren wir irgendwo unterwegs, lief mir dann noch garantiert jemand gegen den Gips, was auch nicht gerade gut tat. Musste ich längere Zeit sitzen, schlief mir der Fuß ein, oder das Bein begann zu schmerzen; zuletzt gesellte sich noch ein unerträglicher Juckreiz hinzu. Oft wurde mir so schlecht, dass ich glaubte, mich im nächsten Augenblick übergeben zu müssen. Mit jedem Tag, den diese Gipstortur andauerte, wurde mir klarer: Vom Skifahren hatte ich die Nase voll – zumindest für die nächsten Jahre.

Endlich, Mitte April, war der erlösende Tag gekommen. Der letzte Gipsverband, der vom Fuß bis zum halben Oberschenkel reichte und damit noch länger war als der erste, kam runter.

Und dann dieser schreckliche Schock: Über dem Schienbein war so gut wie kein Fleisch mehr. Durch die Haut ragten die blanken Drahtenden heraus, umgeben von zwei Eiterblasen und abgestorbener Haut, die entfernt werden musste. Aber trotzdem, dass ich nun täglich zur Wundversorgung und zum Verbandwechsel in die Klinik musste, machte mir nicht mehr viel aus. Hauptsache, ich war endlich diesen Gipsklotz los. Das war ein unbeschreibliches Gefühl.

In der dritten Aprilwoche konnten endlich auch die Drähte entfernt werden; dafür wurde ich stationär in der Klinik behandelt. Neben Ultraschalluntersuchungen wurden Herz, Lunge und Blutbild gecheckt, damit bei der Narkose nichts schief gehen konnte.

Oma meinte: *Du bist nun 14 Jahre alt, und es sieht sicher blöd aus, wenn ich immer noch mit dir im Krankenzimmer schlafe. Für den kurzen Aufenthalt diesmal lass ich dich allein und gehe nicht mit.* Zuerst war mir das auch recht, aber dann fehlte sie mir doch sehr. Umsichtig wie sie ist, hatte sie mir Gott sei Dank ein Telefon ins Zimmer stellen lassen. Nach jeder Untersuchung rief ich sie an, und wir taten beide so, als hätten wir uns Tage nicht gesehen und tausenderlei zu erzählen. Durch diese Trennung merkten wir beide, wie lieb wir uns haben und wie sehr wir uns brauchen. Weil Oma nicht da war, um auf mich aufzupassen, fühlte ich mich unsicher und ließ mir für das Krankenhausbett eine Vorrichtung geben, damit ich nicht herausfallen konnte. Oma ist für meinen körperlichen Zustand und meine seelischen Empfindungen wie ein Seismograph. Sie braucht mir nur durchs Haar zu streichen, um zu merken, ob ich zu schwitzen beginne, oder mir ins Gesicht zu sehen, dass ich blass bin oder müde Augen habe. Sie spürt sofort, manchmal sogar noch vor mir, dass es mir schlecht geht. Es ist ein gutes Gefühl, so umsorgt zu sein. Und manchmal, wenn ich nachts neben meiner Oma liege, schlinge ich, ohne es zu merken, meine Arme so um ihren Hals, bis auch sie schwitzt. Dann sagt sie beim Frühstück lachend zu mir: *Heute Nacht hast du mich beinahe wieder abgewürgt.*

Bei der »Entdrahtung« war Oma im Operationssaal dabei. Zu diesem erfreulichen Anlass hatte sich auch das *stern-TV*-Team wieder eingefunden, um den letzten Eingriff mit der Kamera zu dokumentieren. Um zehn Uhr lag ich wieder einmal auf dem Operationstisch. Nach den Problemen der letzten zwölf Wochen war dieser kleine Eingriff rein gar nichts. An der Bruchstelle zwei kleine Schnitte in den Unterschenkel, die Drähte am Knochen aufgedreht und mit einem kräftigen Ruck herausgezogen, die kleinen Wunden mit zwei Stichen vernäht – das war's!

Um 14.00 Uhr hatte ich meine Narkose ausgeschlafen und durfte nach Hause zu meinen Tieren. Die Abschlussuntersuchung fand zwar Anfang Mai statt, aber es dauerte schon noch eine ganze Weile, bis sich die Muskulatur wieder einigermaßen aufgebaut hatte und ich schmerzfrei und ohne zu humpeln gehen konnte.

Doch wieder eine Hauslehrerin

Der Vorteil eines Hauslehrers liegt klar auf der Hand: Er fängt mit dem Lehrstoff dort wieder an, wo der Schüler vor seiner Erkrankung aufgehört hat. Und weil der Schüler sein häusliches Umfeld nicht verlassen muss, bleibt die Ansteckungsgefahr auf ein Minimum reduziert. Also baten wir zum neuen Schulbeginn wieder um eine Hauslehrerin, möglichst in unserer Nähe. Kurz vor Beginn des Unterrichts erfuhren wir vom Schulinspektor, dass meine neue Lehrerin, Sabine, aus dem nächsten Ort stamme und zurzeit bei unserem Hausarzt als Sprechstundenhilfe arbeite.

Auch mit ihr machte ich gute Fortschritte, obwohl wir den Unterricht wegen Krankheit und meines gebrochenen Beins unterbrechen mussten. Das Schuljahr ging mit den Prüfungen zu Ende, und der Schuldirektor sowie alle Lehrer lobten mich. Nun wartete ich nur noch darauf, mein Zeugnis abholen zu dürfen.

Als wir, Oma, Sabine und ich, beim Schuldirektor vorsprachen, hieß es plötzlich, ich bekomme kein normales Zeugnis wie die Jahre zuvor, sondern ein Externenzeugnis. Außerdem ließe er mir Bücher und Hefte von anderen Schülern bringen, aus denen ich noch vier Lerngegenstände nachlernen müsse, was mir aber bestimmt leicht fallen werde.

Uns traf fast der Schlag. Oma sagte, es sei immer nur von den drei Fächern Deutsch, Mathematik und Englisch die Rede gewesen. Der Direktor meinte daraufhin verständnislos, die Ferien seien doch lang und es müsse ja nicht unbedingt eine Eins oder Zwei werden. Wenn ich ein Ausreichend schaffte, genüge das vollkommen, und dann bekäme ich ein normales Zeugnis.

Ständig klopften Lehrer an unsere Tür und brachten stapelweise Hefte und Bücher vorbei.

Oma telefonierte mit der Schulinspektion, man nannte ihr einen Schuljuristen, der uns aus den Medien kannte, Oma lobte und sich sofort um die Angelegenheit kümmerte. Die Schulleitung wurde zurückgepfiffen, ich brauchte die Nachprüfungen nicht abzulegen.

Oma hat dann noch die verschmierten Bücher und Hefte auf Bakterien untersuchen lassen. Es war unbeschreiblich, was sich da an Krankheitskeimen tummelte. Der Arzt meinte, diese Aktion käme einer boshaften Schikane gleich. Es sei schon unverantwortlich, derlei Keimträger einem gesunden Kind zuzumuten, geschweige denn einem kranken.

Anschließend ersuchte Oma hartnäckig um zwei weitere Hauslehrerinnen. Man versuchte abzuwiegeln, aber sie ließ sich nicht erweichen. Wenn es um mich geht, ist Oma unerbittlich.

Schließlich ließ uns ein Politiker über das Sozialamt ausrichten: »Schirins Schulpflicht endet mit dem 15. Lebensjahr, also am 16. 01 . 2000.« Man wäre nicht bereit, noch zwei weitere Jahre eine Lehrerin zu bezahlen, damit ich einen Schulabschluss bekäme.

Man wisse ja schließlich nicht, wie lange ich überhaupt noch zu leben hätte.

Oma flippte fast aus. Und ich weiß nicht, wovon ich einmal leben soll. Der Schulabschluss wird mir verwehrt, eine Lehre werde ich nie schaffen. Denn wer nimmt schon eine Aidskranke, noch dazu ohne Schulabschluss, zur Lehre in seinen Betrieb? Mit dieser Einstellung der Behörden werde ich wohl betteln gehen müssen.

Den Schulunterricht abzusetzen bedeutet Aufgabe der Zukunftschancen. Weiterlernen können signalisiert ein Leben trotz und vielleicht sogar nach der Krankheit, denn die Hoffnung auf ein neues Medikament ist nicht auszuschließen.

Auf eine ordentliche schulische Allgemeinbildung will ich nicht verzichten. Dazu gehören gute Kenntnisse in Deutsch, Mathematik und Englisch. Außerdem halte ich es für wichtig, speziell für die Arbeit mit dem Computer Kenntnisse zu erwerben. Das gibt mir die Möglichkeit, zu Hause zu arbeiten. Denn ich will mir nichts vormachen, ein aidskrankes Mädchen wird vermutlich niemand beschäftigen.

Oma meint: *Darüber kannst du dir immer noch Gedanken machen. Die Hauptsache ist, du lässt die Zukunft nicht aus und denkst positiv. Jedes weitere Jahr ist ein Gewinn, und jedes Jahr kann etwas Neues erforscht werden, das dir weitere Zeit verschafft.*

Natürlich hat Oma Recht. Ich weiß genau, dass der Kampf gegen die Immunschwäche noch lange nicht gewonnen ist. Aber ich darf mich nicht beklagen: Ich lebe schließlich, aber viele andere Kinder, die ebenfalls Aids hatten, habe ich sterben sehen.

… und ich wollte einmal hundert Jahre werden

Der Satz, ich werde hundert Jahre alt, den ich mit sieben in Günther Jauchs Sendung *stern TV* voller Überzeugung geäußert habe, zieht sich wie ein roter Faden durch mein bisheriges Leben. Er wurde in den Medien immer wieder zitiert, und einige Jahre war ich selbst davon überzeugt, dass ich es wirklich wollte und auch schaffen könnte.

Aber damals war mein gesundheitlicher Zustand noch optimal. Ich hatte keine anderen Krankheiten erlebt als andere Kinder in meinem Alter auch. Außerdem hatte ich noch keine Bekanntschaft mit außergewöhnlichen Schmerzen machen müssen. Zwar war ich regelmäßiger Gast in den Kliniken von Wels, Linz und Düsseldorf, aber nur wegen der generellen Durchuntersuchungen, die, abgesehen von einem kleinen Piekser zur Blutabnahme, nicht mit Schmerzen oder mehrtägigen Aufenthalten verbunden waren.

Mittlerweile habe ich die vielen unangenehmen Seiten der HIV-Infektion und der Immunschwächekrankheit Aids immer häufiger erlebt – und mir erscheint mein kindlich-naives Ziel, hundert Jahre packen zu können, nicht nur immer unrealistischer, sondern auch wenig erstrebenswert. Dass ich es trotz meiner Krankheit und den anfangs recht aussichtslosen Prognosen einiger Ärzte geschafft habe, inzwischen sogar den 16. Geburtstag zu feiern, ist natürlich erfreulich und ganz in Ordnung.

Ich bin oft gefragt worden, ob ich Angst vor dem Sterben hätte. Dazu kann ich nur sagen: Den Gedanken daran schiebe ich so weit wie möglich weg. Nur damals, als mich alle wegen meines extremen Untergewichts schon so gut wie abgeschrieben hatten und ich dem Tod im wirklich letzten Augenblick vom OP-Tisch entkommen war, habe ich mich damit befasst. Und Angst vor dem Sterben hatte ich nicht. Sterben muss halt jeder einmal, und wenn die Zeit gekommen ist, wird es wohl auch richtig so sein.

Aber bis es so weit ist, werde ich – gemeinsam mit meiner Oma und den Ärzten, die mich betreuen – alles tun, um die Erkrankung zurückzudrängen und zu beweisen, dass es möglich ist, dank bestimmter Medikamenten-Kombinationen zumindest auf Zeit ein weitgehend normales Leben zu führen und dem zugegeben manchmal schwierigen Alltag trotzdem ein bisschen Freude abzugewinnen. Ich glaube fest an meine Zukunft, wie kurz oder lang sie auch dauern mag.

Genau wie andere Kinder und junge Menschen hatte ich schon viele Berufswünsche; die meisten sind für mich unerfüllbar. Selbst einen normalen Beruf im öffentlichen Dienst oder in einem Betrieb zu erlernen ist unmöglich.

Aber ich gebe nicht auf, trotzdem meinen Weg zu finden. Ich versuche derzeit, meinen Schulabschluss zu erlangen, und lerne inzwischen, professionell mit dem Computer umzugehen. Vielleicht lässt sich darauf – abgesehen von meinem Wunsch,

Astrophysikerin zu werden – ja eine berufliche Zukunft aufbauen, die mir gestattet, zu Hause zu arbeiten.

Wie immer ist mir Oma eine große Hilfe. Sie unterstützt mich nicht nur, in allem möglichst selbstständig und unabhängig zu werden, sondern sie fördert vor allem auch meine kreativen Fähigkeiten. An Fantasie fehlt es mir nicht; einige meiner Acrylbilder wurden zu einem ersten, immer währenden Kalender zusammengestellt. Ein zweiter Kalender ist bereits in Arbeit. Manchmal sind die Tage, die bereits auf Wochen im Voraus verplant sind, viel zu kurz, um all das zu schaffen, was ich mir vorgenommen habe.

Pläne sind die beste Überlebensstrategie! Dies ist meine Devise. Mit ihr möchte ich anderen Betroffenen Mut machen, nicht zu verzagen oder gar aufzugeben, sondern zu kämpfen.

Ihre

Schirin

Was ist Aids?

Nachwort von Eva Hartgenbusch

Aids – das Wort setzt sich zusammen aus den Anfangsbuchstaben der englischen Bezeichnung **A**cquired **I**mmune **D**eficiency **S**yndrome (Erworbenes Immundefekt-Syndrom) – ist eine inzwischen nahezu weltweit verbreitete Infektionskrankheit, die durch das **H**uman **I**mmunodeficiency **V**irus (Humanes Immunschwächevirus, derzeit bekannt als HIV-1 und HIV-2) mit der wissenschaftlichen Bezeichnung LAV/HTLV-III ausgelöst wird. Nach heutigem Erkenntnisstand gilt das zu den lymphotropen Viren zählende Retrovirus HIV-1 als maßgeblicher Erreger der Immunschwächekrankheit Aids.

Mitte der siebziger Jahre wurde die Krankheit zunächst in Zentralafrika entdeckt, breitete sich in der Folge über die Karibik bis nach Nordamerika aus, wurde in den USA erstmals im Jahr 1981 beschrieben und gelangte bereits um 1982 nach Europa. Inzwischen können HIV-Infizierungen und Aidserkrankungen weltweit nachgewiesen werden.

Der normale Umgang mit HIV-Infizierten oder Aidspatienten birgt keine Ansteckungsgefahr; dies gilt auch für die üblichen sozialen Kontakte in Kindergärten und Schulen. Weder durch Hautkontakt noch durch Wasser oder Luft (Tröpfcheninfektion) kann das Virus übertragen werden. Flüchtiges Küssen, Umarmungen, Händeschütteln, Anhusten, der gemeinsame Gebrauch von Ess- oder Trinkgeschirr bzw. der Kontakt mit Kleidungsstücken sind nicht ansteckend. Selbst der Kontakt mit der blutenden Wunde eines HIV-Trägers oder Aidskranken ist bei umsichtigem Vorgehen ungefährlich; das Blut des Infizierten muss schon unmittelbar und ausgiebig mit der offenen Wunde eines anderen Menschen in Kontakt geraten, um das Virus zu übertragen.

Außerhalb des Körpers wird das Virus leicht zerstört; deshalb schützt Desinfektion Besucher und Personal in Arztpraxen und Krankenhäusern vor einer Ansteckung. In öffentlichen Bädern, Saunen und Toiletten, bei Friseuren und Kosmetikern reichen ebenfalls die vorgeschriebenen Desinfektions- und Hygienemaßnahmen für Maniküre, Fußpflege, Akupunktur oder Tätowieren aus. Auch eine Übertragung des Virus durch stechende Insekten oder Haustiere ist nach heutigem Wissen ausgeschlossen.

Das HI-Virus kann in Blut, Urin, Samenflüssigkeit, Scheidensekret, Tränenflüssigkeit, Speichel und Muttermilch nachgewiesen werden. Die Gefahr einer Ansteckung besteht jedoch nur bei unmittelbarem Blut- oder Sekretaustausch, etwa durch die Infusion von infizierten Blutkonserven. Allerdings ist seit Oktober 1985 in der Bundesrepublik Deutschland ein zuverlässiger Test zwingend vorgeschrieben; seitdem müssen alle Blutspenden geprüft und fragwürdige Blutkonserven vernichtet werden.

Vor allem wahllose und ungeschützte Intimkontakte bergen die Gefahr einer Ansteckung, weil das Virus mit Samenflüssigkeit oder Blut über kleine Schleimhautverletzungen in den Körper gelangen kann. Bei sexuellen Kontakten zu Menschen, bei denen man nicht sicher ist, dass kein Ansteckungsrisiko besteht, sollte man vorsorglich nie auf Präservative verzichten. Die Benutzung von Kondomen gewährt einen gewissen Schutz.

Da die Rate der HIV-Träger in der Drogenszene besonders hoch ist, setzen sich Abhängige durch mehrfach und gemeinsam verwendetes Spritzbesteck ebenfalls einem erhöhten Ansteckungsrisiko aus.

Im Fall einer Ansteckung lassen sich durch einen vom Arzt veranlassten und im Labor durchgeführten HIV-Test frühestens nach vier bis acht Wochen im Blut virusspezifische Antikörper nachweisen. In seltenen Fällen ist die Reaktion positiv, obwohl keine Antikörper im Blut vorhanden sind, weshalb der Test mehrfach wiederholt wird, um jeglichen Irrtum auszuschließen. Erst bei wiederholt »positivem« Ergebnis ist als sicher erwiesen, dass eine Ansteckung mit dem Virus vorliegt.

Ein Kapitel für sich ist die Problematik der Übertragung des HI-Virus von schwangeren infizierten Müttern auf ihre Babys. Bislang ist weder eindeutig geklärt, warum durchschnittlich nur rund 25 Prozent aller Kinder von positiven Müttern selbst Virusträger werden, noch ob diese Ansteckung bereits während der Schwangerschaft oder erst während der Geburt durch Verletzungen erfolgt. Denn selbst wenn der Säugling, noch bevor die Wehen einsetzen, schonend per Kaiserschnitt geholt wird, die Mutter darauf verzichtet, zu stillen, und dem Kind virenhemmende Mittel verabreicht werden, bleibt immer noch ein Ansteckungsrisiko von ein bis zwei Prozent. In der

Dritten Welt ist mehr als ein Drittel aller Babys von HIV-positiven Müttern infiziert. Ob ein Säugling HIV-infiziert ist, lässt sich frühestens nach der 15. Woche eindeutig feststellen. Bis zu diesem Zeitpunkt trägt das Kind noch die Antikörper der Mutter in sich; erst danach baut es eigene Antikörper auf.

Dass eine HIV-Infektion vorliegt, hat nicht zwangsläufig zur Folge, dass eine Aidserkrankung besteht oder auftreten muss; die Erfahrung zeigt vielmehr, dass die Krankheit bei höchstens 20 Prozent aller Infizierten tatsächlich zum Ausbruch kommt. Derzeit ist allerdings noch davon auszugehen, dass Infizierte wahrscheinlich lebenslang Virusträger bleiben und andere Menschen anstecken können.

Aids ist keine eigenständige Infektionskrankheit im herkömmlichen Sinne, die mit spezifischen Symptomen einhergeht. Das HI-Virus schwächt vielmehr die körpereigene Immunabwehr und leistet einem ganzen Symptomenkomplex von krank machenden Infektionen mit verschiedenen Erscheinungsbildern (Syndrom) Vorschub.

Was sich im Inneren eines mit HIV infizierten Körpers abspielt, erinnert an einen brutalen, aber lautlosen Krieg. Milliarden HI-Viren attackieren täglich ebenso viele Immunzellen. Zwar sterben Angreifer und Verteidiger gleichermaßen ab, aber es ist dennoch ein ungleicher Kampf, denn das HI-Virus kann sich schneller regenerieren als das Immunsystem.

Mit der Zeit werden die körpereigenen Abwehrkräfte so geschwächt, dass es schließlich zu einem Zusammenbruch des Abwehrsystems kommt. Der

Körper wird selbst mit den harmlosesten Krankheitskeimen, die nahezu überall vorhanden sind, nicht mehr fertig.

Vom Zeitpunkt der Ansteckung mit dem Virus bis zum möglichen Ausbruch der Krankheit Aids können mehrere Jahre vergehen. Diese Latenzzeit liegt bei durchschnittlich acht bis zehn Jahren. Danach treten anfänglich häufig in Schüben Symptome wie Müdigkeit, Durchfall, Fieber und Lymphknotenschwellungen auf, die jedoch zum Ausschluss anderer Erkrankungsursachen der sorgfältigen Abklärung und Kontrolle bedürfen.

Später erweitern sich die bereits bestehenden Symptome auf vielfältige Formen von Infektionen, die durch Viren, Bakterien etc. übertragen werden. Ohrenschmerzen, Halsentzündungen, Schleimhautirritationen, Ekzeme, Pilzbefall, Herpes und Gürtelrose wechseln sich ab, gefolgt von Ermattung, Niedergeschlagenheit und Gedächtnisstörungen. Das fortgeschrittene Stadium kennzeichnet sich durch das Auftreten schwer beherrschbarer, wiederkehrender Infektionskrankheiten wie Lungen-, Leber-, Nieren- oder Hirnhautentzündungen. Zuletzt gesellen sich zu den Krankheitsbildern verschiedene bösartige Tumoren, insbesondere das Kaposi-Sarkom, ein nur selten vorkommender Hautkrebs, der in Form von schwarzen Flecken auftritt. Bis zur Entwicklung des vollen Krankheitsbildes können allerdings zwei bis fünf, eventuell sogar zehn und mehr Jahre vergehen.

Jede dieser Krankheiten erfordert eine eigene Medikation, was wiederum zu Übelkeit, zu Kopf- und

Gliederschmerzen sowie Gewichtsverlust aufgrund von Medikamentenunverträglichkeiten führen kann.

Bis Mitte der neunziger Jahre galt die Immunschwächekrankheit Aids noch als unbesiegbar, denn die schwere, offenbar irreversible Störung der zellulären Immunabwehr nahm bei rund 80 Prozent aller Aidserkrankungen einen tödlichen Verlauf.

Inzwischen gibt es jedoch Medikamente, die den Ausbruch der Krankheit und den nachfolgenden Infektionszyklus hinausschieben und die Überlebensdauer wesentlich verlängern können, weil gefährliche Infektionen ausbleiben. Voraussetzung ist allerdings, dass der Betroffene von seiner Krankheit weiß, damit die Behandlung bereits im symptomlosen HIV-positiven Zustand begonnen werden kann.

Einzelne Medikamente, die den Zerstörungsfeldzug des HI-Virus gegen die Immunzellen aufhalten können, waren den Medizinern und Wissenschaftlern schon länger bekannt; eine Langzeittherapie war jedoch nicht möglich, weil das HIV aufgrund seiner enormen Mutationsfähigkeit bislang gegen den Einsatz einzelner Medikamente rasch resistent wurde.

Doch 1997 gab es für Aidspatienten neue Hoffnung: Mit einem aus drei verschiedenen Wirkstoffen bestehenden Medikamenten-Cocktail gelang es erstmals, das Virus in Schach zu halten und die Krankheit einzudämmen.

Auch ein Hormon aus der Thymusdrüse, einem Organ, das bei der Entwicklung des körpereigenen Abwehrsystems eine maßgebliche Rolle spielt, wurde als neuer Wirkstoff gegen Aids und andere, das Immunsystem schwächende Krankheiten entwickelt.

Für HIV-Positive, die nicht nur von sich selbst, sondern vor allem von ihrer Umwelt aufgegeben waren, eröffnete sich durch die neuen Medikamente wieder eine Zukunftschance. Aidskranke, die ein qualvolles Leben auf Intensivstationen oder in Pflegeheimen führen mussten, konnten wieder am Leben teilhaben, arbeiten oder sogar Urlaubsreisen unternehmen.

Der amerikanische Aidsforscher und Virologe David Ho, einer der Mediziner, die sich mit den deprimierenden Zukunftsaussichten der HIV-Träger und insbesondere der Aidskranken nicht abfinden wollten, entdeckte im Erbgut von aidsresistenten Menschen ein Gen, das verhindert, dass das Virus in deren Immunzellen eindringt. Für Ho schien dadurch nicht nur geklärt, dass sich die HIV-Infektion von anderen ansteckenden Krankheiten nicht wesentlich unterscheidet, sondern auch gesichert, dass Virus und Aidserkrankung sich bekämpfen lassen, wenn sie früh genug erkannt werden. Diese Entdeckung war bahnbrechend für die Medikamentenentwicklung in den Labors der Pharmakonzerne.

Zu diesen neuen Wirkstoffen gehören so genannte Proteasehemmer, die im Körper der Patienten die Neubildung von HI-Viren verhindern. Sie kommen zusätzlich zu den schon länger bekannten Medikamenten zum Einsatz, die verhindern, dass sich Virus-RNS in von HI-Viren attackierten Immunzellen ins Zellerbgut einschleicht. Einem derartigen medikamentösen Kreuzfeuer vermag – zumindest vorerst – selbst das extrem anpassungsfähige HIV nicht standzuhalten. Bei regelmäßiger Einnahme des Medikamenten-Cocktails sinkt bei vier von fünf Patienten die Zahl der Aidsviren im Blut unter die Grenze der Nachweisbarkeit, und die zerstörten Immunzellen regenerieren sich wieder. In Einzelfällen verschwanden sogar die dunklen Flecken des berüchtigten Kaposi-Syndroms völlig.

Ein möglichst frühzeitiger Beginn der Medikamententherapie gilt heute unter Aidsspezialisten als sicherstes Mittel, die Infektion in den Griff zu bekommen, zumal fast alle Patienten, deren Lebensqualität sich radikal verbessert, sofort positiv auf die Behandlung reagieren. Dies setzt allerdings voraus, dass die Medikamente lebenslang regelmäßig eingenommen werden.

Die Diagnose »zurzeit kein Virus nachweisbar« darf jedoch nicht dazu verleiten, sie mit dem ersehnten Ergebnis »geheilt« zu verwechseln. Denn bis heute ist es noch nicht gelungen, das Virus völlig zu besiegen. Auch ist medizinisch nicht zweifelsfrei nachgewiesen, ob die neue Therapie dauerhaft anschlägt. Den Tests zufolge können die Medikamente das Leben zwar verlängern, aber nicht heilen.

Weltweit starben 21,8 Millionen an der Immunschwäche, seit erstmals vor rund 20 Jahren das Krankheitsbild Aids beschrieben wurde. Trotz der vielen neuen (zurzeit rund 15) Medikamente sind nach Schätzung der Weltgesundheitsorganisation (WHO) derzeit weltweit über 30 Millionen Menschen HIV-infiziert, darunter 1,1 Millionen Kinder unter 15 Jahren. 70 Prozent leben in Afrika, und etwa 95 Prozent der Neuinfektionen sind in den Ländern südlich der Sahara zu verzeichnen. In ihrem jüngsten Jahresreport stellte die WHO fest, dass Herz-Kreislauf-Erkrankungen als Todesursache weltweit zwar nach wie vor an erster Stelle stehen, aber die Immunschwächekrankheit Aids, die im Jahr 1997 noch auf Platz sieben stand, hat sich mittlerweile zur vierthäufigsten Todesursache entwickelt. Besonders in Afrika wütet Aids mittlerweile schlimmer als Malaria.

Das Kinderhilfswerk der UNO stellte im Jahresbericht von 1999 gar die düstere Prognose auf, bis zum Jahr 2010 dürften weltweit allein 850000 Kinder im Alter unter fünf Jahren an den Folgen der Immunschwächekrankheit gestorben sein.

Diese Aidspandemie, darin sind sich Mediziner und Wissenschaftler einig, kann insbesondere in den unterentwickelten Ländern langfristig nur mit einem Impfstoff gestoppt werden. Die derzeit verfügbaren Aidsmedikamente sind für die armen Länder nahezu unerschwinglich; außerdem erfordert deren Einnahme eine regelmäßige Kontrolle der Virenlast und der Zahl der T-Helferzellen im Blut, was bereits allein aufgrund der schlechten Gesundheitsversorgung in den Dritte-Welt-Ländern nicht zu leisten ist.

Bereits Mitte der achtziger Jahre rechneten Forscher damit, kurzfristig einen Impfstoff gegen HI-Viren gefunden zu haben. Inzwischen musste man die Erwartungen jedoch herunterschrauben. Etwas vorsichtiger peilt man nun das Jahr 2007 an. Seit 1985 schafften es lediglich drei von 25 Impfstoffaspiranten bis zum Test am Menschen. Und nur einem einzigen gelang es, auch die letzte Hürde der dreiphasigen Prüfung zu nehmen. Dieses Produkt wird derzeit in den USA und in Thailand getestet. Aussagekräftige Ergebnisse erwartet man in diesem Jahr.

Derzeit wird fieberhaft an der Entwicklung eines weiteren Impfstoffs gearbeitet, der vor allem in Afrika eingesetzt werden soll. Anstoß für die Forscher waren Untersuchungen in Kenia, die ergaben, dass eine kleine Gruppe von Prostituierten aidsfrei war, obwohl sie jahrelang Kontakt mit dem Virus hatten. Offenbar verfügten sie über bestimmte Immunzellen, so genannte T-Lymphozyten, die in der Lage waren, den Aidserreger HIV abzuschütteln. Diese Zellen sollen nun durch eine Schluckimpfung aktiviert und mobilisiert werden, von der man hofft, dass sie spätestens 2002 für klinische Tests verfügbar sein wird.

Auf der Suche nach dem wunden Punkt des Virus haben sich die Forscher zum Ziel gesetzt, geeignete Wirkmechanismen zu entwickeln, die das Virus selbst hemmen, während biologische Produkte das Immunsystem des HIV-Infizierten stärken sollen. Da man auf eine erfolgreiche Virusforschung zurückblicken kann – in den vergangenen Jahren entdeckte man u.a. Wirkstoffe gegen Hepatitis B und Herpes –, sind die Wissenschaftler zuversichtlich, auch diese Herausforderung zu bewältigen, und rechnen damit, bis 2003 in der HIV-Forschung neue Strategien entwickelt zu haben.

Dennoch werden sich insbesondere Kinder und Heranwachsende in allen Ländern langfristig darauf einrichten müssen, in einer Welt mit dem HI-Virus und Aids zu leben. Und wir alle haben die ethische und moralische Verpflichtung, dafür zu sorgen, dass diese Gesundheitsgefahr so gering wie möglich gehalten und eine Grundlage für solidarisches, menschliches Miteinander, frei von Ausgrenzung, Diskriminierung und Stigmatisierung, geschaffen wird.